戒毒！路漫漫

十年女性心理戒毒研究

姜峰　郝学敏 ◎主编

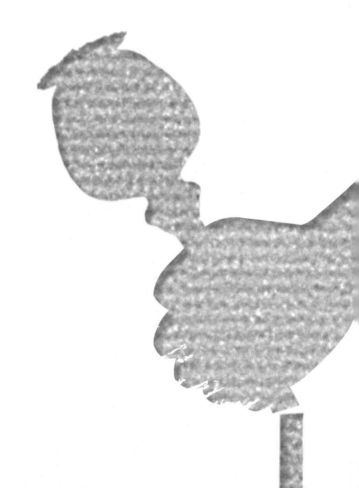

中华工商联合出版社

图书在版编目（CIP）数据

戒毒！路漫漫：十年女性心理戒毒研究 / 姜峰，郝学敏主编 . -- 北京：中华工商联合出版社，2021.9

ISBN 978-7-5158-3098-8

Ⅰ . ①戒… Ⅱ . ①姜… ②郝… Ⅲ . ①女性 - 戒毒 - 精神疗法 Ⅳ . ① R163 ② R749.055

中国版本图书馆 CIP 数据核字（2021）第 174400 号

戒毒！路漫漫：十年女性心理戒毒研究

主　　编：姜　峰　郝学敏

出 品 人：李　梁

责任编辑：林　立

封面设计：张合涛

责任审读：付德华

责任印制：迈致红

出版发行：中华工商联合出版社有限责任公司

印　　刷：武汉市籍缘印刷厂

版　　次：2021 年 9 月第 1 版

印　　次：2021 年 9 月第 1 次印刷

开　　本：710mm × 1000 mm　1/16

字　　数：306 千字

印　　张：23

书　　号：ISBN 978-7-5158-3098-8

定　　价：68.00 元

服务热线：010-58301130-0（前台）

销售热线：010-58302977（网店部）
　　　　　010-58302166（门店部）
　　　　　010-58302837（馆配部、新媒体部）
　　　　　010-58302813（团购部）

地址邮编：北京市西城区西环广场 A 座
　　　　　19-20 层，100044

http://www.chgslcbs.cn

投稿热线：010-58302907（总编室）

投稿邮箱：1621239583@qq.com

工商联版图书

版权所有　盗版必究

凡本社图书出现印装质量问题，
请与印务部联系。

联系电话：010-58302915

编 委 页

主　编　姜　峰　山西医科大学

　　　　郝学敏　陕西师范大学

副主编　王凤兰　山西省女子强制隔离戒毒所

　　　　陈思思　苏州百年职业学院

　　　　杨遇林　北京粉笔蓝天科技有限公司

编　委　（按姓氏笔画排名不分先后）

　　　　邓成世　山西医科大学

　　　　王　敏　山西省戒毒管理局

　　　　史一凡　山西同方知网数字出版有限公司

　　　　李　霞　大连理工大学

　　　　郭秀丽　山西职业技术学院

　　　　侯晓娟　陕西文都教育科技有限公司

　　　　姜蔚蔚　上海外国语大学

　　　　曹　婧　山西转型综改示范区股权投资有限公司

　　　　黄安琪　山西医科大学

　　　　阎晓丽　山西省女子强制隔离戒毒所

　　　　蒋兆楠　山西运城市盐湖区人民医院

推荐序一

毒品滥用仍然是我国一个严峻的社会问题，禁毒戒毒工作是一项非常重要、需要多个政府部门协同推进的工作。司法部 2018 年 5 月印发的《关于建立全国统一的司法行政戒毒工作基本模式的意见》，明确了要建立以分期分区为基础、以专业中心为支撑、以科学戒治为核心、以衔接帮扶为延伸的全国统一的司法行政戒毒工作基本模式。要进一步树立科学戒毒的理念，将科学技术方法的研究探索应用到基本模式的运行中。从文件形式上确立了科学戒毒在戒毒工作中的重要地位。而落实科学戒毒就需要一线的戒毒干警及时总结戒毒实践工作发现的临床问题，和科研单位通力合作，加强沟通交流，促进科研成果转化为切实可行的戒毒方案。

情绪失调是导致毒品滥用和复吸的重要原因，在毒品成瘾的早期阶段，毒品成瘾者为了追求强烈的快感而吸食毒品，后期则为了逃避和摆脱负性情绪而强迫性重复使用毒品，压力及抑郁焦虑等负性情绪是诱发复吸的重要因素。多项研究结果表明女性戒毒人员体验负性情绪的比例显著地高于男性戒毒人员，这可能与长期的"男尊女卑"的传统观念，以及生活经历、家庭环境、父母教养方式、学校和社会背景等方面的不良因素有关，使部分女性从幼年起即遭遇更多的挫折（受到漠视、虐待、歧视等）从而产生心理创伤，表现出更强的消沉、抑郁等负面情绪。

同时，女性戒毒人员也具有敏感、细腻、情感丰富、感受性强等特点，在心理戒毒工作中，非常适合绘画治疗、沙盘治疗、音乐治疗等与情绪体验密切相关的艺术治疗形式。通过这些活动降低女性戒毒人员的负性情绪体验，提高情绪调节能力，不仅可以在强制隔离期间缓解她们在场所内的焦虑抑郁感受，而且还可以提高出所之后对负性情绪的调节能力，从而降低复吸风险。因此，应用艺术治疗、家庭治疗等形式符合女性戒毒人员的需求和性格特点。但在实际的戒毒康复工作中，心理干预究竟该做什么、怎么做、何时做、做之后的效果如何全面客观地评估，仍是戒毒康复工作所面临的难题，仍需要大量科学系统的实验和探索。

自2011年来，姜峰教授及其带领的团队和山西女子强制隔离戒毒所开展密切合作，基于生理—心理—社会的综合框架，针对女性戒毒人员的心理特征，在科学戒毒方面开展了一系列富有启发性系统性的工作。打造了一个评估和干预一体的综合心理辅导平台，培养了一支具有科研和临床综合素养的研究团队，开创了一套以绘画技术为中心适合女性戒毒人员的综合干预技术，并形成了具有操作性的干预方案，既有翔实的理论背景介绍，也有具体的实施计划和方法。是一本艺术治疗的实操方案，适合给那些缺少一线实践经验的人，帮助他了解如何在强制隔离戒毒所环境内开展治疗工作；也是一本实操指南，任何有志于心理治疗和干预的人都可以从中获得自己的收获；还是一本科研项目指导手册，让那些缺少系统科研训练的工作者，能够掌握科研项目从立项到结题的一系列过程的基本要领。2018年，我们很高兴有机会在山西省女子强制隔离戒毒所和姜峰教授的团队开展合作，探索应用虚拟现实和人工智能等新技术方法和绘画艺术治疗相结合的综合评估和干预技术，为科学戒毒的探索提供新的思路和方案。

戒毒之路，道阻且长。姜老师十年磨一剑，通过和山西女子强制隔离戒毒所的深度合作，开展了以绘画日记为主的艺术治疗的大量临床研究工作，不仅拓宽了治疗形式的应用空间，也是一项科研机构和戒毒所合作模式的开拓。在这里，我祝贺姜老师和他的团队取得的成果，也希望我们在科学戒毒领域能有更多的交流和合作。

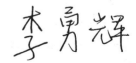

中国科学院心理研究所、中国科学院大学教授

二〇二一年六月

推荐序二

认识姜峰教授是在 2011 年，当时我是山西省女子戒毒所所长，在戒毒领域已摸索探索戒毒工作十几年，率先在全省开展了自愿戒毒、强制戒毒、社会美沙酮维持治疗等各种形式的戒治。当时我所在的省女子戒毒所，每年收戒的千余名吸毒人员通过场所开展的中药戒毒、中西医结合戒毒、美沙酮维持治疗等脱毒治疗，生理脱毒率先实现了百分之百，期间无任何医疗死亡事故的发生，这在业内是很好的成绩了。伴随成绩的取得，吸毒人员戒断毒瘾后复吸率高，且反复复吸、多次戒毒的问题也一直困扰着我们。据统计，在强制隔离戒毒人员中"二进宫"人员比占总数的 50% 之多。通过二十来年的戒毒工作经验总结，我发现吸毒人员普遍存在程度不同的心理问题，心理障碍是导致吸毒人员戒断失败、复吸率居高不下的主要原因之一。为此，我不断组织相关干警外出学习，加强干警对心理戒毒重要性的认识，为开展心理戒毒做充足的准备工作。

2011 年夏，我和干警们一起在山西医科大学听姜峰教授关于心理知识的讲座，课后就戒毒人员心理障碍我们开展了讨论，我谈到了戒毒人员心理障碍导致复吸率居高的困惑，正巧姜教授讲他们也正有开展毒品犯罪心理和戒毒心理研究的想法……共同的话题和目标使我们很快达成共识，那就是依托女子强戒所这个平台，在女性戒毒人员中开展心理戒毒研究。

一晃十多年过去了，期间，姜峰教授和他的团队与山西省女子戒毒所以各大队女干警为主的二十余名女民警联手一起学习了许多心理技术和方法，在心理辅导平台建设、绘画治疗、VR 戒毒、脑象图评测、富氢水辅助治疗、催眠干预等课题研究方面开展了许多工作并取得了初步成功，被司法部戒毒总局给予高度肯定。期间先后有九个省市同行来女子戒毒所参观学习和共同探讨。2018年联手团队的工作还得到了中科院心理所李勇辉教授的赞许。

目前听到姜峰教授讲他们团队通过十多年工作创作的《绘心日记》要出版了，该书得到了国家戒毒总局的肯定，不久将会在全国的戒毒所和社区推广，我感到很欣慰。我已离开领导岗位退休近一年时间了，姜峰教授请我来为本书写序我高兴的同时也满怀感激之情。十多年我参与并见证了姜峰教授团队和女所干警们的努力与付出，我真心希望《戒毒！路漫漫——十年女性心理戒毒研究》的出版发行不仅仅是对所有参战人员的回报和安慰，更希望它能不负初衷，为我们付出一切的戒毒事业做出应有贡献！

原山西省女子强制隔离戒毒所所长　党委书记

二〇二一年六月

自 序

这本书是我和我的团队十几年来在山西省女子强制隔离戒毒所工作的成果汇编。2011年，一个偶然的机会，我结识了当时在戒毒所工作的张志强所长，后来就开始了长达10多年的心理戒毒合作工作。2018年以来，我们的工作得到了中科院心理所李永辉教授的赞许。目前，李教授带领他的团队正在开展虚拟仿真和颅磁技术的研究工作。

这10年中我和我带的10多位研究生、20余位戒毒所持有心理咨询师证的干警们一起学习了许多心理技术和方法，也做了许多工作。出这本书，一方面是报告我们的工作结果，另一方面也作为一项工作的了结。

说到心理戒毒，其实是一个非常困难的工作，目前我们还找不到一个有特异性的方法、固定的模式，还都在摸索着前行。吸毒人员的多样性、吸毒方式的多样性，在一定程度上使得心理戒毒变得扑朔迷离。看着挺热闹，其效果怎样呢？10多年了，问题一直在我的脑海中，还没有答案。好在我们一直在努力。

最近我们创作的《绘心日记》，得到了国家戒毒总局的肯定，不久将会在全国的戒毒所和社区推广，这也是对我10年工作努力付出的一个回报和安慰吧。参与戒毒工作的10年，我们获得了山西省科技厅和教育部项目的支持，非常感谢相关人员对我们的理解和帮助。这本书不是什么高大上的科研，也没有发表SCI的文章，都是研究生在一线和干警们以及戒毒姐妹共同完成的一些工作。希望我们的工作能为今后的戒毒事业做出贡献。

书即将出版，心里惴惴不安。我们做的工作很有限，也很粗糙，难以形成比较完整的可以推荐的经验。但希望读了这本书的朋友能有可以借鉴的地方，算是对我们的一份安慰吧。

该感谢我的这一群研究生，他们在戒毒所里工作了很长时间，付出了辛勤的劳动。也应该感谢戒毒所的干警同志们，参加心理戒毒项目的大多数同志都是兼职的，都在努力帮助我们完成相应的研究工作。还应该感谢戒毒所的领导们，他们不仅额外增加了自己的工作负担，还要为我们提供工作上的便利，他们认同和支持了我们所做的工作。更要感谢张志强所长。一位所领导，10年的陪伴，项目得以成长并有部分经验得到转化，真是一个了不起的工作，这其中他承担了多少重任我无法计算。还应该感谢那些参与我们研究的戒毒姐妹，她们在这项工作中逐步为我们贡献了大量的真实案例。

戒毒工作路漫漫，还会有无数人上下求索。相信未来心理戒毒一定会成为戒毒工作的重要手段，结出丰硕的成果。

姜峰

山西医科大学　教授

山西省医学会行为医学专业委员会　主任委员

二〇二一年六月

目　录

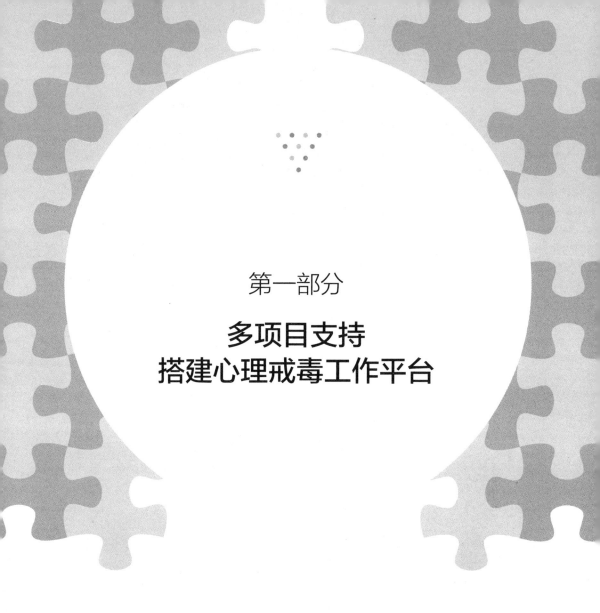

第一部分

多项目支持
搭建心理戒毒工作平台

2011 年山西省女子强制隔离戒毒所以横向合作的形式，将我和我的研究生团队引进到所里，从那时起我们一直在思考如何找到方向。因为强制隔离戒毒界心理戒毒的工作早已推开，很多人在做，且卓有成效。干什么？怎么干？

"项目为王"是山西省这几年发展中的新理念。而我们从那时起就开始了寻求项目的征程。多年下来三个主要的项目成就了我们。

国家司法部优势教育戒治项目书

项目计划书

项 目 类 别：工业□　　　农业□　　　社会发展■

项 目 名 称：女性强制隔离戒毒人员心理辅导平台建设

项目申报单位：山西省女子强制隔离戒毒所　　　（盖章）

项目组织单位：山西省戒毒管理局　　　　　　　（盖章）

项目申报日期：2016 年 2 月 18 日

二〇一六年制

一、单位基本情况

<table>
<tr><td rowspan="8">申报单位信息</td><td>名称</td><td colspan="4">山西省女子强制隔离戒毒所</td><td colspan="2">单位性质</td><td>行政事业单位</td></tr>
<tr><td>通讯地址</td><td colspan="3">太原市杏花岭区</td><td>所在地</td><td>太原</td><td>邮编</td><td>030003</td></tr>
<tr><td>法人代表</td><td>张志强</td><td>电话</td><td colspan="2">0351-278××××</td><td>组织机构代码</td><td colspan="2">405××××2-6</td></tr>
<tr><td rowspan="2">联系人</td><td rowspan="2">王凤兰</td><td>电话</td><td colspan="2">0351-27××××5</td><td>手机</td><td colspan="2">132×××××××9</td></tr>
<tr><td>传真</td><td colspan="2">0351-30××××0</td><td>E-mail</td><td colspan="2">wangfenglan××@163.com</td></tr>
<tr><td>开户银行</td><td colspan="3">中国建设银行太原迎新街支行</td><td>账号</td><td colspan="2">14001815708××××××6</td></tr>
</table>

二、项目基本情况

项目名称	女性强制隔离戒毒人员心理辅导平台建设
合作单位	1. 山西医科大学
项目起止时间	2016 年 1 月至 2016 年 12 月
类别	社会发展
技术领域	人口健康领域
主要应用行业	戒毒康复
创新模式	原始创新
预期成果形式	论文、电子出版物

1. 简要说明（项目开发的研究内容、创新点、工艺路线、主要技术指标及应用领域，体现项目的技术先进性）

　　项目主要针对女性强制隔离戒毒人员开展。根据山西省女性戒毒人员心理特点及实际需求，在心理健康教育的基础上，建立集个体咨询、团体辅导、绘画治疗、沙盘治疗、家庭治疗、拒毒训练于一体的心理辅导平台。帮助戒毒人员提高情绪调节能力、转变应对方式、适应戒治生活、提高生存质量，最终实现心理康复、延长操守保持时间。

续表

2. 立项背景

根据《2015 中国禁毒报告》，截至 2014 年底，全国累计登记吸毒人员 295.5 万名，其中滥用阿片类毒品人员 154.8 万名、滥用合成毒品人员 145.9 万名。根据《2014 年山西省禁毒工作情况报告》，截至 2014 年 12 月 22 日，山西省登记在册吸毒人员共计 7.16 万人，抓获吸毒人员 15913 人，新发现吸毒人员 9190 人，强制隔离戒毒 5086 人、社区戒毒 2439 人、行政拘留 10896 人。但据有关专家估计，未登记隐性吸毒人员是登记吸毒人员的数倍，实际吸毒人员远大于在册人数，戒毒需求极大。当前我省吸毒人员数量逐步增长，且呈现出由低收入人群、成年人向高收入人群、青少年蔓延的趋势。随着吸毒人群人口学特征的转变，戒毒工作更为复杂、难度增大。

心理戒毒受到行业内广泛关注。目前我国已经形成了生理戒断有效的方法和相应的药物。国内外大多数学者认为，戒毒人员在强制戒毒的 2—3 年期间生理上基本到达正常人的水平，但解除强戒后复吸率较高，官方数据记载吸毒者的复吸率是 95%，而专家认为复吸率是 98%，他们认为由于对毒品的心理戒断没有完成，戒毒人员解除强戒后会很快复吸。生理戒毒已不再是当前戒毒工作的难点，很多学者提出"生理戒毒易，心理戒毒难"的观点，戒毒的难点已从生理戒毒转向心理戒毒。

以往的心理戒毒工作中多是工作人员主动提供心理辅导，戒毒人员自主选择范围很小，而心理学工作中来访者的意愿是影响干预效果的重要因素。因此，在实际工作中如何提高戒毒人员的心理戒毒主动性和自主选择能力显得尤为重要。

国内戒毒领域的学者采取多种技术对心理戒毒康复进行了许多尝试和探索，并取得了较好的效果。但研究多停留在讲座、个案等"点状"工作上，尚未形成关于心理戒毒困难、反复复吸的系统科学的理论解释。与其他地区相比，山西省吸毒人员普遍存在文化程度低、经济水平低的特点，而地区差异、文化差异甚至吸食毒品种类的地域性特点等都会影响到心理戒毒干预方法的适用性。其他地区的心理辅导方法并不完全适用我省戒毒人员。女性戒毒人员由于其敏感、细腻、情感丰富、感受性强等特点，在心理戒毒康复阶段非常适合艺术治疗的方法，如绘画治疗、沙盘治疗、音乐治疗等。社会支持和家庭支持是戒毒人员的戒毒信念的重要影响因素。女性在家庭中扮演着重要的角色，戒毒过程中亟须来自家庭的支持。解除强戒后，家人的不理解、不信任常常成为戒毒人员复吸的导火索。戒毒人员操守的保持往往与家庭的接纳、理解和陪伴紧密相连。因此家庭治疗对巩固女性心理戒毒康复效果、激发戒毒信念、提高戒毒信心有着重要意义。戒毒人员心理康复需求巨大，但在戒毒康复工作中，戒毒人员的心理需求是什么，心理干预究竟该做什么、怎么做，仍是戒毒康复工作者所面临的难题，从生理戒毒到心理戒毒如何转变实施亟须科学系统的研究和指导。

续表

3. 项目分阶段具体实施目标	
时间区间	实施内容和目标
2015/09—2015/12	文献查阅 资料整理 项目调研
2016/01—2016/03	问卷调查 质性访谈 功能室改造升级 专兼职咨询师家庭治疗培训 绘本设计
2016/04—2016/11	对符合纳入标准的女性戒毒人员实施心理干预
2016/11—2016/12	数据整理分析 个案汇总 项目总结

4. 项目规模、指标和验收内容	
项目规模	1. 对女所戒毒人员进行心理学问卷调查和生理指标采集。 2. 根据纳入标准选取 80 名自戒人员为研究对象，分为实验组和对照组，进行心理干预研究。
项目完成达到的主要技术指标	心理指标： 消极应对方式得分 $<21.25 \pm 7.41$； 自我接纳得分 $>21.76 \pm 4.43$； 述情障碍得分 <57。 心身指标： 心率变异性 HRV 频域参数中，LF/HF 接近正常人 1.6 ± 0.9。
验收内容	提交或展示下列 1 项内容，共 1 项： 1. 技术报告 2. 计算机软件 3. 生物品种 4. 样品或样机 5. 成套技术设备

5. 报告正文

续表

一、项目申请的背景材料与依据

1. 戒毒形势更为严峻复杂

根据《2015 中国禁毒报告》，截至 2014 年底，全国累计登记吸毒人员 295.5 万名，其中滥用阿片类毒品人员 154.8 万名、滥用合成毒品人员 145.9 万名，还有成倍的隐性吸毒人员未被查获。根据《2014 年山西省禁毒工作情况报告》，截至 2014 年 12 月 22 日，山西省登记在册吸毒人员共计 7.16 万人，抓获吸毒人员 15913 人，新发现吸毒人员 9190 人，强制隔离戒毒 5086 人、社区戒毒 2439 人、行政拘留 10896 人。但据有关专家估计，未登记隐性吸毒人员是登记吸毒人员的数倍，实际吸毒人员远大于在册人数，戒毒需求极大。当前我省吸毒人员数量逐步增长，且呈现出由低收入人群、成年人向高收入人群、青少年蔓延的趋势。新发女性吸毒人员数量逐步增长且呈现出年轻化趋势。随着吸毒人群人口学特征的转变，戒毒工作更为复杂、难度增大。

2. 心理戒毒受到行业内广泛关注

目前我国已经形成了生理戒断有效的方法和相应的药物。国内外大多数学者认为，戒毒人员在强制戒毒的 2—3 年期间生理上基本到达正常人的水平，但解除强戒后复吸率较高，官方数据记载吸毒者的复吸率是 95%，而专家认为复吸率可达 98%。他们认为复吸的根本原因在于对毒品的心理戒断没有完成。与生理依赖相比，心理依赖更具内隐性和持久性，也更难戒断。有关资料显示，心理依赖对吸毒者的影响一般可长达 1—3 年，甚至能影响人的一生。因此，很多学者提出"生理戒毒易，心理戒毒难"的观点，当前戒毒工作的难点已由生理戒毒转为心理戒毒。

3. 国内尚未形成系统的关于女性强制戒毒人员吸毒、复吸的心理学理论解释

国内戒毒领域的学者采取多种技术对心理戒毒康复进行了许多尝试和探索，并取得了一定的效果，积累了很多经验。但当前研究多停留在讲座、个案等"点状"工作上，尚未形成关于心理戒毒困难、反复复吸的系统科学的理论解释。

4. 山西省女性戒毒人员基本情况具有地域性特征

与其他地区相比，山西省吸毒人员普遍存在文化程度低、经济水平低的特点，吸食毒品多为土制海洛因，近年来新型毒品比例上升，吸毒人群趋于年轻化。地区差异、文化差异、吸食毒品种类的地域性特点等都会影响心理戒毒干预方法的适用性。其他地区的心理辅导方法并不完全适应我省戒毒人员。女性戒毒人员由于其敏感、细腻、情感丰富、感受性强等特点，在心理戒毒康复阶段非常适合艺术治疗的方法，如绘画治疗、沙盘治疗、音乐治疗等。社会支持和家庭支持是戒毒人员的戒毒信念的重要影响因素。女性在家庭中扮演着重要的角色，戒毒过程中亟须来自家庭的支持。解除强戒后，家人的不理解、不信任常常成为戒毒人员复吸的导火索。戒毒人员操守的保持往往与家庭的接纳、理解和陪伴紧密相连。因此家庭治疗对巩固女性心理戒毒康复效果、激发戒毒信念、提高戒毒信心有着重要意义。

5. 以往心理戒毒康复工作对戒毒人员主动性考虑不足

近年来，我国戒毒领域的学者和心理戒毒康复工作人员进行了很长时间的探索，

续表

并取得了一定的成果，但以往的心理戒毒工作中多是工作人员主动提供心理辅导，戒毒人员自主选择范围很小，而心理学工作中来访者的意愿是影响干预效果的重要因素。因此，在实际工作中如何提高戒毒人员的心理戒毒主动性和自主选择能力显得尤为重要。

戒毒人员心理康复需求巨大，但在戒毒康复工作中，戒毒人员的心理需求是什么，心理干预究竟该做什么、怎么做，仍是戒毒康复工作者所面临的难题，从生理戒毒到心理戒毒如何转变实施亟须科学系统的研究和指导。

二、项目研究的主要内容与要解决的关键技术

主要内容

本研究是一个综合性研究，包括调查研究、干预研究和效果评估三个部分。

1. 调查研究

1.1 研究目的：深入掌握女性吸毒人员的自我意识水平和应对方式特点及复吸的影响因素，寻找到心理戒毒康复工作的关键点与切入点，为建设有针对性的心理辅导平台奠定基础。

1.2 研究对象：山西省女子强制隔离戒毒所女性强戒人员 500 人。

1.3 研究方法：问卷调查法、访谈法。

问卷调查：本项目中采用自编的一般状况调查问卷、自我接纳量表、药物成瘾者生命质量测定量表、特质应对方式问卷、多伦多述情障碍量表、领悟社会支持量表、自我控制量表。

访谈法：访谈是质性研究中常采用的一种方式。由于问卷调查本身所存在的局限性，本研究同时采用了质性研究的方法对吸毒人群进行质性研究，以期更全面、深入地了解吸毒人员的心理状况。

2. 干预研究

2.1 心理健康教育

2.1.1 研究目的

帮助戒毒人员关注心理戒毒问题，了解自我、认识自我、接纳自我，在所内保持平和心态和稳定情绪，建立良好人际关系，更好地适应戒治生活。

2.1.2 研究对象

以山西省女子强制隔离戒毒所女性强戒人员 80 人为研究对象。

研究对象筛选标准：

（1）能保证一年的戒毒康复时间，以便能全程参与心理干预。（2）自愿原则：吸毒者本人不拒绝，自愿参加本研究。（3）研究对象已入所超过三个月，完成生理脱毒过程并已进入心理康复阶段。

2.1.3 研究方法

为了对干预效果进行客观的评价，本研究以实验心理学理论、流行病学为指导，设立对照组和实验组。将 80 人随机分为两组，每组 40 人，拟定一组为实验组，一组为对照组，在确保两组在各方面情况无显著性差异的条件下，正式确定为实验组与对照组。

续表

对照组：接受常规日常管理。

实验组：在常规管理的基础上接受心理健康教育课程。

2.2　个体咨询和团体辅导

2.2.1　研究目的

通过一系列针对性的心理健康干预，增强女性戒毒人员戒毒信念、提高戒毒信心、提升戒毒能力，最终达到延长戒毒操守的目的。

2.2.2　研究对象

参加心理健康教育且自愿参加后续干预的戒毒人员。

2.2.3　研究方法

（1）个体咨询

包括绘画治疗、沙盘治疗、家庭治疗等。

根据女性戒毒人员其敏感、细腻、情感丰富、感受性强等特点，在咨询中采用绘画治疗、沙盘治疗等艺术治疗的方法。对符合家庭治疗条件的戒毒人员采用家庭治疗。

其中绘画治疗采用山西省女子强制隔离戒毒所科研团队研发的戒毒人员专业绘本进行为期9周的绘画治疗干预。

家庭治疗采用系统式家庭治疗的方法进行。

（2）团体辅导

包括认知行为团体和精神分析团体。戒毒人员可根据自身意愿及心理特点进行自主选择。根据女性戒毒人员其敏感、细腻、情感丰富、感受性强等特点，采用的具体技术如下：

认知行为团体以认知行为理论为指导，采用音乐治疗、角色扮演、绘画治疗、行为训练等多种技术。

精神分析团体主要采用团体沙盘技术进行。

2.3　拒毒训练

采用系统脱敏疗法对戒毒人员进行系统脱敏干预，巩固戒毒效果，提高防复吸能力。

3. 效果评估

3.1　研究目的

对心理干预的效果进行评估，并且为戒毒人员解除强戒后的复吸提供预测。

3.2　方法

3.2.1　干预前测

在系统的心理干预前一个月，对实验组和对照组的学员进行前测。前测内容包括问卷评估和生理指标评估。

问卷评估：在统一指导语提示下，组织实验组和对照组统一自填一般状况调查问卷、自我接纳量表、药物成瘾者生命质量测定量表、特质应对方式问卷、多伦多述情障碍量表。对有理解困难的学员可安排民警帮其解释问卷内容，协助作答。

生理指标评估：由于问卷调查的主观性，本研究中同时采用生理评估来客观地评价吸毒人员当前的心理、生理状态。本研究中以生理指标 HSV（心律变异性）、SCL（皮电水平）来全面精确地评估吸毒人员当前的生理、心理的状况，并为干预的效果评估提供一个客观依据。

3.2.2 干预后测

心理干预结束后，对实验组和对照组的吸毒人员进行后测。后测内容包括问卷评估和生理评估。

具体测量工具如下：

问卷评估：在统一指导语提示下，组织实验组和对照组统一自填自编主观评价量表、自我接纳量表、药物成瘾者生命质量测定量表、特质应对方式问卷、多伦多述情障碍量表。对有理解困难的戒毒人员可安排民警帮其解释问卷内容，协助作答。

生理指标评估：测查吸毒人员的 HSV、SCL。

3.2.3 质性访谈

在干预过程前后将质性访谈作为问卷评估和生理评估的补充。

4. 技术路线

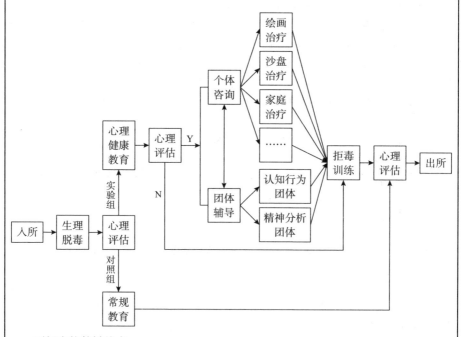

要解决的关键技术

1. 与自戒人员建立信任关系，保证心理测验、质性访谈及干预过程中所获得资料、信息的真实性是本项目要解决的关键技术。

2. 建立集心理健康教育、个体咨询、团体辅导、拒毒训练等于一体的综合性立体心理辅导平台。

3. 开发针对戒毒人员述情障碍的标准化绘本。

4. 建立科学的效果评价指标和体系。国内外针对强制隔离戒毒人员的研究较少，已有的评价指标多存在信效度差、指标单一、难推广等问题，如何找到合适的评价指标是研究工作要解决的关键技术。

三、创新点及可能获得的成果和知识产权

创新点

1. 针对女性戒毒人员心理特点及实际需求，形成一套科学系统的心理辅导方法。

2. 开发针对女性戒毒人员的绘画干预绘本。

3. 将心理测量与质性访谈相结合，探讨建立一套立体化的效果评价系统。

可能获得的成果和知识产权

1. 理论成果

针对女性戒毒人员心理特点及实际需求，形成科学系统的心理辅导平台。

形成一套科学的心理干预效果评估系统。

发表国家级学术论文 2—3 篇。

形成女性戒毒人员专业绘本。

2. 实际成果

女性戒毒人员参加完干预后，能更好地识别、表达、调节情绪，更好地适应戒治生活。解除强戒后，戒毒人员可以更好地处理面临的情绪问题，更好地重新适应社会，一定程度上减轻毒品造成的社会危害。

提高心理戒毒康复工作者的专业素质。当前我省心理戒毒康复工作者在工作中仍以经验为主，专业培训和指导仍有欠缺。本研究可提高戒毒康复工作人员的专业知识和专业技能，形成一支业务熟练的专业心理康复工作队伍。

四、项目已有的研究基础与条件（与本项目有关的研究工作积累和已取得的阶段研究成果）

自 2011 年起，山西省女子强制隔离戒毒所与山西医科大学姜峰教授带领的科研团队展开心理戒毒与防复吸横向课题研究合作。建立了包括个体咨询室、团体室、情绪宣泄室、音乐治疗室、拒毒训练室、生物反馈室等在内的功能较为完备的心理学功能室，组建了专家指导、研究生及所内咨询师执行的科研队伍。科研团队人员配备合理，经验丰富，包括一线戒毒工作者、场所管理人员、医务人员、高校科研工作者和心理戒毒行业专家。团队工作人员在心理测量、数据处理分析、心理健康教育、个体咨询、团体辅导、拒毒训练等方面积累了丰富经验。

2013 年，科研团队获得山西省科技厅科技攻关项目"心理疾病防控研究—女性戒毒人员心理戒毒与防复吸的心理干预模式及干预效果的心身综合评价"（20130313023-1）支持；2014 年获得教育部人文社会科学研究规划基金项目"心理辅导对女性戒毒及防复

吸应用模式与效果评估的研究"（14YJA190003）支持；2015年，山西省戒毒医院开始对外服务，医院心理咨询科与科研团队合作拟开展关于"自戒人员心理戒毒模式构建及实施"的横向课题研究，科研团队工作人员已经就自戒人员心理健康状况和心理戒毒康复需求展开调查和咨询。

以上研究为本项目积累了一定的经验。

近年来科研团队取得的理论和实践成果如下：

1. 科研团队获得奖项

2015年10月，获得由中国药物滥用防治协会颁发的"全国药物滥用防治研讨会青年优秀论文三等奖"（2项：郝学敏，杨遇林）。

2015年12月，获得由国家禁毒委员会和中国禁毒基金会颁发的"全国社区戒毒社区康复优秀教案评比一等奖"（王凤兰）。

2. 国家级学术论文4篇（1篇见刊，3篇录用，已缴费）

［1］曹婧，王凤兰，闫晓丽，姜峰. 239例女性戒毒人员应对方式与自我接纳的相关分析［J］.中国社会医学杂志，2014，03：190-192.

［2］郝学敏，杨遇林，侯晓娟，王凤兰，阎晓丽，姜峰.女性戒毒人员述情障碍与自我接纳的相关分析［J］.中国社会医学杂志（录用，已缴费）.

［3］阎晓丽，王凤兰，郝学敏，杨遇林，姜峰，张志强."6+1"心理戒毒及防复吸干预模式的构建及实践——一项基于山西太原的实证研究［J］.中国药物滥用防治杂志（录用，已缴费）.

［4］王凤兰，杨遇林，阎晓丽，王敏，姜峰.积极心理学视角下女性强戒人员的心理行为矫治及防复吸教育探究［J］.中国药物滥用防治杂志（录用，已缴费）.

3. 完成了《心理戒毒与防复吸实操手册》（内部试用）

《心理戒毒与防复吸实操手册》根据"6+1"心理戒毒防复吸干预模式编制，理论与实践相结合，为一线心理戒毒工作人员提供实操指导。

培养了一支业务熟练的专兼职心理咨询师队伍。民警中已有10人获得国家心理咨询师证书并参与心理辅导工作，形成了绘画治疗、沙盘治疗、音乐治疗、舞动治疗等专项咨询技术。

三、项目研究人员基本情况

项目主要研究人员	
1. 项目研究基础	
已取得的相关研究成果（主要论文或技术成果）	1.发表与心理戒毒相关的国家级学术论文4篇（1篇见刊，3篇录用） ［1］曹婧，王凤兰，闫晓丽，姜峰. 239例女性戒毒人员应对方式与自我接纳的相关分析［J］.中国社会医学杂志，2014，03：190-192. ［2］郝学敏，杨遇林，侯晓娟，王凤兰，阎晓丽，姜峰.女性戒毒

已取得的相关研究成果（主要论文或技术成果）	人员述情障碍与自我接纳的相关分析［J］.中国社会医学杂志（录用，已缴费）. 　　［3］阎晓丽，王凤兰，郝学敏，杨遇林，姜峰，张志强."6+1"心理戒毒及防复吸干预模式的构建及实践——一项基于山西太原的实证研究［J］.中国药物滥用防治杂志（录用，已缴费）. 　　［4］王凤兰，杨遇林，阎晓丽，王敏，姜峰.积极心理学视角下女性强戒人员的心理行为矫治及防复吸教育探究［J］.中国药物滥用防治杂志（录用，已缴费）. 　　2.与山西医科大学的横向合作研究获得山西省科技厅科技攻关项目（20130313023-1）和教育部人文社会科学研究规划基金项目（14YJA190003）支持。 　　3.项目组获得奖项 　　2015年10月，获得由中国药物滥用防治协会颁发的"全国药物滥用防治研讨会青年优秀论文三等奖"（2项）； 　　2015年12月，获得由国家禁毒委员会和中国禁毒基金会颁发的"全国社区戒毒社区康复优秀教案评比一等奖"。 　　4.完成了《心理戒毒与防复吸实操手册》（内部试用） 　　《心理戒毒与防复吸实操手册》根据"6+1"心理戒毒防复吸干预模式编制，理论与实践相结合，为一线心理戒毒工作人员提供实操指导。

2. 主要研究人员

姓　名	性别	出生年月	学位	职称	专　业	承担任务	单　位
白　震	男	19××	硕士	其他	经济管理	组织	山西省戒毒管理局
张志强	男	19××	学士	其他	经济管理	组织	山西省女子强制隔离戒毒所
张雅琴	女	19××	学士	其他	法学	执行	山西省女子强制隔离戒毒所
王　敏	女	19××	学士	其他	行政管理	执行	山西省女子强制隔离戒毒所
王凤兰	女	19××	学士	其他	经济管理	执行	山西省女子强制隔离戒毒所
阎晓丽	女	19××	学士	其他	心理学	执行	山西省女子强制隔离戒毒所

续表

姓　名	性别	出生年月	学位	职称	专　业	承担任务	单　位
姜　峰	男	19××	博士	教授	应用心理学	技术指导	山西医科大学
郝学敏	女	19××	学士	研究生	应用心理学	执行	山西医科大学
杨遇林	男	19××	学士	研究生	应用心理学	执行	山西医科大学

四、项目经费预算情况（略）

教育部人文社会科学研究项目

申请评审书

项目类别：规划基金项目

学科门类：心理学

课题名称：心理辅导对女性戒毒及防复吸应用模式与评估效果的研究

项目负责人：姜峰

所在学校：山西医科大学（盖章）

学校代码：10114

申请日期：2014–2

教育部社会科学司制

申请人信息

姓　名	姜峰	性　别	男	出生年月	1961-6
职　称	教授	所在部门	山西医科大学		
职　务	评估办主任	最后学历	博士研究生	最后学位	博士
外语语种	日语	E-Mail	Jiang60××@163.com		
通讯地址	山西省太原市新建南路 56 号　山西医科大学				
邮　编	0300041	手　机	139×××××××9	固定电话	0351-41×××9

申请者作为负责人承担省级以上社科研究项目情况以及完成情况

项目来源类别	课题名称（项目编号）	批准时间	是否完成
省教育厅	团体心理辅导对改善医科大学一年级学生孤独感实效研究（无项目编号）	2009	是
省防艾办	社区艾滋病患者/感染者心理关怀与支持系列工作（无项目编号）	2010	是
省科技厅	心理疾病防控研究—女性戒毒人员心理戒毒与防复吸的心理干预模式及心理干预效果的心身综合研究（项目标号：20130313023-1）	2013	否

申请者本人近三年来主要研究成果（注明刊物的年、期或出版社、出版日期，限800 字）

2010 年 8 月，申请到山西省全球基金艾滋病项目支持，十几位心理学专业的硕士研究生分三次分别深入运城市绛县、夏县、闻喜县对近 200 名 HIV/AIDS 病人进行心理调查和心理访谈，并给予不同的心理关怀与指导。本次活动提高了当地艾滋病人的心理健康水平和生活质量。

自 2013 年 1 月开始，以自筹资金开始，在山西省科技攻关项目的支持下，深入到山西省女子强制隔离戒毒所对女性戒毒人员进行心理戒毒与防复吸的心理干预研究。该项目已进行了第一轮的工作，完成了调查、个体与团体心理干预、脱毒与防复吸行为系统脱敏训练等工作，正在进入干预组与对照组戒毒者回归社会后的随访研究。前期的研究为制定本次申报课题的针对性心理干预方案奠定基础。近几年发表论文如下：

1. 郭秀丽，姜峰 .87 例女性劳教吸毒人员心理健康水平分析 [J] .中国健康心理学，2010，11（3）：313-314.
2. 郭秀丽，姜峰 .大学新生家庭亲密度和适应性与人际信任的关系 [J] .中国学校卫生，2010，31（5）：640-641.

3. 郑小英，姜峰.山西省49例艾滋病患者应对方式与生存质量的关系［J］.中外健康文摘，2011，11（7）：120-121.

4. 陈靖，陈皓，郑小英，姜峰.艾滋病感染者患者107例应对方式和生存质量的关系［J］.中国药物与临床杂志，2011，11（7）：807-808.

5. 魏淑青，刘建武，姜峰.心理干对乳腺癌患者Th1/Th2的影响［J］.中国药物与临床，2012，12（6）：772-773.

6. 赵媛，于爽，张晓雯，武慧敏，姜峰.积极情绪对医学生短时记忆影响的实验研究［J］.中国健康心理学，2012，20（5）：713-714.

7. 王雪飞，吴思思，姜峰.心理控制源对医学生职业成熟度影响的研究［J］.中国健康心理学，2012，20（8）：1262-1263.

课题组主要成员情况及签名						
姓 名	职称/职务	出生日期	专 业	工作单位	分工情况	签 名
郭秀丽	国家二级咨询师	19××	应用心理学	山西医科大学第一临床医学院	执行	
郑小英	国家二级咨询师	19××	应用心理学	山西省女子强制隔离戒毒所	执行	
栗 艳	国家二级咨询师	19××	应用心理学	山西医科大学	执行	
蒋兆楠	研究生	19××	流行病学	山西医科大学	执行	
郝学敏	研究生	19××	应用心理学	山西医科大学	执行	
杨遇林	研究生	19××	应用心理学	山西医科大学	执行	

以上成员近三年来与本课题有关的主要研究成果（注明刊物的年、期或出版社、出版日期，限800字）

以上成员常年以来一直在姜峰教授的指导下从事心理咨询、测量和干等学工作。发表相关论文如下：

1. 郭秀丽，姜峰.87例女性劳教吸毒人员心理健康水平分析［J］.中国健康心理学，2010，11（3）：313-314.

2. 郭秀丽，姜峰.大学新生家庭亲密度和适应性与人际信任的关系［J］.中国学校卫生，2010，31（5）：640-641.

3. 郑小英，姜峰.山西省49例艾滋病患者应对方式与生存质量的关系［J］.中外健康文摘，2011，11（7）：120-121.

续表

4. 陈皓，郑小英，张晓雯，武慧敏，姜峰. 心理干预对艾滋病人应对方式和支持利用度的影响［J］. 中国健康心理学杂志，2012，20（11）：1699–1701.

5. 陈靖，陈皓，郑小英，姜峰. 艾滋病感染者患者107例应对方式和生存质量的关系［J］. 中国药物与临床杂志，2011，11（7）：807–808.

6. 栗艳，姜峰，刘永鹏. 团体心理辅导改善大学生英语课堂焦虑的实验研究［J］. 中国健康心理学杂志，2010，18（8）：984–987.

B 表（自此往下不得出现申请人个人身份信息，否则申请书作废！）

课题名称	心理辅导对女性戒毒及防复吸应用模式与效果评估的研究		
研究方向及代码	社会心理学其他学科（1902099）		
研究类别	应用研究	计划完成时间	2016–12
最终成果形式	论文、电子出版物		
申请经费总额（万元）	10	其他来源经费（万元）	0

一、本课题研究的理论和实际应用价值，目前国内外研究的现状和趋势（限2页，不能加页）

（一）本课题研究的理论和实际应用价值

理论价值

首先，是对心理戒毒和防复吸理论的深入探究和丰富。我国学者和实践者虽然做了一些理论研究和实践，但很多都只停留在问卷调查、心理健康讲座等层面，并没有形成对心理戒毒困难、吸毒人员反复复吸的系统、科学的理论解释。在实际工作中也暴露出理论不够系统、操作针对性不强的问题。

其次，奠定了心理戒毒和防复吸工作的理论基础。由于缺少系统科学的理论作为指导，造成戒毒工作的大量无效重复和社会资源的极大浪费。心理戒毒和防复吸的理论探究，可以为心理戒毒和防复吸工作的有效开展奠定理论基础。

再次，有利于促进相关学科的发展与完善。心理戒毒和防复吸理论及实践的研究对相关学科（医学、心理学、社会学、管理学、法学）的发展与完善起到一定积极的作用。

实际应用价值

1. 从吸毒人员个体而言，有利于提高戒断率，促进戒毒人员顺利回归社会。心理戒毒和防复吸是目前戒毒工作的难题，如果可以有效地提高戒断率降低复吸率，对促进戒毒人员顺利回归社会，更好地在社会上正常生活，有着重要的价值。

2. 从社会层面的角度来说，有利于减轻毒品对家庭、社会的危害，促进社会稳定发展。

3.为制定科学的毒品成瘾矫治策略提供理论依据，也为提高心理戒毒和防复吸工作的效能提供有价值的研究信息。

4.有利于改善矫治工作者的观念，提高其科学素质，增强科学戒毒技术。

（二）目前国内外研究的现状和趋势

戒毒一直是一个世界性的难题，国际上开展戒毒工作比较成功的国家在戒毒工作方面已经形成了自己的戒毒理论体系和工作模式。很多国家在减少吸毒非法供应、大力开展禁毒宣传教育活动、通过立法手段加强对吸毒者的惩戒和救治的同时，更加重视心理戒毒和防复吸工作的开展。

1.多数学者认为生理戒毒已不再是戒毒工作的难点

在参考国外戒毒技术和总结自身工作经验的基础上，国内研究者和戒毒工作者已经形成了针对生理戒断有效的方法和相应的药物。我国学者在研制西药的同时注重中药的开发。中药在缓解生理症状和消除心理渴求等方面，起到了延长操守、减少复吸的作用，越来越受国内外医学界的关注。因此，有人提出无论是强制戒毒，还是社区戒毒、家庭戒毒，从生理上戒断对毒品的依赖不再困难；当然，也有学者提出由于毒品对大脑神经中枢的损害，使得中枢神经系统在短时间内没有完全恢复稳定，生理戒毒的问题并没有解决，凸显在复吸的问题上（陈理宣，2007），即"一次吸毒，终身吸毒"。国内外大多数学者认为，戒毒人员在戒毒的2—3年期间生理上基本到达正常人的水平，但出去后还是会选择复吸，他们认为复吸的根本原因在于对毒品的心理戒断没有完成，所以出去后会很快复吸。总之，虽然在生理戒毒方面存在一些争议，但学者们公认生理戒毒已不再是戒毒工作的难点。

2.心理戒毒的需求增强，研究趋于活跃

目前我国戒毒的模式主要有三类，首先强制戒毒，由公安和司法两个部门承担；其次是自愿隔离戒毒，大多由医院承担；再次是社区戒毒。随着生理戒毒的日渐成熟和戒毒新形势的需要，戒毒领域的学者和实践者都逐渐认识到心理戒毒在戒毒工作中的重要性，尤其是新型毒品如摇头丸、冰毒等因无明显躯体戒断症状，不需要特殊脱毒治疗，心理行为干预成为其主要治疗方法，因此很多学者提出"生理戒毒易，心理戒毒难"的观点。尽管心理戒毒需求在增强，几乎所有的戒毒机构都开始配备心理咨询师，设置心理矫治机构，但心理戒毒并没有起到人们期望的作用。

近年来，随着我国贩毒吸毒形势的严峻，戒毒也越来越受到社会各界的重视。心理学界很多学者对吸毒人群的心理状况展开研究，其中不乏有意义的研究结果。例如，有研究者从心理健康的角度研究吸毒者的心理状况，结果表明吸毒者存在焦虑、抑郁症状且吸毒行为与艾滋病高危行为有一定关系（黄运坤，2007）；有研究者对海洛因成瘾者的心理与行为进行调查，SCL-90症状自评量表和社区药物维持治疗评估基线调查研究显示，海洛因成瘾者 SCL-90 各项指标均高于全国常模，且常有吸毒、对家人说谎、偷盗等不良行为（赵建新，2003）；有研究者在研究中发现海洛因依赖者的个性心理特征为明显的反社会适应障碍，对自己健康过分关注，缺乏对社会环境的归属感，易将自己的问题合理化而归因于别人,这种特征增加了复吸率(彭星星,2004);而有关复吸者人格方面的研究表明,复吸者表现出与正常人明显不同的人格特征,他们对自己的行为控制能力弱,脱毒后心理缺陷感增强,存在外倾不稳定带有精神病质的人格特征,而这种特征又具有较高的海洛因成瘾易感性(钟真一,1993);也有研究表明回避性人格在海洛因依赖人群的发病率高达77.39%(李碧华等,2002);有些学者对复吸者的戒毒动机进行了研究,研究发现戒毒人员主动戒毒的比例不高,只占30%,而主动戒毒者的复吸率显著低于被动戒毒者(高志勤等,2002);许念峰等人发现导致复吸的第一位原因是"心理依赖"(许念峰,2001);心理依赖又称"心瘾",是指在脱毒治疗结束后,生理依赖消除后,脱毒者会出现对毒品的强烈心理渴求(宋小明,2000);很多学者都对许念峰的观点表示赞同(张建军,2000;梁先锋,1999;姜佐宁等,1989;王皇等,2004)。因此,对"心理依赖"的研究成了探析复吸原因的核心(孔令驹,1998)。但目前检索到的研究结果大都是泛泛的心理健康、人格等,不够具体也不具有针对性,对指导心理戒毒帮助有限。

3. 本课题的基础与设想

我们的实践和新近的一些观点在我们可以改变和完善的心理机制上有了一些探索,比如,人的应对方式、人的自我意识、人的自控力、人的社会支持等。值得我们关注的是几乎所有的戒毒者在解除强制戒毒后,都会回到原来的生活环境中。对再次强戒人员的访谈我们还了解到,大多数解除了强制戒毒的人员都会有人再次引诱,拒绝毒品对他们来说是很难坚持的。我们的设想是利用强制戒毒这一有利时机,提高戒毒人员的自信与自我控制能力、改善他们的应对方式,以使他们在生活遇到困难、人际遇到冲突、社会压力巨大的背景下,自信、自立、自强,拒绝毒品、拒绝毒友。

二、本课题的研究目标、研究内容、拟突破的重点和难点(限2页,不能加页)

1. 研究目标

通过心理戒毒和防复吸的教育与训练,提高戒断率,降低复吸率。

2. 研究内容

2.1 吸毒人群的心理现状调查

目的:深入掌握吸毒者复吸的主要心理学原因,形成心理教育与干预的理论框架,为制定有针对性的心理干预方案奠定基础。

研究对象:山西省女子强制隔离戒毒所女性强戒人员200—300人

研究方法:本课题中采用问卷调查法、质性研究、实验法来对吸毒人员的现状进行调查,以期获得较为全面和深入的女性吸毒人员身心状况的第一手资料。

问卷调查:本项目采用药物成瘾者生命质量测定量表(QOL-DA)来对吸毒人员戒毒期间生命质量的变化规律及影响因素进行研究;自我接纳问卷(SAQ)来对吸毒人员自我接纳特征进行测量和评定;特质应对方式问卷(TCSQ)来反映吸毒人员较为稳定的、与人格特质有关的应对策略;多伦多述情障碍量表(TAS-20)来测量吸毒人员的述情障碍。

续表

质性研究：由于量化研究本身所存在的局限性，本研究拟采用质性研究中的访谈法作为对吸毒人群量化研究的补充，对调查对象进行质性分析资料的收集，以期更全面、深入的了解吸毒人员的心理状况。

生理指标评估：本研究同时采用生理指标来评估吸毒人员当前的生理、心理状态。主要包括心率变异性、皮电水平、动作稳定性及注意力分配指数。

心率变异性（HRV）：是反映自主神经功能的指标之一，是近年发展起来的一项无创、定量评估迷走和交感神经的方法。本研究拟采用心友多功能生物反馈仪测量吸毒人员心率变异性，以此评估其治疗效果与训练过程情绪的波动及调控能力。

皮电传导水平分析法（SCL）：皮电是随汗腺活动而出现的一种电现象。当机体受到外在刺激或心理活动变化时，皮电活动比心电、脑电更敏感，变化更显著，所以本研究拟采用心友多功能生物反馈仪测量吸毒人员的皮电水平，以此评估其情绪活动后心理生理反应。

动作稳定性：动作稳定性是动作技能的一个重要指标，它受个体自身和外界很多因素的影响，其中情绪就是一个重要的影响因素。本研究拟采用动作稳定器测量吸毒人员动作稳定性并间接测量其情绪波动程度。

注意分配指数：注意分配指人在同一时间内把注意指向两种或两种以上的活动或对象的能力。本研究拟采用注意力分配试验仪测量吸毒人员注意分配指数。

2.2 戒毒人员心理健康教育

目的：通过一系列健康教育课程的实施，帮助戒毒人员关注心理戒毒问题，理解自我，接纳自我，在所内保持平和的心态和良好的情绪、恢复自信、建立良好的人际关系与积极的应对方式。

研究对象：山西省女子强制隔离戒毒所女性强戒人员100人。

从新入所学员中随机选取100人作为研究对象，参加女所心理健康教育课程。具体如下：

2.2.1 签订协议书、问卷测试、信息收集。

2.2.2 互相认识、分组达成课堂契约，发放课本、笔记本。

2.2.3 开展心理健康教育课程（2小时/10次）。

2.2.4 总结回顾。

2.3 戒毒人员个体、团体心理辅导及拒毒训练的实验研究

目的：通过一系列的心理辅导及拒毒训练提高戒断率，降低复吸率。

研究对象：参加心理健康教育，且自愿参加后期心理辅导及拒毒训练的女性强戒人员。

研究方法：本项目计划采用女性戒毒人员自愿参加心理干预，自愿选择心理咨询师的模式，通过个体辅导、团体辅导及拒毒训练等来对吸毒者进行心理与行为干预。

初步设计：每位吸毒人员在强戒期间接受50小时个体心理辅导、10小时团体心理辅导、5次拒毒训练。

2.3.1 个体辅导。

本项目个体辅导主要涉及个体心理咨询、个体箱庭疗法、艺术治疗等。

个体心理咨询是指经过专业训练的心理咨询师与来访者采用一对一的形式，在安静、安全、相对独立的空间内，针对个人的心理问题进行的咨询形式。个体咨询是心理咨询的基本和主要形式，它给来访者提供了极大的心理空间，可以让其充分地倾诉心中的烦恼和困惑，有利于咨询师对来访者进行直接、准确的观察，可灵活个体化地帮助毒品依赖者进行康复。个体心理咨询可以引导吸毒成瘾人员形成正确的人生观和价值观，培养其对家庭和社会的责任感。

个体箱庭疗法是在咨询师的陪伴下，来访者从沙具架上自由挑选沙具，在盛有细沙的特制箱子里进行自我表现的一种心理疗法。针对一些吸毒人员在心理活动中出现的阻抗这一现象，采用箱庭疗法这种非语言的情感交流可以有效地解决这一问题。大量文献表明，吸毒人员存在的一定的人格问题，通过箱庭疗法可以使吸毒人员的自我自愈力得到发挥，并完成对吸毒人员人格的重塑。

艺术治疗是一种整合的心理治疗方式，在心理治疗中能发挥积极的作用，能使患者通过非言语的象征方式，表达出潜意识中的内容，并对自己的内在情感进行体验，作出反思和修正，以此来改善患者自身的心理及精神状态。本项目拟利用绘画形式的艺术治疗来发觉吸毒者的潜意识内容，调适吸毒者的焦虑、抑郁情绪及其他不良心理。

2.3.2 团体辅导。

团体辅导在国外成瘾行为戒除中较为盛行，这种方式不仅能够为吸毒者提供社会与心理支持，也使专业心理学工作者数量较为有限所带来的问题得到一定程度的缓解。

团体心理训练是在团体心理理论的指导下，在团体情境下进行的一种心理辅导形式，通过团体内人际互助作用，成员在共同的活动中彼此进行交往、相互作用，使成员能通过一系列心理互动的过程，探索自我，尝试改变行为，学习新的行为方式，改善人际关系，解决生活中的问题。

2.3.3 拒毒训练。

拒毒训练拟采用系统脱敏疗法，也称交互抑制疗法或缓慢暴露疗法，其是根据条件反射/交互抑制理论原理，在系统的程序下，由轻到重地暴露原可引起恐惧、焦虑、抑郁、烦躁、渴求等不良反应的特定情景刺激，逐渐使该类情景刺激失去引起恐惧、焦虑、抑郁、烦躁、渴求反应作用的治疗方法。根据其治疗原理和方法程序，我们拟针对吸毒人员易产生焦虑、抑郁、渴求等心理障碍的特点，将吸毒诱发刺激设置为由弱到强三个水平（即呈现一般毒品图片/吸毒场景图片→呈现吸毒情境→呈现毒品模拟实物/吸毒工具），对吸毒人员进行系统脱敏干预，进而巩固戒毒效果、提高防复吸能力。

2.4 干预效果的评估

目的：对心理干预的效果进行评估，并对吸毒人员重返社会后是否选择复吸提供预测。

我国开展心理戒毒的时间较短，而对心理戒毒效果如何进行评估几乎是空白，本课题通过设计心理干预效果评估系统来检验心理干预的有效性。评估的流程分别为问卷评估→访谈评估→生物反馈评估→生活观察评估。

续表

2.5 随访研究

目的：适时掌握吸毒人员重返社会后的戒断情况，及时把握其心理活动特征，强化心理与行为干预的效果，必要时继续对其实施心理辅导，并尽力帮助其解决成功戒断后回归社会遇到的各种问题和困难。

方法：吸毒人员重返社会后，研究人员以电话、网络等方式对其进行1—1.5年的流行病学随访研究。

3. 重点难点

重点：

1. 在总结自身工作经验和参考国内外戒毒技术的基础上，形成心理戒毒和防复吸训练的理论框架，并在其指导下开展心理戒毒和防复吸工作。

2. 建立防复吸训练—系统脱敏治疗的层级步骤。

难点：

根据文献资料和以往工作经验，山西省吸毒人员普遍存在着文化程度低、戒备心强、不愿主动与干警反映其心理状况等特点。因此，争取强戒人员真心配合、保证问卷内容的真实性并接受心理辅导存在一定的难度。

防复吸训练—系统脱敏治疗层级步骤的明确区分与界定，以及训练者的训练技能和对技术要点的把握需要不断加强。

吸毒人员回归社会后的后期托管和随访研究的开展，可能受到多种因素影响而造成失访，需要多方面的努力。

三、本课题的研究思路和研究方法、计划进度、前期研究基础及资料准备情况（限2页，不能加页）

（一）研究思路

在本研究中，研究者首先根据以往文献的分析，掌握吸毒人员心理戒毒和防复吸研究的前沿资料，通过问卷调查，心理访谈了解戒毒人员吸毒和复吸的心理因素，然后形成系统的心理戒毒和防复吸理论，并在系统理论的指导下开展工作。

研究的基本思路是：文献研究、框架构思、调查研究、心理戒毒和防复吸模式的构建、心理健康课程的构建和实施、心理辅导及拒毒训练、随访研究、研究结论。

（二）研究方法

文献研究：根据以往文献的查阅、分析，掌握吸毒人员心理戒毒和防复吸研究的前沿资料，确定问卷调查内容、制定访谈提纲。

问卷调查：了解戒毒人员戒毒期间生命质量的变化规律及影响因素、自我接纳特征、应对方式及述情障碍程度。

访谈法：针对问卷调查中出现回答不实、效能低等局限性，开展心理访谈了解吸毒人员的吸毒和复吸背后的原因，弥补问卷调查的不足。

实验法：本项目创新性地采用生物评估法，以生理数据来评估吸毒人员的心理、生理特征，以探究吸毒人员心身之间的关系，并为干预效果提供评估。

续表

（三）计划进度（略）

（四）前期研究基础及资料准备情况

4.1 项目申请者本人2011年起，常年深入戒毒所指导心理健康教育工作，是山西省女子强制隔离戒毒所常年特聘心理专家，所带领的科研团队（心理学团队、生理学团队）具有扎实的理论基础和丰富的实践经验，熟悉、热爱戒毒工作，在近些年的工作中积累了一定的经验。

4.2 建立了强戒人员的心理健康档案系统，对特殊人员的心理调查积累了较为丰富的经验。

4.3 前期山西省女子强制隔离戒毒所已按项目要求设置装修了500平方米的心理行为矫治中心，该中心分别设立为心理测量室、心理缓冲室、情绪宣泄室、团体辅导室、个体咨询室、生物反馈室、沙盘治疗室、拒毒训练室、体能康复室、个案督导室等10个功能室。投入近15万元购置了心友生物反馈测量与训练仪器5台、脑电图仪器1台、惠诚心理软件1套、沙盘1套及宣泄器材和仿真毒品等用于心理测试、心身状况评估、行为训练的设备与材料。

四、本课题研究的中期成果、最终成果，研究成果的预计去向（限800字）

（一）中期成果

理论成果：形成心理戒毒和防复吸的理论框架，能够较为深入地分析和理解戒毒过程中的心理问题及复吸的心理。

实际成果：项目期间接受心理调查的人群可达到200—300人，发表国家级论文2—3篇。

（二）最终成果

理论成果：通过系列的实验研究完善心理戒毒和防复吸的理论框架，在理论建构的同时建立并验证一套有效的心理戒毒和防复吸的干预方法。

实际成果：

1. 对100名进行过心理健康教育中自愿参加心理极度干预的戒毒人员进行了为期两年的完整心理干预。

2. 获取了大量真实有效的心理、生理评估资料，初步建立了心理戒断效果的评估方法和复吸预测指标体系。

3. 建立了有效的心理健康教育和心理干预方法。

4. 在干警中培养了专业的心理干预队伍，使山西省女子劳教所成为戒毒工作示范点。

5. 发表了国家级论文3篇。

（三）研究成果的预计去向

1. 形成可推广心理戒毒和防复吸理论及干预方法。

2. 对本次研究的成果发表相关文章及论文，为推进药物依赖研究理论的形成做出有意义的贡献。

3. 为建立一套更好的吸毒人员的心理干预方案提供新的思路。

山西省科技攻关项目

计划任务书

项目类别：工业□　农业□　社会发展■

项目编号：20130313023-1

项目名称：心理疾病防控研究—女性戒毒人员心理戒毒与防复吸的心理干预模式及干预效果的心身综合评价

项目负责人：姜峰

承担单位：山西医科大学

项目起止年限：2013 年 1 月至 2015 年 12 月

填报日期：2013 年 6 月 1 日

山西省科学技术厅

二〇〇五年制

项目名称		心理疾病防控研究—女性戒毒人员心理戒毒与防复吸的心理干预模式及干预效果的心身综合评价研究						
承担单位	名称	山西医科大学						
	单位类型	高等院校						
	通信地址	山西省太原市新建南路 56 号						
	法人代表	段志光	电话	0351–413××××	E-mail		sxc××@sina.com	
	项目联系人	成晓龙	电话	0351–413××××	传真	0351–41×××5	邮编	030001
	职工总数	1526 人		中高级以上职称人员数			1102 人	
	开户银行	中国工商银行太原迎泽支行			帐号	05021211090×××××××3		

合作单位	1. 山西女子劳教（强戒）所
	2.

项目起止时间	2013 年 1 月至 2015 年 12 月		
学科	流行病学	主题词	戒毒；心理学；防复吸

类别	■研究　□开发　□中试　□试验　□产业化
技术领域	□信息　□生物和现代农业　□新材料　□能源　□激光 □制造与自动化　□航天　□资源与环境　■其他
主要应用行业	□农、林、牧、渔、水利业　□工业　□地质普查勘探业　□建筑业 □交通运输、邮电通讯业　□商业、饮食、物资供销和仓储业 □房地产、公用事业、居民和咨询服务业　■卫生、体育、社会、福利业　■教育文化、艺术、广播和电视业　□科学研究和综合技术服务业　□金融、保险业　■其他行业
预期成果形式	■新技术　□新工艺　□新产品（含农业新品种、计算机软件） □新材料　□新装备　■论文论著　□研究（咨询）报告　□其它
预期取得专利	□发明　□实用新型　□外观设计
上年末财务状况	总收入 37238.31 万元，技术性收入 0 万元，上缴税金 0 万元，净利润 0 万元；总资产 80854.84 万元，流动资产 35397.02 万元，固定资产 45457.82 万元，其中科研装备 1805.29 万元；资产负债率 0。

项目的研究任务

一、项目研究主要内容与要解决的关键技术

主要研究内容

本研究是一个综合性的研究，包括调查研究、干预研究和随访研究三个部分。

1. 调查研究

1.1　研究目的：深入掌握吸毒人员的自我意识水平和应对方式特点及复吸的影响因素，寻找到心理干预的关键点与切入点，为制定有针对性的心理干预方案奠定基础。

1.2　研究对象：山西省女子劳教（戒毒）所女性强戒人员 500 人。

1.3　研究方法：问卷调查法、访谈法。

问卷调查：本项目中采用自编的一般状况调查问卷、自我接纳量表、药物成瘾者生命质量测定量表、特质应对方式问卷、多伦多述情障碍量表。

访谈法：访谈是质性研究中常采用的一种方式。由于问卷调查本身所存在的局限性，本研究同时采用了质性研究的方法对吸毒人群进行质性研究，以期更全面、深入地了解吸毒人员的心理状况。

2. 干预研究

2.1　研究目的：通过一系列的心理干预改变学员消极应对方式和较低的自我意识水平，最终提高戒断率，降低复吸率。

2.2　研究对象

以山西省女子劳教（戒毒）所女性强戒人员 100 人为研究对象。

研究对象筛选标准：（1）2013 年 6 月后出所，能保证一年的劳教康复时间，以便能全程参与心理干预。（2）自愿原则：吸毒者本人不拒绝，自愿参加本研究。（3）研究对象已入所超过三个月，完成生理脱毒过程并已进入心理康复阶段。（4）消极应对方式得分大于 21 分。

为了对干预效果进行客观的评价，本研究以实验心理学理论、流行病学为指导，设立对照组和实验组。将 100 人随机分为两组，每组 50 人，拟定一组为实验组，一组为对照组，在确保两组在各方面情况无显著性差异的条件下，正式确定为实验组与对照组。

对照组：接受常规日常管理。

实验组：接受系统和全面的心理干预。

2.3　干预前测

在系统的心理干预前一个月，对实验组和对照组的学员进行前测。前测内容包括问卷评估和生理指标评估。

问卷评估：在统一指导语提示下，组织实验组和对照组统一自填一般状况调查问卷、自我接纳量表、药物成瘾者生命质量测定量表、特质应对方式问卷、多伦多述情障碍量表。对有理解困难的学员可安排民警帮其解释问卷内容，协助作答。

生理指标评估：由于问卷调查的主观性，本研究中同时采用生理评估来客观地评价吸毒人员当前的心理、生理状态。本研究中以生理指标 HSV（心律变异性）、SCL（皮电水平）、动作稳定性、注意力分配指数来全面精确地评估吸毒人员当前的生理、心理的状况，并为干预的效果评估提供一个客观依据。

2.4 实施干预：在密闭、安静、舒适的环境中，对实验组的 50 名学员进行为期一年、每人 60 小时的综合心理干预。干预的形式包括个体干预、团体干预两种，其中以个体干预为主。

2.5 干预后测

干预结束后，对实验组和对照组的吸毒人员进行后测。后测内容包括问卷评估和生理评估。

问卷评估：在统一指导语提示下，组织实验组和对照组统一自填自编主观评价量表、自我接纳量表、药物成瘾者生命质量测定量表、特质应对方式问卷、多伦多述情障碍量表。对有理解困难的学员可安排民警帮其解释问卷内容，协助作答。

生理指标评估：测查吸毒学员的 HSV、SCL、动作稳定性、注意力分配指数。

3. 随访研究

目的：吸毒人员重返社会后，进行 1—1.5 年的随访，强化心理干预的效果，观察其是否发生复吸。

研究对象：实验组和对照组的 100 名学员。

要解决的关键技术

1. 取得戒毒人员的信任，突破其"怀疑""对立"的心理，保证干预过程中所有交流和填写问卷的真实、有效，是本项目要解决的关键技术。

2. 形成一套融合个体咨询、团体辅导、行为放松训练、拒毒训练相结合的既能针对学员个体心理特点与需要，又能使个体在团体中得到学习、接纳与支持的综合干预模式，是本项目要解决的关键技术。

3. 形成一套集问卷评估、生理指标评估、心理功能测试的心身评估模式是本项目要解决的关键技术。

4. 由于戒毒人员的特殊性，重返社会后预计失访率会很高，失访控制是本项目要解决的关键技术。

二、创新点及可能获得的成果和知识产权

（一）创新点

1. 探讨毒品依赖心理的成因及机制，形成一套综合的心理干预方法。

2. 以心率变异性为生理指标探索心理干预的效果。

3. 建立起一套心身综合评估的模式。

4. 对重返社会后的吸毒人员进行 1—1.5 年的随访研究。

（二）可能获得的成果和知识产权

理论成果

1. 探讨出影响吸毒人员毒品依赖心理的核心变量。形成了一套系统、高效、易操作、可推广的心理戒毒及防复吸干预方案。

2. 形成了一套系统、高效、经济的心身综合评估模式。

续表

实际成果

1. 吸毒学员参加完干预后，减少复吸，顺利回归社会。这也在一定程度上减轻了毒品的危害，促进了社会稳定发展。

2. 有利于提高矫治工作者的素质。目前国内很多戒毒机构中还处于重视生理脱毒、轻视心理脱毒的局面，所以具有心理咨询资质的工作者并不多，而本研究的开展有利于提高矫治工作者的自身的专业知识和业务能力。

3. 经过一年系统的心理干预以及一年半的随访研究，最终使复吸率下降 5%。

项目分阶段具体实施目标	
时间区间	实施内容和目标
2013/01—2013/02	对全所 500 名强制戒毒人员进行问卷调查与心理评估，掌握戒毒人员的心理特点及可能影响复吸的心理学原因，寻找到心理干预的切入点与关键点，为制定有针对性的心理干预方案奠定基础。
2013/03—2014/03	1. 结合理论、工作经验开展预实验，保证评估工具有效、可信，评估指标灵敏。 2. 筛选研究对象，进行心理行为评估与心身状态的前测。 3. 实施心理干预。对每个女性戒毒人员实施 60 小时以上的综合心理干预。
2014/04—2014/05	探讨建立综合评价模式。干预结束后，对戒毒人员进行心理行为评估与心身状态评价，以对干预效果进行综合的评价。
2014/06—2015/10	戒毒人员重返社会后的随访。干预研究的 100 名研究对象重返社会后，对其进行 1—1.5 年的随访研究，强化干预效果，评估复吸率。
2015/11—2015/12	随访研究后，总结形成一套心身综合评估的模式及系统的心理干预方案。

项目规模、指标和验收内容	
项目规模	1. 对全所 500 名吸毒学员进行问卷调查。 2. 根据刷选标准选取 100 名学员为研究对象，分为实验组和对照组，进行干预研究。 3. 100 名研究对象重返社会后的吸毒人员进行 1—1.5 年的随访研究。
主要技术指标	心理指标：消极应对方式得分 $<21.25 \pm 7.41$，自我接纳得分 $>21.76 \pm 4.43$。 心身指标：心率变异性 HRV 频域参数中，LF/HF 接近正常人 1.6 ± 0.9。
经济指标	
验收内容	提交或展示下列第 1 项内容，共 1 项 1. 技术报告　2. 计算机软件　3. 生物品种　4. 样品或样机 5. 成套技术设备

项目主要研究人员

1. 课题负责人

姓　名	姜峰	性　别	男	出生年月	1961 年 6 月
技术职称	教授	职　务		毕业校名	山西医科大学
毕业年份	2008.7	最后学历	博士	专业	预防医学
通讯地址	太原市新建南路 56 号山西医科大学			邮编	030001
联系电话	0315-41×××9			手机	139×××××××9
E-mail	Jiang60××@163.com			身份证号码	140×××××××××××××8

2. 主要研究人员

姓　名	性别	出生年月	学位	职称	专业	承担任务	单　位
张志强	男	19××	学士	其他	经济管理	组织	山西省女子劳教（强戒）所
荆　雷	男	19××	硕士	讲师	应用心理学	执行	山西医科大学
张雅琴	女	19××	学士	其他	法学	执行	山西省女子劳教（强戒）所
高文涛	男	19××	学士	其他	法学	执行	山西省女子劳教（强戒）所
王凤兰	女	19××	学士	其他	经济管理	执行	山西省女子劳教（强戒）所
闫晓丽	女	19××	学士	其他	应用心理学	执行	山西省女子劳教（强戒）所
陈　皓	男	19××	学士	其他	应用心理学	执行	山西医科大学
曹　婧	女	19××	学士	其他	应用心理学	执行	山西医科大学

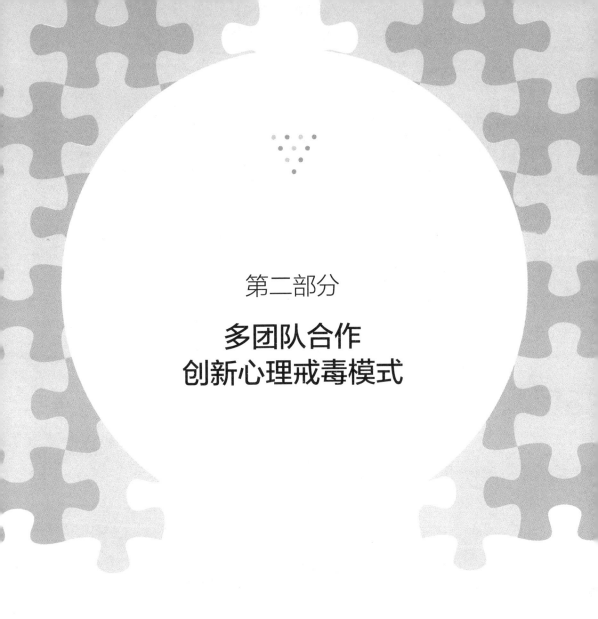

第二部分

多团队合作
创新心理戒毒模式

10多年时间,有多少人参与、支持、关心着我们开展的工作,难以统计。但全所的干警和工作人员都知道心理戒毒研究。从各项心理辅导、讲课到进入隔离区的流程,从接送我们的车辆到学生食宿的安排,所内的各个部门、团队和我们融为一个整体,我们也是戒毒所的一员。

20多位持证心理咨询师,不断更替的分管所领导,都是我至今依然怀念的同事。十几位研究生在所里工作,三位完成了毕业论文。这一切都是我人生的财富。

国家司法部优势教育戒治项

《女性戒毒人员心理辅导平台建设》
项目实施方案

为全面落实山西省戒毒管理局 2016 年"1673"基本工作思路中提出的"提升教育戒治工作质量和社会效益"的工作要求，同时加强与山西医科大姜峰科研团队的横向科研合作力度，推进场所转型跨越发展，根据〔2016〕司戒毒字 19 号《关于进一步加强优势教育戒治项目管理的通知》文件精神及省局教育处的会议要求，现针对我所申报入选的《女性戒毒人员心理辅导平台建设》项目，特制定以下实施方案：

一、指导思想

以习近平总书记对司法行政戒毒工作提出的指示为指导，以《戒毒条例》中"以人为本，科学戒毒，综合矫治，关怀救助"的原则为核心，围绕教育矫治中心任务，搭建科研合作新平台，探索戒毒心理矫治新模式，提高戒毒人员回归社会后的戒断率，有效降低复吸率，大力推进心理戒毒及防复吸工作的科学化、规范化、专业化，为顺利完成"十三五规划"任务及场所转型跨越发展奠定扎实的基础。

二、组织结构及工作职责

（一）优势教育戒治项目上级领导组

组　长：刘永星

副组长：郝晋锐

（二）优势教育戒治项目领导组

组　长：张志强

副组长：王　敏

成　员：张雅琴　梁建忠　高文涛　张梅　孙士达　白喜胜

工作职责：

1.建立健全有利于科学开展优势教育戒治项目工作的体制机制；

2.制定政策，把握方向，确立目标，全面指导和监督优势教育戒治项目工作的实施；

3.加强沟通协调，搭建科研合作平台，保证人员和时间；以人为本，加强咨询师专业队伍建设，促进优势教育戒治项目工作持续健康发展；

4.管理、监督项目经费，确保经费的科学合理使用。

（三）成立优势教育戒治项目工作办公室，办公室设在心理矫治中心

主　任：王凤兰

副主任：阎晓丽

成　员：张雅琴　王　敏　张　梅　段慧娟　王　芳　董天鹏

　　　　阴胜玲　刘忠梅　杨　竞　韩　倩　高　芸

工作职责：

1.落实优势教育戒治项目实施方案；

2.具体开展心理健康知识普及心理咨询、沙盘治疗、家庭治疗、绘画治疗等工作；

3.做好专兼职咨询师的日常管理及自我成长、业务培训、个案交流等；

4.签订咨询同意确认书，咨询师严格遵守保密原则；咨询后涉及有安全隐患的情形需要反馈的要及时与大队包教民警或负责人沟通，保证个人安全和场所管教安全。

（四）成立优势教育戒治项目科研团队

专　家：姜　峰

成　员：郝学敏　杨遇林　陈思思　李　霞

工作职责：

1.从专业角度科学制定优势教育戒治项目工作计划书；

2.定期召开个案、学术交流研讨会，切实推进优势教育戒治项目工作的落实；

3.组织专兼职咨询师业务培训、做好个案督导及咨询技术的"传帮带"；

4.在女性戒毒人员心理辅导平台建设方面有创新点和理论成果，不断在实践中完善、应用和推广。

三、工作目标及任务

（一）指导全所优势教育戒治项目工作的实施。

（二）根据女性戒毒人员心理特点及实际需求，建立集心理健康教育、心理干预、自我控制训练和拒毒训练于一体的综合性立体心理辅导平台。提高戒毒人员心理健康水平，增强戒毒人员戒毒信念及防复吸能力。

（三）探讨建立立体化的心理干预效果评价系统。

（四）发表心理戒毒研究相关的学术论文及著作。

（五）加强专兼职咨询师业务培训，提高心理戒毒工作人员专业知识和业务能力，培养出一支戒毒系统内本土化的咨询师队伍。

四、工作时间

2016 年 4 月至 2016 年 11 月。

五、工作对象

根据工作内容分阶段实施，2016 年 3 月 1 日以后入所的戒毒人员，参与心理评估、心理健康教育、综合性心理咨询三部分内容；目前收入戒毒所，2017 年 1 月以后回归社会的戒毒人员，随机抽取样本，戒毒者本人不拒绝，参与自我控制训练内容；即日起两个月内出所的戒毒人员，参与拒毒训练内容。

六、工作内容

（一）工作准备阶段

1. 签订科研合作协议，明确双方的责任权利和义务；
2. 完成兼职咨询师招聘，成立优势教育戒治项目工作专业团队；
3. 完善相关制度，保证此次心理辅导平台建设工作方案的实施。

（二）工作开展阶段

本年度项目工作主要包括心理评估、心理健康教育、综合性心理咨询、自我控制训练、拒毒训练五个部分。

1. 心理评估

评估方法包括：（1）心理会谈一次，40分钟；（2）心理问卷测查，40分钟；（3）生物反馈测试，20分钟。

项目工作中对戒毒人员先后进行三次心理评估。分别在健康教育前、健康教育后、拒毒训练后。最终完成心理评估。

2. 心理健康教育

心理健康教育实行全部戒毒人员普及覆盖，即从2016年3月1日以后入所的戒毒人员全部参加，每两个月进行一次。

心理健康教育部分主要对所内已形成的心理健康教育课程进行优化升级，提高针对性和适用性。

课程旨在通过普及心理健康知识改变戒毒人员认知，增强其戒毒意愿和心理辅导主动性。授课老师由所内专兼职咨询师担任，课程持续5次，每次2小时。课程特点是融合团体要素，具有互动性、体验性、直观性。

3. 综合性心理咨询

参加心理健康教育的戒毒人员自愿选择是否参加提供的综合性心理咨询，可根据自身需要选择参加其中的一项或几项。心理咨询方式主要包括团体心理辅导、个体心理咨询、绘画治疗、家庭治疗等。这一阶段主要实现具体技术的深入和细化。

综合性心理咨询旨在通过多种形式的心理干预达到帮助戒毒人员稳定情绪、提高环境适应能力、调节人际关系、激发学习和戒毒动机的目的。

团体心理辅导分8次进行，每周一次，每次2.5小时。

个体心理咨询由专兼职咨询师开展，根据戒毒人员实际情况安排咨询频率，每次 1 小时。

绘画治疗在参加心理健康教育的全体戒毒人员中开展，使用山西省女子强制隔离戒毒所和山西医科大学联合研发的 9 周标准绘本，每周一本，每次讨论 20 分钟。

家庭治疗根据戒毒人员意愿和实际需求由接受专业培训的家庭治疗师进行。

4. 自我控制训练

拟定在戒毒三大队收集 2017 年 1 月以后出所的戒毒人员信息，根据条件筛选后，随机分为实验组和对照组，每组 40 人。实验组戒毒人员参加自我控制训练。自我控制训练旨在帮助戒毒人员提高自我控制能力，提升戒毒信念。训练包括延迟满足训练和相关团体干预，在心理专家指导下由课题组专兼职咨询师进行。

5. 拒毒训练

拒毒训练主要在戒毒人员出所前两个月左右进行，旨在通过系统脱敏的方式，运用"五阶段拒毒训练法"提高戒毒人员拒绝毒品的能力，提高戒毒人员戒毒信心。

（三）工作总结、汇报阶段

1. 总结形成心理辅导平台及心理干预效果评估系统。

2. 整理分析数据并撰写研究论文及报告。

3. 发表、出版相关著作。

4. 提交项目工作技术报告并汇报工作。

七、工作要求

（一）统一思想，加强领导。优势教育戒治项目是司法部戒毒管理局支持场所研究创新的一项重要举措，省局领导给予了高度重视，我所的心理辅导平台建设又是近年来课题研究中的一个重要内容，直接关系到戒毒工作的成效巩固和长远发展。各部门要充分认识优势教育戒治项目的重要意义，以对戒毒事业高度负责的态度，统一思想，加强领导，扎实抓好这项工作。

（二）转变观念，勇于创新。优势教育戒治项目工作是一项新生的事物，在具体工作中要善于突破传统的做法，大胆实践，积极探索，勇于创新，并及时提炼成功的经验和有效的做法，形成各阶段理论成果。

（三）抓住重点，积极探索。心理矫治中心要充分发挥场所资源优势，结合社会专业力量，搭建好科研合作平台，积极做好与专家、科研团队的沟通，摸索出一套适合女性戒毒人员的心理辅导平台，切实有助于强制隔离戒毒所形成科学的心理戒毒模式。

（四）统筹规划，合理安排。兼职咨询师在完成各自岗位上的大量本职工作后，额外利用时间完成本项目的各项工作，需要付出更多的辛苦，因此根据工作量完成情况给予一定的课题工作专项补助。兼职咨询师应调整好心态，合理分配时间和精力，提高工作效能，处理好专兼职工作之间客观存在的矛盾，使管理教育相辅相成，在专家的引领下收获个人成长和专业成长，最终更好地致力于戒毒人员的戒治工作。

山西省女子女子戒毒所

二〇一六年四月十三日

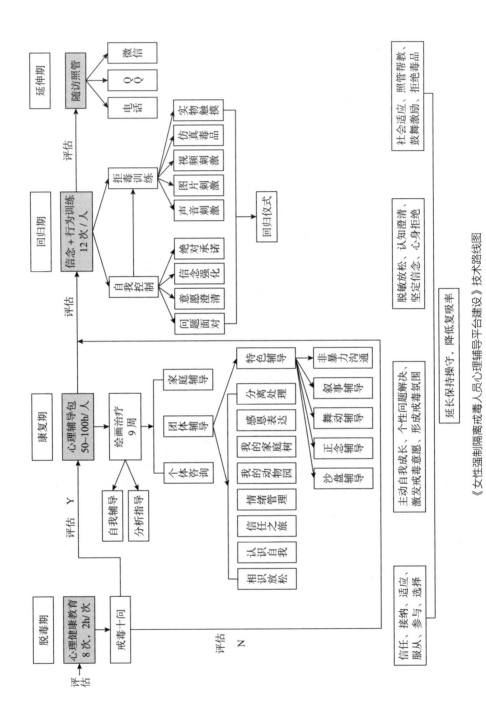

《女性强制隔离戒毒人员心理辅导平台建设》技术路线图

国家司法部优势教育戒治项

《女性戒毒人员心理辅导平台建设》
项目工作进度表及相关表格

一、项目准备

做好项目工作的各项前期准备事宜，充分调研完善方案，制定项目工作进度表，下发实施方案书，组织启动仪式，明确工作思路，激发各方面参与人员的主动性和积极性。

（一）样本选取

选定戒毒一大队三四月份新入所的 52 名强制隔离戒毒人员，已基本完成生理脱毒阶段进入心理康复阶段，为本次项目的工作对象。

（二）签订工作合约书及咨询知情同意书

强制隔离戒毒人员心理辅导工作合约书

本期工作理念：
运用积极心理学理念，帮助学员心灵成长，用温情温暖每一个学员的心；帮助学员学习自我探索，在分享成长经历、回顾成长中的伤害后可以重新注入生命力量；帮助学员学习心理健康知识并学会运用；帮助学员不断增强戒毒信念，积极戒治，寻找目标，点燃生活信心。

整体目标：
1.建立互相信任支持接纳的氛围；增进自我认识，增加自我接纳、自我尊重和自信；

2.纠正认知偏差，挖掘个体的人际关系网络和社会支持资源；

3.学会感恩，带着感恩的心去乐观、积极地生活；

4.培养归属感，互相探讨学会处理生活中的发展性问题，制定个人成长计划；

5.从内心有戒毒想法并痛下决心愿意成长，努力学习相关毒品知识和拒毒方法，回归社会后有能力和信心拒绝毒品，最终保持操守直至戒掉毒品。

步骤：

问卷测试（专职咨询师）、心理健康课（所讲师团心理老师）——团体咨询自愿申报（专职咨询师）——个体咨询、家庭治疗自愿申报，贯穿始终（专兼职咨询师）——特色心理治疗小组如沙盘治疗、音乐治疗、绘本治疗（专兼职咨询师）——自我控制、拒毒训练（专职咨询师、研究生）——回归前终结性咨询（专兼职咨询师）——回归照管（专兼职咨询师）。

出席：

对于课程，请务必每次都出席；绘本治疗也需要全员参加；团体更需要你提供意见和技术示范。而且每位成员都参与，团体才能有效地进行。如果你不能参加，请和指导者联系。个体咨询、家庭治疗特色治疗小组采取意愿方式，希望大家踊跃参与，多一些成长机会。

准时：

请务必准时，避免错过聚会中发生的重要实践，同时也让你和团体能因你的参与而获益。本期工作将于2016年5月12日开始至2018年12月31日，持续两年之久。

作业：

每位成员在下周教育日之前主动完成某些作业，你可以不同意指导者建议的作业。但是，一旦同意，请务必要完成。

保密：

任何一位成员在课堂或团体中所说的话都是绝对保密的，也就是说，在团体中呈现的任何资料都不能在外面讨论。每个人都有隐私权，你可以不透露任何你不想和别人分享的事。

参与：

每位成员都要努力开放自己，与其他成员真诚互动，积极参加课堂和团体中的各项活动并和其他人一起分享自己的体会。这绝对有利于你本人的成长。

工作时间：

每个星期在教育日聚会一次，时间初定为三、五大队每周一上午、下午，一、二大队每周二上午、下午，特殊情况或生产不忙时亦会另行开展；个体咨询和自我控制训练、拒毒训练等结合教育日及咨询师时间协议进行。

本人已经仔细阅读并充分了解了本合约的内容。同意参与并做到遵守以上规则和要求。

续表

一大队成员签名：

———————　　———————　　———————　　———————　　———————

二大队成员签名：

———————　　———————　　———————　　———————　　———————

三大队成员签名：

———————　　———————　　———————　　———————　　———————

五大队成员签名：

———————　　———————　　———————　　———————　　———————

指导者签名：　　　　　　　　　　　　　　　日期：2016-05-12

咨询知情同意书

_____学员，

你好！我是咨询师_____，为了更好地帮助你们戒除毒瘾，在山西医科大专家团的指导下，所里将开展司法部优势教育戒治项目工作。为切实贯彻"以人为本，助人自助"的原则，维护来访者和咨询师的利益，保证心理咨询的顺利进行，就心理咨询基本原则、来访者和咨询师的责任和义务做如下说明：

一、咨询说明

1. 咨询保密原则：保密是心理咨询的工作原则之一，也是职业道德的集中体现。来访者的个人信息及咨询的相关问题不会被随意谈论。咨询内容不会被透漏给中心以外的非专业人员，不会随便告诉队长或其他学员。

但下述几种情况除外：（1）来访者出现自我伤害或伤害他人的倾向，存在自杀、精神紧张、抑郁症等危险症状，存在安全隐患时。（2）来访者的问题涉及法律责任。（3）为了能更好地帮助来访者，咨询师提出个案讨论或申请督导，但仅限专业场合，同时须隐去来访者的个人化信息。

2. 为了方便后续的跟踪咨询服务，需要把来访者的真实姓名联系方式及紧急联系人等信息登记在案，这些个人资料只用于心理咨询中的管理，不会透漏给其他任何单位和个人。

3. 如果咨询中心或咨询师需要对会谈进行录音或录像时，需征得来访者同意。另外本着对工作负责的态度，我希望可以把我们的工作状况定期地记录下来。如果你不反对，我会使用录音设备。当然不外传。工作结束时，录音将全部删除。

4. 每次会谈时间一般为50分钟。会谈次数由来访者和咨询师协商，双方严格遵守。

5. 心理咨询不能代替药物治疗，请来访者严格按照医嘱进行药物使用。

6. 心理咨询机构及咨询师，只承担对自杀、精神分裂、抑郁症等危险症状对大队长的告知义务，不承担其他责任。对由于来访者及家人隐瞒诊断和症状造成的后果，不承担责任。

二、来访者的权利和义务

1. 积极的态度对待咨询，坦诚地向咨询师表露自己，不掩饰或伪装。

2. 自愿。来访者有权决定中止或结束咨询，可以自主选择咨询师，与咨询师协商修正咨询的方向及方法。

3. 自主。努力实现自我成长，为咨询负责，不期待咨询师帮你做决定。

4. 交流过程中，不说过激的话语，尊重咨询师。

5. 坚持按设置接受咨询。咨询是需要有一个过程的，不要希望一次咨询就"根治"。

6. 遵守约定的咨询时间，尽量保证咨询。

7. 来访者有义务提供专业医疗机构作出的精神疾病相关诊断，不能隐瞒精神类相关病史。

8. 有义务按照咨询师要求到专门医疗机构进行重症精神疾病鉴别诊断后，在精神科医生指导下通过心理咨询进行辅助治疗。

9. 来访者有权利在任何时候终止咨询；但是，来访者如要改变时间的设置，请尽早直接与咨询师协商。

三、咨询师的权利和义务

1. 真诚。热情诚恳地接待每一位求助者，耐心倾听，建立互相信任的咨访关系。

2. 保密。对来访者的咨询访谈内容严格保密，对有关资料妥善保管，不在咨询室以外的地方随便谈论来访者的事情。

3. 尊重。尊重来访者的思想和意愿，接受来访者的情绪情感。

4. 当咨询师个人有限制时，坦诚地告诉来访者并及时转介。

5. 避免双重关系。咨询师不得接受来访者的礼物，且不在咨询之外与来访者进行咨询性质的面谈。

四、费用设置说明

此次咨询干预是所内心理戒毒课题研究的工作环节，咨询是免费的。

五、双方承诺

我已经读完本《咨询知情同意书》，愿意与咨询师／来访者建立咨询关系，在咨询过程中履行相应的权利和义务。

干预者：

咨询师：

日　期：

（三）访谈及评估问卷

1.结构性访谈：按照访谈提纲进行结构化访谈，旨在收集了解干预者基本信息，取得初步信任关系。

强制隔离戒毒人员心理辅导访谈提纲

访谈时间：　　　地点：　　　咨询师：　　　访谈学员：

入所时间：　　　大队　　　年　龄：　　　文化程度：

婚姻状况：　　　职业：　　　籍　贯：　　　首次吸毒：

吸毒年限：　　　种类：　　　类　型：首戒　2戒　3戒　其他

访谈前指导语：学员，你好！我是咨询师志愿者××，为了更好地推进场所心理戒毒工作的开展，在山西医科大科专家团的指导下，我所专兼职咨询师正在对2016年三四月份入所的52名戒毒人员的基本状况进行一次全面的调查了解。接下来的访谈，遵循理解、尊重、接纳，尤其是保密的原则，希望能得到你的支持和配合（各位咨询师可以根据具体的情境、访谈对象陌生与否等情况，找到切入点，完成自我介绍、访谈说明、原则介绍，很自然地进入会谈）。

1. 目前的适应状况

对当前现状的接纳程度？　　　如何看待这次戒毒？

有哪些感到不适应的地方？　　　有哪些感到温暖、满意之处？

2. 吸毒史调查

第一次吸毒是什么时候？　　　有几年了？

当时发生了什么事让自己吸毒呢？

第一次吸毒之前，知道毒品的危害吗？

成瘾后有没有期望摆脱毒品？

做过怎样的努力？

什么时间又复吸了？　　　复吸几次？　　　保持了多久？

复吸前发生了什么吗？

3. 家庭情况描述

（1）家庭背景：很想了解一下你的家庭情况（父母职业、兄弟姊妹几人、在家中的排行、家庭经济状况、从小和父母的关系、对父母教养方式的看待、婚姻情感、有无孩子、谁来照管孩子、有否家庭成员吸毒等情况）？

（2）家庭支持系统：来女所这段时间谁来看望你或通了电话？

谁给你上账？　　　家人的态度怎样？

4. 性格了解

你对自己的性格怎么评价呢？用几个关键词就可以。

5. 戒治情况及戒毒态度

来女所这一段时间有哪些收获呢？

续表

谈一谈你目前你对戒毒的态度和想法，好吗？

如果1—10，给自己的戒毒意愿打分的话，你会打几分？

过程指导语：访谈结束后，我们还需要完成几份量表，你可以署名，不写名字也没关系。我简单给你介绍一下，第一份是药物成瘾者生命质量量表，了解你近期的一些生理、心理和社会层面的状况；第二份是自我接纳问卷，了解我们每个人对自我的评价接纳程度；第三份是多伦多述情障碍量表，了解一下我们自身在情感情绪、感受方面的表达状况；最后一份是特质应对方式问卷，主要是了解当我们遇到负性生活事件时的应对方式。看清条目后，根据自己的情形做出选择，完成后检查一下，看是否有遗漏的地方。好，现在可以答题了。

邀请：接下来我们将开启心理健康、团体心理辅导，还有个体咨询、绘画治疗、沙盘治疗、家庭治疗等特色心理辅导包，希望你获得成长，戒断毒瘾，早日回归家庭！

结束指导语：非常感谢你的信任！希望你能乐观地度过这段特殊的校园生活。

2.心理问卷评估：在统一指导语提示下，药物成瘾者生命质量测定量表、组织项目成员完成自我接纳量表、多伦多述情障碍量表、特质应对方式问卷。对有理解困难的学员可安排咨询师帮其解释问卷内容，协助作答。

3.应用问卷及量表：药物成瘾者生命质量测定量表；自我接纳自我问卷；多伦多述情障碍量表（TAS-20）；特质应对方式问卷。

二、项目实施

山西省女性强制隔离戒毒人员心理辅导平台具体内容如下：结合场所管理模式中的脱毒期、康复期、回归期、延伸期分别设定了心理健康教育、心理辅导、信念和行为训练、随访照管四个平台，借助四个平台分别对各期戒毒人员开展针对性心理矫治工作，如图1。在本研究中，戒毒人员入所后，经过心理评估，依次参与到脱毒期、康复期、回归期、延伸期四个平台的心理辅导中，其中脱毒期、回归期、延伸期三个平台必须参加，康复期的心理辅导包则依据戒毒人员个人意愿参与其中一项或若干项。旨在帮助学员建立积极的应对方式，提高其自我意识水平与心理控制能力，最终提高戒断率，降低复吸率。

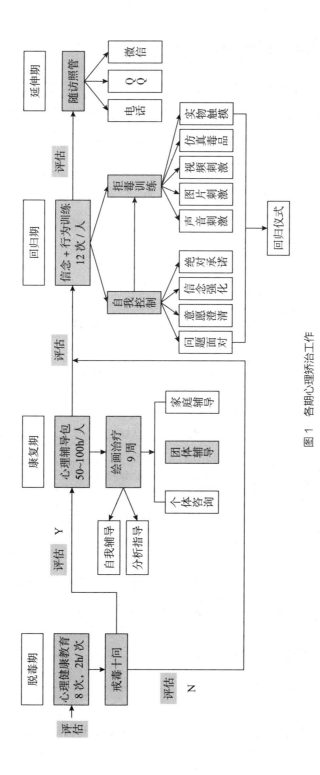

图1　各期心理矫治工作

（一）脱毒期心理健康教育平台

吸毒者存在着众多的心理问题，表现在不良认知、负性情绪、异常行为等多个方面。因此，通过互动式、启发式的心理健康教育课堂，帮助戒毒人员及早认清自己的心理状态、发现自己的心理行为问题，及早进行矫治。

我所依据部局下发的《放飞心灵》课本，结合戒毒康复教材及自身多年戒毒工作实际，由专兼职咨询师自行设计教案及课件，根据课堂一览表进行授课，共计六讲，旨在促进戒毒人员的心理成长。

强制隔离戒毒人员心理辅导平台心理健康教育课程表

工作时间	工作内容	具体安排		
		时间	主讲人	主讲内容
5—7月 每周教育日 9：0—11：00	心理健康课 （6次）	5月30日周一 5月31日周二	王凤兰 陈思思	开课前团体动员《抬起头向前走》
		6月7日周二 6月9日周四	王凤兰 董天鹏	第一讲：成长从"心"开始
		6月13日周一 6月14日周二	阴胜玲 王敏	第二讲：正确认识自己
		6月20日周一 6月21日周二	王芳 刘忠梅	第三讲：培养积极的情绪
		6月27日周一 6月28日周二	段慧娟 杨竞	第四讲：建立和谐的人际关系
		7月4日周一 7月5日周二	王凤兰 陈思思	第五讲：学会正确归因与自我调节

（二）康复期心理辅导平台

1. 团体心理辅导

团体心理辅导是在团体情境下进行的一种心理辅导形式。一般而言，团体心理辅导由 1—2 名指导者主持，根据团体成员问题的相似性组成团体，通过共同商讨、彼此启发、支持鼓励等团体内人际交互作用，促使成员观察、分析和了解自己与他人的心理及行为反应，从而深化自我认识、改善人际关系、解决共有心理困扰、增强社会适应能力，促进人格成长。

我所的团体心理辅导是由专职咨询师开展以心灵成长为主的"V"字型设计，八次系列辅导组成。

强制隔离戒毒人员心理辅导平台团体辅导招募书

一、团体名称:《心体验·心成长·心戒治》八次系列团体

二、团体性质:封闭式、结构性团体

三、成员对象:2016 年《戒毒人员心理辅导平台建设》首批人员

四、人　　数:50 人

五、团体时间:2016 年 7 月 11 日—2016 年 8 月 30 日每周一次

六、团体指导者:王凤兰、韩倩、陈思思、山大研究生

七、团体地点:团体活动室

八、团体内容:准备:1.团体协议书;2.团体成员报告书

第一节:相识放松——破冰、组建团队、达成规则，学会放松技巧

第二节:信任之旅——体验信任、助人、感恩、爱与被爱的能力

第三节:"我是谁"——心灵图卡中的自我探索、优缺点纸笔训练

第四节:"我的动物园"——自我探索，分享成长经历

第五节:"我的家庭树"——家庭关系、人际关系，梳理探讨

第六节:我的人生五样——价值观澄清、学会珍惜、感恩及表达

第七节:非暴力沟通——觉察、感受、诉求、表达

第八节:百宝箱、优点轰炸——激励、自信表达及分离处理

九、团体目标:

1.情感线——"情"贯穿始终，用温情温暖每一个学员的心

2.成长线——自我探索，分享成长经历，回顾成长中的伤害，重新注入生命力量

3.信心线——帮助寻找目标，点燃生活信心

十、报名方式:2016 课题组人员中自愿参加此团体的人员请在各大队心理互助组组长处报名。

心理矫治中心

二〇一六年七月六日

强制隔离戒毒人员心理辅导平台团体辅导合约书

理念：

运用积极心理学理念，帮助学员心灵成长，用温情温暖每一个学员的心；帮助学员学习自我探索，在分享成长经历、回顾成长中的伤害后可以重新注入生命力量；帮助学员寻找目标，点燃生活信心。

本团体的整体目标是：

1. 建立互相信任支持接纳的团体氛围。

2. 增进自我认识，增加自我接纳、自我尊重和自信。

3. 纠正认知偏差，挖掘个体的人际关系网络和社会支持资源。

4. 学会感恩，带着感恩的心去乐观、积极地生活。

5. 培养归属感，互相探讨学会处理生活中的发展性问题，制定个人成长计划。

出席：

请务必每次都出席，团体需要你提供意见和技术示范。而且每位成员都参与，团体才能有效地进行。如果你不能参加，请和指导者联系。

准时：

请务必准时，避免错过聚会中发生的重要实践，同时也让团体能因你的参与而获益。本团体将于＿＿＿年＿＿月＿＿日开始，持续8次。

作业：

每位成员在下次团体前，均需在团体以外的时间完成某些作业，你可以不同意指导者建议的作业。但是，一旦同意，请务必要完成。

保密：

任何一位成员在团体中所说的话都是绝对保密的，也就是说，在团体中呈现的任何资料都不能在外面讨论。每个人都有隐私权，你可以不透露任何你不想和别人分享的事。

参与：

每位成员都要都将努力开放自己，与其他成员真诚互动，积极参加团体中的各项活动并和其他人一起分享活动的体会。这绝对有利于你本人的成长。

团体时间：

每个星期聚会一次，时间初定为每周四上午，特殊情况另行开展。

本人已经仔细阅读并充分了解了本合约的内容。同意参与并做到遵守以上规则和要求。

第一组成员签名：

指导者签名：

日期：

强制隔离戒毒人员心理辅导平台团体辅导方案书

第一次：相识放松

一、团体启动前的暖场热身。指导语准确、干脆、迅速

（一）刮大风

（二）微笑握手

（三）相识接龙

（四）兔子舞——随着音乐节奏大家跳兔子舞，让现场氛围达到高潮。

二、过渡团体活动

（一）个性名片

（二）滚雪球

（三）抛物唤名

三、主题团体内容

（一）分小组进行团体契约或规则的讨论与制定，并由组长表述解释。

（二）按小组完成组员心声纸笔填写后分享

（三）分小组做画起个名称，展示作品，喊出口号及做出标志性动作

四、结束阶段

由老师带领大组围圈分享总结。拍手大声喊出团体口号"我参与·我体验·我快乐·我成长"后结束各大队分别带回。

第二次：信任之旅

了解上一次团体活动——相识放松之后的感受。

一、暖身活动

（一）抛物唤名——确认全部认得小组成员

（二）松树大树或其他能让学员动起来的游戏

二、主题活动——盲行

三、体验

四、分享

五、同唱《爱》，结束此次活动

第三次：自我认识——自我探索，分享成长经历

一、暖身活动

（一）抛物唤名

（二）柔软体操

（三）海底捞月

（四）同舟共济

（五）生肖排队

二、冥想

三、主题活动——我的动物园

　　四、组织分享

　　五、同唱《隐形的翅膀》，结束此次活动

第四次：家庭树——家庭关系、人际关系，梳理探讨

　　一、暖身活动

　　二、过渡活动，分享：1.向对方介绍参加团体以来的三点收获；2.向对方介绍你的三个优点；3.介绍你喜欢的一位家人；4.介绍你感谢的一位家人；5.介绍你敬重的一位家人；6.介绍你挂念的一位家人。

　　二、主题活动——我的家庭树

　　三、由老师带领分享总结

　　四、同唱《相亲相爱一家人》，结束此次活动

第五次：人际关系中的我——我的优缺点，正向评价自己

　　一、老师带领学员回忆前几次活动内容及感受表达

　　二、暖身活动

　　三、主题活动——自我探索

　　四、分享

第六次：情绪管理——正向选择看问题

　　一、热身活动

　　二、过渡活动

　　三、说明此次情绪团体的目标：1.通过情绪词汇的学习、情绪 ABC 理论讲解及情绪事件分享，学会识别生活中自己的各种情绪，并且学会如何管理和调整情绪；2.增进成员彼此的深入了解，引导成员展开关于情绪对我们身心影响的思考。

　　四、主题活动

　　五、歌曲《从头再来》

第七次：感恩表达——生命中的重要他人，感恩表达训练

　　一、团体回顾

　　二、热身活动

　　三、主题活动

　　四、分享

　　五、共同聆听和练习手语歌曲《感恩的心》

　　六、作业：写一封感恩的信，通过会见或书信传达给亲人

第八次：自信及团队协作训练——优点轰炸、搭塔或才艺展示，旨在激励、自信表达、团体协作，之后离别情绪处理。

　　一、回忆前七次团体内容

　　二、暖场热身

　　三、主题活动

　　四、分享。表达八次团体活动的收获、成长。唱歌、拥抱、感谢、分离处理

2.特色团体

特色团体是为各大队开展心理辅导工作设计的，各大队根据自身的各项工作实际安排开展即可。

正念团体辅导方案书

每周一次，每次 2 小时，共 8 次。课后布置学员抽出固定时间进行练习。

第 1 周：自动引导

讲解自动引导模式，介绍正念起源、含义，正念练习的作用、方法；观看正念创始人卡巴金博士的纪录片《正念：疗愈的力量》。

练习：正念呼吸——腹式呼吸；正念进食——葡萄干练习。

第 2 周：处理阻碍

处理练习中出现的阻碍，讲解正念练习的态度；识别自动巡航模式。

练习：躯体扫描；静坐呼吸。

第 3 周：内观呼吸

讲解思维的特点，觉察愉快与不愉快的情绪，并学会恰当地应对不良情绪。

练习：三分钟呼吸空间；正念聆听。

第 4 周：活在当下

讲解依恋与厌恶，并学会处理在练习中的分心情况。

练习：观呼吸、观声音、观想法；正念行走。

第 5 周：允许 / 顺其自然

讲解存在模式，直面问题 / 痛苦，而非逃避。

练习：静坐冥想；三分钟呼吸空间；正念数息。

第 6 周：想法不是事实

探索"内心的磁带"，识别"负向想法"，打破自动模式。

练习：躯体扫描；三分钟呼吸空间；正念瑜伽。

第 7 周：更好地照顾自己

探讨行动和心境之间的关系，情绪低落的行动计划。

练习：正念呼吸；STOP 情绪处理法；慈心禅。

第 8 周：运用所学应付未来的心境

体会简单平静的力量，给自己一个坚持的理由。回顾、总结、结束。

练习：静坐呼吸；慈心禅。

非暴力沟通团体辅导方案书

目的：让爱融入生活

作用：

1. 疗愈内心的伤痛；

2. 超越个人心智和情感的局限性；

3. 突破那些引发愤怒、沮丧、焦虑等负面情绪的思维方式；

4. 用不带伤害的方式化解人际间的冲突；

5. 学会建立和谐的生命体验。

形式：每周一次，每次 2 小时，共 8 次团训

第一次目标：非暴力沟通的理念及意义

团队建设，非暴力沟通理念的讲解和现场体验。

第二次目标：非暴力沟通的第一个要素——观察

学习区分观察和评论的重要性，将观察和评论混为一谈，别人就会倾向于听到批评。

讲解 + 练习

第三次目标：非暴力沟通的第二个要素——感受

学习体会感受，释放被压抑的心灵，更清楚的表达感受，从而使沟通更为顺畅。

学习表达感受，示弱有助于解决冲突。

讲解 + 练习

第四次目标：非暴力沟通的第三个要素——需要

学习表达自己的需要。如果我们通过批评和提出主张，人们的反应常常是申辩或反击，反之，如果我们学会表达需要，其他人就较有可能作出积极的回应。

学习寻找生命中最核心的需要，让这些需要促进生命健康的成长。

讲解 + 练习

第五次目标：非暴力沟通的第四个要素——请求

非暴力沟通的目的不是为了改变他人来迎合我们。相反，非暴力沟通重视每个人的需要，它的目的是帮助我们在诚实和倾听的基础上与人联系。

讲解 + 练习

第六次目标：疗愈内心

学习诚实的表达自己，倾听内在的声音。

语言治疗：练习 + 体验

第七次目标：学习爱

学习理解和体会他人的感受和需要。

倾听疗愈：练习 + 体验

第八次目标：学习非暴力沟通的表达感激

当别人对我们表达感激时，我们一起庆祝生命中的美。

学习表达感激 + 结束分享。

OH 牌团体辅导方案书

OH 卡牌特色团辅导共进行 8 次，6 名戒毒者参与，有专业心理咨询师带领，每周一次，每次约 2 小时，具体内容如下：

第一次 OH 卡牌特色团辅导主题是初见，主要内容有：（1）通过自我介绍，互相认识；（2）运用 OH 卡牌，每人选择若干张牌，分别代表自己的过去、未来；（3）在纸上分别写下对过去的自己、对未来的自己想说的话；（4）互相分享。通过本次课程，戒毒者间初步建立信任关系，能够达成一致的团体规范，为接下来的团辅奠定良好基础。

第二次 OH 卡牌特色团辅导主题是内在意象探索，主要内容有：（1）回顾上一周的内容，分享自身的变化；（2）每人抽一张图卡，解读自己看到了什么，想到了什么，有什么感受；（3）每人抽一张字卡，将图卡与图卡相关联，想到了什么，有什么感受，并以"我"开头，结合所抽到的字，进行自由联想；（4）重复两次，内容同上。通过本次课程，戒毒者们学会 OH 卡牌的使用方法，能过相互分享，自我联想内容越来越丰富。

第三次 OH 卡牌特色团辅导主题是我的自画像，主要内容有：（1）先抽一张 OH 卡牌—图卡，自由联想，与自己有何关联；（2）再抽一张 OH 卡牌—图卡，自由联想，思考"我"是一个什么样的人；（3）每个人画自己的自画像，可以将抽选到的 OH 卡牌作为道具，应用到自己的自画像中；（4）在自画像的背面，画心中的重要的人、物、信仰等；（5）组内分享。通过本次团体辅导，戒毒者能够运用 OH 卡牌反映当下自己的情绪和内心世界，组内分享能达到共情，反映戒毒者内心的期待和希望。

第四次 OH 卡牌特色团辅导主题是我的生命线，主要内容是：（1）回顾上一次团体内容，分享本周有何变化，给予正向反馈；（2）绘出自己的生命线；（3）分享自己的过去、现在和未来的期待。通过本次团体辅导，戒毒者们自发分享故事，其他人能够做到共情、倾听，意识到毒品对自己人生的影响都是负面的，改变了对毒品的态度，激发对新生活的渴望和戒毒意愿。

第五次 OH 卡牌特色团辅导主题是自我觉察与问题解决，主要内容是：（1）通过 5 分钟正念冥想进行自我察觉，感受自己的情绪、认知、感知觉；（2）聚焦问题，每人分享一个自己近期面临的问题；（3）带着问题，抽选 OH 卡牌中的图卡，根据卡片内容，分享看到了什么、感受如何，与自己的问题相关联有何启发；（4）根据探索程度，可重复抽选多张卡片，直到问题解决。通过本次团体，戒毒者第一次尝试用 OH 卡牌的方式解决问题，在心理咨询师的带领下能够运用 OH 卡牌进行探索，个别戒毒者收获很大，对自己有了新的认识。

第六次 OH 卡牌特色团辅导主题是第五次主题的延伸，更进一步地探索、解决问题，戒毒者更具主动性，解决问题更加独立。

第七次 OH 卡牌特色团辅导主题是我的百宝箱，主要内容有：（1）在心灵涂卡中选择若干张卡，代表自己的宝贝；（2）分享自己所选的内容；（3）随机选择一张 OH 卡牌或图卡，分享自己当下的感受，珍惜自己拥有的美好的事情。通过本次团体辅导，戒毒者发现自己生活中的美，以积极阳光的心态面对当下的戒治生活。

续表

第八次 OH 卡牌特色团辅主题的主要内容是：（1）优点轰炸，每位戒毒者选择两张心灵图卡，代表对方的两个优点，真诚地赞美对方；（2）分享 8 次心灵图卡团体的收获和改变；（3）面对即将结束团体辅导的生活，抽选一张 OH 卡牌，互赠离别感言，为自己加油。通过本次团体辅导，处理戒毒者结束团辅的离别情绪，总结自己的收获，自信面对未来。

强制隔离戒毒人员心理辅导平台团体心理辅导感悟

姓名：　　　　大队：　　　　日期：

亲爱的学员：

很高兴你克服了自身很多困难，和老师一同完成了八次团体心理辅导（或特色团体）。团体已经结束，请回顾一下你参与了什么？团体过程中哪些场景、哪些人和事对自己有所触动和影响？你有哪些心得、想法和感受？参加完团体后你对自己有什么新的发现？这种发现对你以后的人生会有什么影响？请把你的收获、成长，所感悟到的用文字总结记录下来，贵在真实，有感而发，届时我们心理矫治中心还将汇集成册，感谢你对团队的贡献。

题目自拟（字数至少 600 字以上）： _____

_____

_____

_____

_____

_____

_____

咨询师评阅：

_____

_____

_____

_____

3. 个体心理咨询

个体心理咨询是指心理咨询师运用心理学的原理和方法，帮助来访者发现自身的问题和根源，从而挖掘来访者潜在的能力，改变原有的认知结构和行为模式，恢复心理平衡，提高对环境的适应能力，增进身心健康。

心理矫治中心根据项目组成员的意愿确定咨询师后，咨询师运用自己的心理学知识和擅长的理论流派、咨询技术进行一对一的至少六次以上的个体咨询，每次时长 50 分钟—60 分钟，帮助学员解决现实困惑及深度的心理问题，获得人格层面成长。咨询结束后，咨询师认真填写咨询记录，年终完成咨询个案。附《个体咨询记录表》《心理戒毒课题组个案报告的思路建议》。

通　知

各位咨询师：

第一次正式做个体咨询时，按照如下结构进行，15 分钟咨询结构化（内容如下段），签知情同意书：告知参与什么活动、告知有权利退出、告知尊重咨询师、告知真诚配合。

第一次个体咨询，三个结构：①对项目做介绍，我了解你，你也愿意参加，介绍意义和目的，心理上长远断绝毒品，成为戒毒典范。②围绕项目做讨论，来访者怎么看这个项目，我们能做什么？在咨询师的职责范围内帮助，不让来访者提出职责范围外的要求，避免尴尬。③直奔主题，你的戒毒态度？信念？（前面两个过程进行顺利，开始第三个，不满意可以延长，我们有想法，愿意主动帮你，你愿不愿意戒？但整个咨询时长不能超过一小时。）

每名来访者做完第一次个体咨询后，咨询师做详细记录，将咨询的情况、自己的感受，以及和来访者的匹配情况等反馈给心理矫治中心。

强制隔离戒毒人员心理辅导平台个体咨询记录表

姓名：　　　大队：　　　咨询师：　　　咨询次数：　　　日期

内容（包括 5 分钟咨询对话逐字记录）	咨询师手记（感受、想法及小结）	专家督导反馈

强制隔离戒毒人员心理辅导平台家庭治疗记录表

姓名：　　　　　大队：　　　　　咨询师：　　　　　咨询次数：

基本资料	咨询师手记（感受、想法及小结）	专家督导反馈
简短病史（基本案情及家谱图）		
基本假设		
症状功能		
咨询经过		
家庭作业		

到场家庭成员：　　　　　　　　　　　　　咨询日期：

强制隔离戒毒人员心理辅导平台个案报告的思路建议

一、个案基本情况

二、信息资料收集——关系建立、动机激发、呈现问题

1. 性别、年龄、文化程度、职业、出生地、婚姻等。

2. 当前的现实困惑了解。

3. 个人成长史及重大生活负性事件。

4. 家庭背景：价值观规条、被强化的行为模式、家庭对学员的态度及支持程度。

5. 问题行为如吸毒发展史：吸毒原因、成瘾程度、感受、戒毒信念等。

6. 咨询师第一印象（行为观察、客观描述、主观感觉）。

7. 咨询师自己的假设和判断。

三、评估与诊断

从人格特点、认知特点、行为特点入手并结合心理测量结果加以评估分析，可诊断为自卑、偏激、依赖、幼稚现象、消极认知、负性认知明显等。

四、治疗目标

近期如提升自信、增强独立、注意沟通、改善人际关系、情绪自控与调适等，远期如提高拒毒能力、增强戒毒信念等。

五、选择适当的方法和技术

人本、精分、认知行为、家庭治疗、沙盘、催眠、意向对话等。

六、咨询过程

第一步、第二步、第三步等，精彩对话可进行分析。

七、咨询效果评价

八、咨询后的感想

（三）回归期信念及行为训练平台

1. 自我控制训练

自我控制是自我意识的重要组成部分，心理学词典对自我控制能力的界定是自我控制能力亦称自制力，指不受外界诱惑因素的影响，能够控制自己的情感冲动和行为的能力，是一种意志力强的表现。

自我控制训练的具体内容包括：初识、情绪管理、问题面对、意愿澄清、信念强化、提高行为执行力、祝福—分别，每周一次，每次 2—2.5 小时。

第一单元为初识，介绍自我控制训练的目标与内容，澄清对自我控制训练的期待，共同制定团体训练规范，为以后的训练奠定良好基础；第二单元为问题面对，矫正对毒品、心瘾的不当认知，提高行为自控性；第三单元为情绪管理，提高对情绪的觉察性、自控性；第四单元为意愿澄清，分析个体戒毒动机、明确戒毒目标，激发戒毒意愿；第五单元为信念强化，识别戒毒—吸毒之间的矛盾，总结实用的自我控制策略，并分组练习；第六单元为提高行为执行力，通过复吸高危情景模拟，运用之前训练所学内容进行训练，强化戒毒信念，增强戒毒信心，提高自我控制能力；第七次为祝福—分别，总结自我控制训练收获与感受，巩固自我控制能力，告别团体，面向未来。

强制隔离戒毒人员心理辅导平台自我控制训练方案书

阶段	单元	主题	目标	活动内容
创始期	1	初识	（1）介绍团体目标与内容。 （2）成员间建立信任关系。 （3）澄清对团体的期望。 （4）共同制定团体规范。	（1）开始：向团体成员介绍团体的主题、目标、活动方式，以温柔体操、海底捞月、人椅活动进行暖场。 （2）主体：让成员用最特别的方式介绍自己，包括自己的优势劣势，编辑自己给他人的第一印象，并制定团体契约。 （3）结束：讨论，成员分享，主持人总结。
过渡期	2	问题面对	（1）了解毒品的成瘾机制，确定心理戒毒不是不可能，矫正对毒品的不当认知。 （2）认识自我控制力，提高自我控制力是戒毒的关键。	（1）开始：通过高台演讲、松鼠大树游戏暖场。 （2）主体：讨论吸食毒品前后自身的变化、得失，是什么原因导致自己不能成功戒毒？是毒品本身不能戒还是自身原因？通过讨论，矫正对毒品的不当认知，并将讨论重点引向自我控制能力，戒毒者评估自己自我控制力高低，并探讨自我控制的影响因素。 （3）结束：总结毒品的不当认知、自我控制影响因素，发现问题、面对问题，接下来几次团体我们将一起解决问题，将制作好的NLP基本信念卡发下，为后续团体奠定基础。

续表

阶段	单元	主题	目标	活动内容
工作期	3	情绪管理	（1）提高对情绪的觉察性、自控性。 （2）学会积极应对。	（1）开始：通过情绪蹲游戏暖场，接着通过提问情绪相关词汇导入本次主题。 （2）主体：戒毒者想出与情绪有关的词，主持人邀请戒毒者表演相应情绪，引导戒毒者感受情绪所引起的生理变化，思考该情绪产生的原因，接着通过画火山，体验自己如何表达极度情绪、提高对情绪的觉察性。最后将主题引向面对毒品时的情绪，如何表现，描述感受，如何应对？小组内讨论情绪管理方法，并总结发言。根据小组总结发言情况，选一个案演示 A–B–C 理论模型。 （3）结束：15 分钟正念冥想训练，分享本次活动感受。
	4	意愿澄清	（1）区分我想戒毒、我要戒毒、我能戒毒、我定能戒毒的差别，确定自己的戒毒目标。 （2）深刻体会毒品给自己带来的得失，坚定自己的戒毒目标。	（1）开始：通过刮大风、同舟共济建立安全、信任的团体氛围，为接下来的主题活动奠定良好基础。 （2）主体：画出自己的"我与毒品"生命线，分组讨论自己是如何接触毒品，并一步步走向毒品的深渊，以及在吸毒后自己的得失权衡，引发戒毒者思考"我想戒毒、我要戒毒"的差别，从而确定自己的戒毒目标。 （3）结束：放松练习。
	5	信念强化	（1）矛盾识别。 （2）矛盾解决。 （3）增强对内部刺激的意识力，降低冲动加工的强度。	（1）开始：通过成长三部曲启发戒毒者思考，体会越挫越勇。 （2）主体：依次展示毒品照片、吸毒视频、毒品实物模型，分别询问戒毒者的生理感受、情绪波动、心理活动，体会在这一过程中自我控制是如何发挥作用的，分组讨论、总结自我控制策略。 （3）结束：主持人总结戒毒者发言，并介绍自我控制的两阶段模型，每位戒毒者根据自身情况制作个性自我控制策略卡，每日练习。

续表

阶段	单元	主题	目标	活动内容
	6	提高行为执行力，做承诺	（1）建立清晰的、可用的戒毒目标，制定达到这一目标的行为标准。（2）通过角色扮演让戒毒者运用之前所学内容（情绪管理方法、自我控制策略）提高自我控制的执行力，达到各自戒毒目标。（3）通过对各自戒毒目标做出承诺，强化戒毒信念。	（1）开始：通过"心有千千结"活动进行暖场，启发戒毒者体会解决问题的步骤：目标——计划——行动。（2）主体：通过角色扮演展开本次主题，由一名戒毒者作为主角，选出目标、信念、毒品、毒友的角色扮演者，主持人作为导演，其他戒毒者作为观察者，全程只能用肢体动作、表情等非言语交流，戒毒者表演自己是如何坚定信念、成功拒绝毒品、达到目标的，每位戒毒者分享感受，可换主角再进行一轮。最后总结戒毒目标（最长操守时间）、制定达到这一标准的行为标准。（3）结束：围绕"提高自我控制力，百分百拒绝毒品"这一主题作画，并设计个性化标语、动作，每个人大声表达对自己的承诺。
结束期	7	祝福—分别	（1）总结团辅经验、感悟、收获和不足之处。（2）巩固戒毒信念，告别团体，面向未来。（3）完成问卷及时后测。	（1）开始：回顾团体活动，感受自己成长的喜悦。（2）主体：回顾自我控制心理策略与行为策略，对团体进行评价。（3）结束：搭塔、拥抱、告别，完成问卷及时后测。

2. 脱敏放松拒毒训练

拒毒训练是通过呈现诱发戒毒者复吸的与毒品相关的声音刺激、图片刺激、吸食情景刺激和毒品实物等（如锡纸、吸管、冰壶、烟、针管、白色粉末状海洛因及冰毒模拟物等），使其系统地暴露于这些和吸毒有关的强度递增的环境线索刺激中，诱发其对毒品的渴求感，再利用自我体验、放松技术（深呼吸法、渐进式放松、想象性放松）、厌恶疗法（可怕图片）来帮助戒毒者慢慢消除渴求感，降低对毒品相关环境线索的敏感性，以达到降低复吸可能性的目的。此外通过佩戴在学员身上的生物反馈仪采集其当时的生理信息，以此来断定该学员戒断毒瘾的程度。

拒毒训练的程序——五阶段戒毒法

大量研究证实药物依赖者因长期使用成瘾药物会产生对相关环境线索的高度敏感性，戒断后药物相关环境线索仍可激发药物依赖者特定的情绪动机状态，出现心理渴求等一系列心理生理反应和随后的强制性用药行为。构成药物相关环境线索的相关刺激包括吸毒图像、音频和视频，吸毒用器具及吸毒相似场景等，形式上有想象暴露方式（如想象吸毒的场景）和真实暴露方式（如药物依赖者直接操作吸毒用具）。

根据戒毒者必须面对的吸毒相关的环境线索和内心渴求程度，将吸毒诱发刺激分为 5 个阶段。

第一阶段：呈现与毒品相关的声音刺激。

第二阶段：呈现与毒品相关的图片刺激。

第三阶段：呈现与毒品相关的吸食情景刺激。

第四阶段：呈现与毒品相关的实物或吸食工具刺激。

第五阶段：呈现相关的吸食毒品视频，期间呈现毒品实物。

强制隔离戒毒人员心理辅导平台拒毒训练记录表

姓名：　　　大队：　　　　咨询师：　　　　咨询次数：　　　　日期：

训练程序及相关咨询内容	咨询师手记（感受、想法及小结）	专家督导反馈

4. 延伸期随访照管平台

参加司法部优势教育戒治项目的戒毒人员重返社会后，对其进行 1—1.5 年的流行病学随访研究，强化心理干预的效果，观察其是否发生复吸，拟建立随访评估指标体系。

照管知情同意书

甲方：心理矫治中心

乙方：

亲爱的学员，你好！祝贺你顺利渡过两年的所内戒期，身心得以康复，并在自我认识、情绪管理、感恩、好习惯养成、职业技能、对毒品的危害等很多方面有所成长。现在，你即将出所，为了更好地帮助你建立戒毒信心，回归社会后能健康生活，在前期心理辅导工作的基础上，我们将一直陪伴在你的身边，为你提供定期电话访问、面谈回访及相应的互动服务项目，请你认真阅读下列内容，如无异议，请签字同意与我们保持必要的联系，谢谢！

1. 开通心理咨询电话。在重新开始新的社会生活过程中你可能会遇到各种各样问题，我们希望此时的你保持冷静和理智，学会正确求助，寻找合理应对方式；也可以拨通我们的热线电话（0351-2785855）。

2. 建立心理交流信箱。在戒毒康复的道路上，你可能会有不同的心路历程。通过心理交流信箱，你可以把点点滴滴的感悟与我们分享（nsgangwan@163.com 或记下对应咨询师信箱）。

3. 定期电话或面谈回访。我们会定期打电话了解你回归后的表现或组织出所人员回访面谈，了解近况及遇到的问题，继续做好心理辅导，巩固教育效果，帮助你克服心理渴求，应对复吸危机。

4. 组织保持戒毒操守人员回所帮教。邀请出所后保持一年以上不复吸的学员回所进行帮教活动。旨在搭建一个交流成功戒毒经验的平台，形成相互勉励、相互支持的良好氛围。

5. 建立良好的支持系统。出所后建议你遇到困惑主动联系咨询师或帮教队长获得心理支持；主动与家庭成员沟通，用自己的表现逐渐赢得家人的接纳和信任；主动配合公安机关尿检，以此来监督和激励自己；主动接受社区康复，有需要时敢于积极寻求社区给予培训、就业、低保等事宜的协调与帮助。

甲方地址：山西太原恒山路新店街28号女子戒毒所心理矫治中心（030003）

联系方式：0351-2785×××　　QQ：2085876259

盖　　章：

乙方地址：

联系方式：

签　　名：

二〇一六年　　月　　日

祝贺你重获自由，回归家庭；提醒你远离毒友、远离吸毒环境；希望你坚强、坚持、坚守！

强制隔离戒毒人员心理辅导平台成员回访情况登记表

姓名		年龄		文化程度		籍贯		
吸食种类		吸食方式		出所时间		联系人		
						联系方式		
回访情况记录	时间		内容					是否复吸

女性戒毒人员自我控制与复吸倾向关系研究

1 引言

1.1 问题的提出及研究意义

1.1.1 问题的提出

毒品不仅摧残人类健康，而且助长社会暴力和犯罪。现如今，全球的毒品问题依然处于加剧扩散期，在这一大背景下，我国的毒品形势也不容乐观。《2016年中国毒品形势报告》指出，我国截至2015年底有234.5万名吸毒人员，其中4.3万名是未成年人，142.2万吸毒人员的年龄在18—35岁之间，低龄化特征较为明显；2015年新发现的吸毒人员达53.1万名，同比上升14.6%，可见吸毒人员越来越多，禁毒、戒毒工作刻不容缓。

研究显示，女性吸毒人员比男性吸毒人员有更好的毒品药理感觉，上瘾快，而且女性承受力差，更易复吸[1]。有专家估计我国实际女性吸毒人数约为100万人，女性吸毒不仅严重危害其身体健康和心理健康，还会威胁到家庭和谐，甚至引发严重的犯罪事件，危害社会。但女性吸毒者也具有积极的人格特点，心理健康状况更平稳，有利于成功戒毒[2-3]。

我国采取了一系列禁毒措施禁止毒品蔓延，从源头上禁止栽种和制作毒品，在流通方面禁止贩卖毒品，在使用方面禁止使用毒品，四"禁"并举，堵源截流。自2008年以来，我国有5类戒毒方式：强制隔离戒毒、社区戒毒、医疗机构自愿戒毒、社区康复、政府戒毒康复，其中以强制隔离戒毒为主，且较为成熟。全国各省市强制隔离戒毒所已探索出不少有效的戒毒模式，收获颇丰[4-6]。

戒毒过程大致分为三大阶段：生理脱毒阶段、心理戒毒阶段和社会康复阶段。如今，在生理脱毒阶段，已经研究出较为有效的治疗方法。有研究显示，美沙酮维持治疗、丁丙诺菲维持治疗等效果良好[7-9]。心理戒毒阶段以心理学理论为指导，结合戒毒人员的心理特点，进行具有针对性的心理辅导和帮助，从而改善戒毒人员的认知、情绪和行为等。社会康复阶段是在成功戒断毒品后，回归社会，开始新生活。然而有很多已经完成生理脱毒的戒毒人员，仍会复吸。美国、德国等发达国家戒毒人员的复吸率在80%—90%，我国戒毒人员的复吸率普遍在90%以上。曾景川等人研究显示，戒毒人员回归社会满3个月时的复吸率为76.50%，12个月以上的复吸率为100%[10]。而导致这一现象的原因，正是对毒品的心理依赖，因此心理戒毒阶段是成功戒毒的主要难点。

自我控制能力是心理戒毒的重要内容之一。自我控制是指个体有意识地调节自己的心理过程和行为，从而达到一定的目标，为了达到这一目标，个体还必须抑制习惯性反应或者自动化反应。在实际工作中，我们常听到戒毒人员说这样的话："我也想戒毒，毒品对我的伤害真的是太大了，可是我还是控制不住自己。"在本研究中对女性戒毒人员的问卷调查中发现，女性戒毒人员的自我控制能力普遍较低，而复吸倾向普遍较高，因此对女性戒毒人员的自我控制能力与复吸倾向进行研究很有必要。

目前已有的研究中，涉及提高儿童、中学生、大学生的自我控制能力的研究较多，而针对戒毒人员的研究较少，那么戒毒人员自我控制与复吸倾向的关系究竟如何，是否可以通过提高自我控制能力降低复吸倾向呢？因此，本研究首先对女性戒毒人员自我控制与复吸倾向之间的关系进行探索，然后以女性戒毒人员自我控制能力水平和复吸倾向现状为基础，设计出一套可以提高女性戒毒人员自我控制能力的干预方案，以期能够降低女性戒毒人员的复吸倾向，从而促进心理戒毒相关工作更加完善。

1.1.2　研究意义

（1）理论意义

国内众多心理学者运用心理学理论和方法研究如何更好地进行心理戒毒，从而降低戒毒人员的复吸率，已得出丰富的理论成果，而戒毒人员的复吸率依然居高不下。本研究在丰富的心理戒毒理论基础上，探索如何进一步降低复吸率，为此设计一套针对女性戒毒人员的自我控制团体辅导方案，为戒毒所开展自我控制与降低复吸率相关工作提供参考。

（2）实践意义

女性戒毒人员复吸倾向普遍较高，而自我控制能力普遍较低，制定一套标准化的自我控制团体辅导方案并进行干预，能够提高女性戒毒人员对自身情绪和行为的自我控制力，从而使得复吸倾向有所降低。

1.2　国内外相关研究综述

1.2.1　复吸倾向

1.2.1.1　复吸倾向的相关概念

复吸，顾名思义，就是指那些接受戒毒治疗的毒品依赖者，已成功脱毒，但是随着时间的推移，受各种因素影响，而重新使用毒品的行为。复吸倾向则是指复吸这一行为发生的可能性，复吸倾向越高，说明复吸的可能性越大。

1.2.1.2　复吸倾向的测量

耿文秀教授根据戒毒人员的特点编制了《复吸倾向问卷》，共20题，每题0—5分评分，0分表示程度最轻，5分表示程度最重，无反向计分，将每道题得分相加即得问卷总分。此外，该问卷的20题包括若干子维度，分别是戒毒意愿、将来环境、身心状况、物质替代和社会支持。问卷具有良好的信效度，其内在一致性系数为0.86[11]。

林瑞钦教授根据 Beck 等人编的吸毒再犯预测量表编制《复吸倾向问卷》，用以测量药物滥用者再遇到各种情况时再次吸毒的可能性。共 39 题，包括 3 个子维度：情绪诱发、情境引发和毒品接触，各维度 Cronbach'α 系数分别为 0.97、0.95、0.94。总量表 Cronbach'α 系数为 0.98[12]。葛丽霜等人也应用此量表进行研究，该问卷信效度良好[13]。

1.2.1.3　复吸的影响因素

（1）生理因素

对戒毒人员来说，尤其是海洛因成瘾者，在戒断毒品后出现稽延性戒断症状，比如全身乏力、负性情绪强烈、失眠、焦虑等，这些症状会持续好几周，有的甚至持续好几年。高志勤等研究者也发现了相类似的结果[14]。有些戒毒人员无法忍受这种痛苦，很快选择复吸[15]。通过查阅文献发现，美沙酮维持治疗法、美沙酮替代递减疗法、中药戒毒药、针刺戒毒等均有良好的效果[16-20]。

（2）社会环境因素

戒毒康复人员回归社会后，并不能迅速适应社会[21]。具体表现为缺乏竞争意识，生活动力不足。在杨朝阳等人的研究中发现，有 13.8% 的吸毒人员感到被人冷落和社会的不接纳[22]。其次，戒毒人员的家人对其猜疑和不信任，使得戒毒人员缺乏有效的社会支持系统，最终走上复吸的道路。最后，社区帮教系统尚不成熟，戒毒人员回归社会后得不到有效的帮助，得不到新的工作，精神压力大，丧失戒毒信心，也会导致他们复吸。

（3）心理因素

认知因素：戒毒人员存在错误认知，比如认为毒品能治病，对毒品的危害没有正确的认识，甚至有人将毒品看做身份的象征，而吸毒则成了人际交往的一种方式；也有人认为毒品根本就戒不掉，即使迫于家庭或社会压力戒毒，一旦出现稽延性戒断症状，自己不能忍受，更加确认毒品根本戒不掉，因而复吸。正如龚家辉等人的研究结果：女性海洛因戒断者对毒品的态度相对积极[23]。

情绪因素：戒毒人员回归社会后，自然要面对生活中的各种压力，因而情绪不稳、烦躁不安，甚至焦虑、抑郁，而毒品能够带来的"快乐"让戒毒人员念念不忘，最终选择吸食毒品来忘掉烦恼，走上复吸的道路。马君等人在研究中证实了这一观点[24]。

人格因素：有研究显示，自我控制是影响海洛因戒治者复吸倾向的主要人格因素。低自我控制增强了海洛因戒治者的复吸倾向[25]。自我控制能力越低，戒毒人员受到海洛因及客观环境的影响则越大，复吸倾向也越高。此外，低自我控制的个体偏爱简单任务，易冲动，没有远见，忍受不了挫折等。那么对于戒毒人员来说，遇事易冲动行事，不能充分考虑行为后果，就越难控制自己不去吸毒[26]。

结合上述国内外相关文献，发现复吸这一行为发生的原因在于：面对毒品诱惑，不能抑制对毒品的冲动及自动化或习惯性反应（即吸食毒品），不能有意识地对内在心理活动和外显行为施加影响，最终做出不符合社会期望的行为（即复吸），而这正是自我控制的发生机制。目前，国内外已有少量研究者开始关注戒毒人员的自我控制，并认为戒毒人员的自我控制值得深入探索，因此本研究旨在探索戒毒人员的复吸和自我控制之间的关系。

1.2.1.4　复吸相关的治疗方法

（1）药物疗法

在20世纪60年代，美国最先将美沙酮应用于戒毒治疗，这种方法很快普及到世界各国。美沙酮维持治疗是以交叉耐受原理为基础[27]。通过长期口服美沙酮，取代原来成瘾性较强的海洛因，从而减轻戒断后的不良症状，降低复吸的可能性。

在我国，不仅应用美沙酮、复方丁丙诺啡纳洛酮制剂等西药进行戒毒治疗，还将中药应用于戒毒领域，比如延胡索、丹参、青风藤等。这些中药具有多靶点作用且没有成瘾性的特点[28-29]。

（2）心理治疗

认知行为疗法是一种主流的心理学疗法，该疗法的治疗目标是改善消极的、负性情绪，并且消除那些不良行为，要达到这一目标，就要先改变个体存在的一些非理性信念，具有代表性的是埃利斯的合理情绪疗法（REBT）等。Reback 等人研究显示，认知行为疗法能够显著改善成瘾人员对毒品的认知[30]。Beck 等人引导成瘾人员应用认知与行为的技术能改善消极情绪[31]。国内研究者王玮在研究中发现，认知行为疗法能够改善成瘾者的复吸倾向[32]。

动机访谈法也是心理戒毒的一种方法，这种方法主要是通过激发戒毒人员转变的动机，与戒毒人员共同制定行为改变的方案，并实施这一方案，从而达到转变的目标。这一方法在西方发达国家已得到比较广泛的应用[33]。国内研究者俞青云等人通过动机强化疗法，提高了戒毒人员的戒毒动机[34]。

意义治疗是一种帮助个体发现生命意义的疗法。它的创始人 Frankl 认为人类最首要的动机就是探索生命的意义[35]。当个体尚不明确自身生命的意义时，就会产生存在空虚，感到毫无意义，而这也是导致成瘾行为的原因。国内学者庄艳佳等人运用意义治疗法干预戒毒人员的复吸倾向，结果发现戒毒人员的生命意义感有所提高，复吸倾向有所降低[36]。

此外，当下关于戒毒的治疗技术还包括：意象对话心理咨询与治疗[37]、行为治疗[38]、同伴教育、沙盘治疗、接纳与承诺疗法[39]、治疗社区[40]、综合心理矫治模式等，现如今的心理戒毒方法趋向多元化，从认知、情绪、意志力、人格等多个角度出发，整合出一系列、标准化的戒毒模式，但是戒毒效果依然收效甚微，复吸率依然居高不下。

综上所述，国内外心理学者不断探索心理戒毒的方法，而复吸率依然居高不下。已有的研究多集中在探索复吸率的高低及影响复吸的因素上，并发现生理脱毒已不再是难题，真正的难题是如何戒断"心瘾"。为了找到真正戒除"心瘾"的方法，国内外心理学者先后运用多种理论进行实践研究。结果发现戒毒人员的自我控制能力普遍较差，也有研究显示，药物成瘾的核心症状包括用药后的正强化（渴望）、受损的自我控制（冲动和强迫性）、负性情绪和应激反应的增加[41-42]。那么是否改善戒毒人员的自我控制能力，就能够降低戒毒人员的复吸倾向，这一类的实证研究尚且不足。

1.2.2 自我控制的综述

1.2.2.1 自我控制的概念

目前，心理学界尚未形成对于自我控制的统一概念。通过查阅相关文献，发现不同的研究者对自我控制的了解有所差异。比如 Telzer、Gailliot 等人认为自我控制是对冲动和无意识的习惯化反应的调控[43-44]；Bauer 等人在研究中指出，自我控制不仅包括外显的行为，还包括对情绪、思维、注意等内在心理活动的调控；Kopp、Baumeister 等人则认为自我控制通过主动调节自身行为从而更好地符合个人价值观或社会规范。也有一部分研究者认为自我控制是由目标驱动的，个体为了实现自身的目标，将心理资源更加合理地分配，从而实现目标的过程。

综合关于自我控制的定义，可以发现自我控制的内涵主要包括三个方面：首先，自我控制不是自动化的或无意识的过程，而是有意识的过程；其次，自我控制不仅控制个体的行为，也包括对心理过程的控制；最后，自我控制是有目标指向性的，是为了促进个体目标的达成。因此，本研究将戒毒人员的自我控制定义为：个体为了达到不吸毒的目标，有意识地调节自身内在的心理活动，抑制对毒品的冲动或自动化反应，并控制自身的吸毒行为。

1.2.2.2 自我控制的测量

（1）国外的测量工具

国外很早就有关于测量个体自我控制水平的工具，但都不完善。1975年，Fagen 等人编制的自我控制行为记录表（The self-control behavior inventory）本质上是一个行为核查表；1980 年，Rosenbaum 发表的自控行为程序表（The self-control schedule）主要用于自我分心（Self-distraction）、认知重建（Cognitive reframing）时使用的策略以解决临床上特殊的行为问题，并不适合正常人；1990 年，Brandon 等人编制的自我控制量表（The self-control questionnaire）偏重于测量健康行为，而自我控制远不止健康行为这一个方面。

近几十年，随着自我控制的研究越来越丰富，自我控制的测量工具也越来越完善。2004 年，Tangney 等人就根据自我控制的最新研究结果，编制了新的《自我控制量表》，该量表包括 5 个维度：对思维的控制、情绪控制、冲动行为控制、绩效调节和习惯纠正，该量表的 Cronbach'α 系数为 0.89，间隔三周的重测信度为 0.89。谭树华等人对该量表进行修订，也具有良好的信效度[45]。

（2）国内的测量工具

刘金花等人根据儿童的特点，编制了《儿童自我控制学生自陈量表》，该量表所测量的自我控制能力涉及学习、自控品质、行为习惯和社会交往四个方面，总量表 Cronbach'α 系数为 0.93，重测信度为 0.91，内容效度为 0.51[46]。

王红姣根据中学生特点，编制了《中学生自我控制能力问卷》，该量表所测量的自我控制能力涉及思维、情绪和行为 3 个维度，此问卷的重测信度为 0.809，同质信度为 0.922[47]。

张佳根据吸毒人员的特点，编制了《吸毒者自我控制能力问卷》，该问卷所测量所测量的自我控制能力涉及行为方面、情绪方面和后果自知性，其中行为方面又具体分为行为自控性和行为执行性，情绪方面又分为情绪自控性和情绪平和性，该量表的内部一致性系数 0.83，分半信度为 0.86[48]。

1.2.2.3 自我控制相关理论

（1）自我控制的过程：自我控制的两阶段模型

这一模型是由 Myrseth 和 Fishbach 提出来的，很好地解释了自我控制的机制。该模型指出，成功的自我控制是一个过程，这一过程包括两个阶段：第一阶段是识别问题或矛盾，也就是说个体必须能够识别出与自我控制有关的矛盾；第二阶段是解决问题或矛盾，这就需要个体运用有效的方法和策略来解决矛盾[49]。所以，当个体面对诱惑时，首先要识别出当下行为是否妨碍目标的实现（这就是上述的第一阶段），如果发现当下的行为阻碍目标的实现，则需要采取有效的方法或策略，改变当下的行为，消除阻碍，从而促进目标的实现（这就是上述的第二阶段）。

（2）自我控制的结构：自我控制的双系统模型

Hofmann 等人认为自我控制模型冲动系统、自我控制系统和状态或特质调节系统三个部分，缺一不可[50-53]。冲动系统是指个体在面对诱惑时，习惯性的或无意识的冲动行为反应。自我控制系统包括成熟的评价和抑制标准。状态或者特质调节系统则可以调节另外两个系统对个体行为的影响。其中，状态调节变量主要包括酒精使用量、条件性认知能力、自我管理资源等[54]，特质调节变量主要包括特质自我控制能力和工作记忆能力等[55-56]。

（3）自我控制的能量损耗：自我控制的能量模型

这一模型的创始人是 Baumeister 和他的同事，他们认为自我控制行为需要心理能量作为支撑，在有限的时间内所能完成的自我控制是有限的，不同的自我控制的行为使用同一心理资源，这种心理资源会随着时间的推移逐渐恢复，而自我控制能量或资源越多，自我控制成功的可能性就大。

后期研究进一步扩展了该模型，比如自我控制能力可以通过练习而有所提高，个体会在部分自我控制资源被消耗的时候自动保存剩余的能量，但是如果奖励足够高的话，即使前期的任务已经损耗了自我控制能量，个体依然能够执行后期的自我控制任务。此外，也发现一些用来补充自我控制能量的新方法，比如积极的情绪、形成执行功能、补充葡萄糖等[57-58]。

（4）自我控制的脑机制

近年来，研究者开始探讨自我控制的脑机制，主要采用功能磁共振成像技术进行。Hare 等人研究发现，在自我控制过程中，与执行长期目标相关联的脑区是腹内侧前额皮层[59]。Demos 等人研究发现，抵抗诱惑时背外侧前额叶皮层被激活，而诱惑满足时，伏隔核区域被激活[60]。

1.2.2.4　自我控制的干预技术研究

（1）基于双系统理论

梳理当前已有的研究，发现不少研究者运用自我控制的双系统理论进行自我控制的干预研究，具体包括改变冲动系统和改变自我控制系统，具体方法总结如下。

改变冲动系统的成分有两种方式：改变自动情感联结和改变注意偏向。已有研究表明，评价性条件反射程序可以改变已形成的自动情感联结[61-62]。也就是说，将条件性刺激（例如酒精）与非条件刺激（情绪图片：积极或消极）重复性地配对呈现，从而改变条件性刺激的情绪效价。点探索任务可以改变注意偏向[63]。Mitchell 等人的研究指出接受过注意偏向训练的个体，其干预效果可以维持很长时间。此外，注意偏向训练对物质成瘾也具有良好的干预效果。

改变自我控制系统的方式有两种方式：增强自我控制特质和训练执行功能。增强自我控制特质方式有使用非利手、执行 Stroop 任务、坚持学习或运动计划等[64-67]。Houben 等人研究发现，通过训练个体的反应抑制能力也可以提高个体在自我控制任务中成绩[68]。

（2）基于自我控制的力量模型

梳理当前已有的研究，发现也有不少研究者运用自我控制的力量模型理论进行自我控制的干预研究，具体方法总结如下。

冥想能够恢复抑制情绪消耗的自我控制能量，短期的正念训练可以改善个体的冲动行为，长期的正念利于自我控制[69]。此外，在适当的时机补充葡萄糖，可以补充能量，抵消自我损耗，从而提高个体自我控制任务中的表现[70-71]。Gailliot 等人的研究也发现，人在 24 小时内的葡萄糖节律与自我控制行为具有一定的同步性[72]。

此外，行为训练、坚持体育锻炼可以提升自我控制资源储量[73]；在两项任务间休息放松，激发个体的自我肯定和积极情绪均能有效恢复自我损耗[74-75]；具有宗教信仰的人，宗教虔诚度越高，在逆境任务中的表现也越好[76]。

（3）其他自我控制干预模式

Ronnen 和 Wozener 提出的五阶段干预模式，在对儿童、学生的干预研究中，均得到较好的效果。这 5 阶段依次是矫正不当观念、认识问题发生过程、增强对内部刺激的意识力、发展自我控制力和解决问题[77]。

1.3　研究方法

1.3.1　调查研究

在调查研究中，使用《自编基本情况量表》《吸毒者自我控制量表》《特质应对方式问卷》和《复吸倾向问卷》，对某女子强制隔离戒毒所内共 525 名女性戒毒人员进行问卷测量，以了解女性戒毒人员复吸倾向的现状，并进一步分析特质应对方式、自我控制与复吸倾向之间的关系，为下一步的干预研究提供依据。

1.3.2　干预研究

从基线调查中随机选取 72 人作为研究对象，其中 36 人为干预组，剩下 36 人为对照组。通过查阅大量文献，在前人研究基础上，结合调查研究中女性戒毒人员的特点，设计自我控制团体辅导方案，并在导师的指导下进一步修改和完善。本研究中的自我控制团体辅导只在干预组开展，每周一次，每次 150 分钟，对照组不做任何干预。

1.4　数据来源与处理

1.4.1　调查研究数据

在某女子强制隔离戒毒所内进行调查研究，对所内女性戒毒人员进行调查，剔除无效问卷后，将有效问卷统一编码并录入 Epidata 软件。统计处理中运用的软件包括 SPSS 21.0 和 AMOS 22.0，统计方法包括独立样本 t 检验、单因素方差分析、多元线性回归和结构方程模型等。

1.4.2　干预研究数据

干预研究中采用的问卷与调查研究中所用问卷一致，分别在自我控制团体辅导前 2 周、干预结束时、干预结束后两个月分别进行问卷测量，每次均以干预组和对照组为单位，由研究者本人发放问卷并施测，并当场收回，将问卷统一编码并录入 Epidata 软件，运用 SPSS 21.0 进行独立样本 t 检验、重复测量方差分析。

2　调查研究

2.1　研究目的

了解本研究中的女性戒毒人员复吸倾向与自我控制的现状，分析不同受教育程度、婚姻状况、家庭成员有无吸毒、成瘾毒品种类的女性戒毒人员复吸倾向、自我控制的差异。在基线调查的基础上，探索女性戒毒人员复吸倾向与其自我控制能力、特质应对方式的关系。

2.2 研究对象

以某女子强制隔离戒毒所的所有戒毒人员为研究对象，排除文盲后，共 622 名女性戒毒人员接受问卷调查。

2.3 研究工具

研究工具是以下 5 个问卷:《自编基本情况调查表》《特质应对方式问卷》《吸毒者自我控制能力问卷》和《复吸倾向问卷》。

2.3.1 自编基本情况调查表

主要包括姓名、年龄、受教育程度、婚姻状况、家庭成员有无吸毒、毒品成瘾种类等。

2.3.2 特质应对方式问卷

该问卷由积极应对和消极应对两部分组成，共 20 个条目。问卷采用 5 级计分，分数越高表明积极应对或消极应对的水平就越高。该问卷消极应对方式部分的 Cronbach'α 系数分别为 0.69，积极应对方式部分的 Cronbach'α 系数分别为 0.70。本研究中消极应对方式部分的 Cronbach'α 系数为 0.736，积极应对方式部分的 Cronbach'α 系数为 0.636。

2.3.3 吸毒者自我控制能力问卷

西北师范大学张佳编制，共 18 道题，分为五个维度组成行为自控性、情绪平和性、后果自知性、情绪自控性和行为执行性。每题 1—4 分，总分 18—72 分，总分越高表明自我控制能力越强，该量表的内部一致性系数 0.83，分半信度为 0.86。本研中该问卷的 Cronbach'α 系数为 0.892。

2.3.4　复吸倾向问卷

华东师范大学心理学系耿文秀教授编制，包括戒毒意愿、将来环境、身心状况、物质替代和社会支持五个维度，共 20 个题目。原量表中有一题为"每日吸烟量"，本研究对象均为强制戒毒人员，不能吸烟，因此将此题删减，剩 19 道题，每题 0—5 分，总分 0—95 分，总分越高复吸倾向越高，其内部一致性系数为 0.86。本研究中该问卷的 Cronbach'α 系数为 0.843。

2.4　研究程序

2.4.1　查阅文献提出理论假设

2.4.2　调查准备工作

首先，取得某女子强制隔离戒毒所领导的同意与支持，将内所有女性戒毒人员作为研究对象。然后，在 2016 年 6 月准备调查所需问卷，并取得该所心理行为矫治中心一名民警的协助，为后续研究奠定基础。

2.4.3　施测

由研究者本人对各大队分别以组的形式统一发放问卷并实施，每组 10—20 人统一施测，每次施测均有一名心理行为矫治中心民警协助，当场回收。施测时间为 2016 年 7 月 11 日—2016 年 7 月 22 日，施测地点为该所心理行为矫治中心的心理测量室。

2.5　研究结果

2.5.1　调查对象基本情况

调查研究中共发放问卷 622 份问卷，其中有效问卷为 525 份，有效率为 84.5%。年龄范围在 18—58 岁，平均年龄 33.43 ± 8.92，基本情况见表 2-1。

表2-1　女性戒毒人员基本情况及构成一览表

变　　量	组别	例数（个）	构成比（%）
受教育程度	小学	94	17.9
	初中	298	56.8
	高中	56	10.7
	本科	4	0.8
	中专	49	9.3
	大专	24	4.6
婚姻状况	未婚	193	36.8
	已婚	211	40.2
	离异	121	23.0
家庭成员有无吸毒	无	390	74.3
	有	135	25.7
目前成瘾毒品	海洛因	213	40.6
	冰毒	218	41.5
	海洛因和冰毒	91	17.3
	其他	3	0.6

2.5.2　女性戒毒人员复吸倾向的基本情况

结果显示，女性戒毒人员复吸倾向总分得分范围为53.17±11.29，最高分83分，最低分9分，分数越高，说明戒毒人员复吸倾向越高，结果见表2-2。

表2-2　女性戒毒人员复吸倾向描述统计表

项　　目	N	Max	Min	$\bar{x}\pm s$	题项数	每题平均分
戒毒意愿	525	49	2	28.88±8.18	11	2.08
将来环境	525	20	1	13.10±3.05	4	3.28
身心状况	525	10	0	6.93±1.70	2	3.47
物质替代	525	5	0	2.55±1.31	1	2.55
社会支持	525	5	0	1.71±1.61	1	1.71
复吸倾向总分	525	83	9	53.17±11.29	19	2.95

2.5.3 女性戒毒人员复吸倾向现状

为了探索女性戒毒人员复吸倾向的现状，以及不同背景下的女性戒毒人员复吸倾向是否存在差异，对调查研究中的数据进行如下统计分析。

2.5.3.1 女性戒毒人员复吸倾向的受教育程度差异

运用单因素方差分析法对不同受教育程度女性戒毒人员复吸倾向进行差异性检验，结果表明，不同受教育程度在物质替代维度差异有统计学意义（$F=2.519$，$p<0.05$），其中，上过大学的女性戒毒人员的物质替代水平明显高于其他受教育程度的女性戒毒人员。结果见表2-3。

表2-3 女性戒毒人员复吸倾向的受教育程度差异检验结果（$\bar{x}\pm s$）

维度	小学（n=94）	初中（n=298）	高中（n=56）	大学（n=4）	中专（n=49）	大专（n=24）	F
戒毒意愿	28.40±8.77	29.10±7.87	27.52±7.83	22.75±11.81	29.51±7.59	30.83±10.70	1.199
将来环境	12.89±3.01	13.13±3.00	12.75±3.15	14.00±1.41	13.61±3.25	14.21±3.33	0.943
身心状况	7.05±1.52	6.87±1.69	7.14±1.74	7.25±2.22	6.69±1.94	7.21±1.89	0.702
物质替代	2.46±1.39	2.58±1.23	2.64±1.24	4.50±0.58	2.49±1.43	2.13±1.65	2.519*
社会支持	2.01±1.70	1.67±1.59	1.46±1.50	1.00±1.41	1.67±1.63	1.83±1.71	1.140
复吸倾向总分	52.82±12.03	53.35±10.59	51.52±11.18	49.50±12.47	53.43±12.25	56.21±14.69	0.709

注：*$p<0.05$，**$p<0.01$，***$p<0.001$。

2.5.3.2 女性戒毒人员复吸倾向的婚姻状况差异

运用单因素方差分析法对不同婚姻状况女性戒毒人员复吸倾向进行差异性检验，结果表明，不同婚姻状况女性戒毒人员在戒毒意愿、将来环境、物质替代、复吸倾向总分维度差异有统计学意义（$F=7.724$，$p<0.001$；

F=4.064，$p<0.05$；F=5.149，$p<0.05$；F=6.555，$p<0.05$）。结果见表2-4。

表2-4　女性戒毒人员复吸倾向的婚姻状况差异检验结果（$\bar{x} \pm s$）

维　　度	未婚（n=193）	已婚（n=211）	离异（n=121）	F
戒毒意愿	30.63 ± 7.19	27.51 ± 8.53	28.45 ± 8.61	7.724**
将来环境	13.59 ± 3.01	12.77 ± 3.09	12.89 ± 2.99	4.064*
身心状况	6.76 ± 1.77	6.92 ± 1.74	7.23 ± 1.48	2.926
物质替代	2.78 ± 1.37	2.38 ± 1.28	2.47 ± 1.22	5.149*
社会支持	1.61 ± 1.57	1.80 ± 1.67	1.73 ± 1.58	0.669
复吸倾向总分	55.37 ± 10.22	51.37 ± 11.62	52.78 ± 11.80	6.555*

注：*$p<0.05$，**$p<0.01$，***$p<0.001$。

为了进一步了解到底哪些婚姻状况之间存在着显著性差异，对三种婚姻状况的复吸倾向及各维度进行 LSD 检验，结果见表2-5。

表2-5　女性戒毒人员复吸倾向及各维度婚姻状况差异的 LSD 检验结果（I-J）

维　　度	戒毒意愿	将来环境	物质替代	复吸倾向总分
未婚—已婚	3.120***	0.823**	0.403**	3.999***
已婚—离异	−0.943	−0.125	−0.092	−1.402
未婚—离异	2.178*	0.698*	0.311*	2.596*

注：*$p<0.05$，**$p<0.01$，***$p<0.001$。

由表2-5可知，未婚组的复吸倾向总分及在戒毒意愿维度、将来环境维度、物质替代维度的得分均显著高于已婚组、离异组，而已婚组与离异组在复吸倾向及各维度上差异不显著（$p>0.05$）。

2.5.3.3　女性戒毒人员复吸倾向的家庭成员有无吸毒差异

运用独立样本 t 检验对家庭成员有无吸毒女性戒毒人员复吸倾向进行差异性检验，结果表明，女性戒毒人员复吸倾向总分在家庭成员有无吸毒维度上的差异无统计学意义（$p>0.05$），在将来环境维度上，家庭成员中有吸毒者的女性戒毒人员得分显著高于家庭成员中无吸毒者的女性戒毒人员（*p*<0.05）。结果见表2-6。

表2-6 女性戒毒人员复吸倾向的家庭成员有无吸毒差异检验结果（x̄±*s*）

维度	无（*n*=390）	有（*n*=135）	*t*
戒毒意愿	28.90 ± 8.33	28.81 ± 7.78	0.113
将来环境	12.94 ± 3.05	13.56 ± 3.03	−2.054*
身心状况	6.89 ± 1.72	7.06 ± 1.64	−1.013
物质替代	2.55 ± 1.35	2.53 ± 1.20	0.157
社会支持	1.72 ± 1.65	1.70 ± 1.51	0.073
复吸倾向总分	52.99 ± 11.65	53.67 ± 10.18	−0.596

注：*$p<0.05$，**$p<0.01$，***$p<0.001$。

2.5.3.4 女性戒毒人员复吸倾向的目前成瘾毒品种类差异

运用单因素方差分析法对不同成瘾毒品种类女性戒毒人员复吸倾向进行差异性检验，结果表明，戒毒意愿、身心状况、复吸倾向总分在目前成瘾毒品种类维度差异具有统计学意义（F=5.044，$p<0.01$；F=2.783，$p<0.05$；F=4.529，$p<0.01$）。结果见表2-7。

表2-7 女性戒毒人员复吸倾向的目前毒品成瘾种类差异检验结果（x̄±*s*）

维 度	海洛因（*n*=213）	冰毒（*n*=218）	海洛因 + 冰毒（*n*=91）	其他（*n*=3）	*F*
戒毒意愿	27.95 ± 8.00	28.81 ± 8.25	31.46 ± 7.99	20.67 ± 4.93	5.044**
将来环境	13.00 ± 3.03	12.94 ± 3.02	13.73 ± 3.18	12.67 ± 1.53	1.571
身心状况	7.07 ± 1.69	6.73 ± 1.67	7.13 ± 1.78	5.33 ± 0.58	2.783*
物质替代	2.43 ± 1.24	2.54 ± 1.31	2.86 ± 1.41	2.33 ± 1.53	2.304
社会支持	1.80 ± 1.66	1.67 ± 1.63	1.59 ± 1.47	2.33 ± 1.53	0.565
复吸倾向总分	52.26 ± 11.10	52.69 ± 11.48	56.77 ± 10.64	43.33 ± 8.14	4.529**

注：*$p<0.05$，**$p<0.01$，***$p<0.001$。

为了进一步了解哪种毒品成瘾种类之间存在着显著性差异，对四种毒品成瘾种类的复吸倾向总分及其各维度结果进行 LSD 检验。结果见表 2-8。

表2-8　女性戒毒人员复吸倾向及格维度毒品成瘾种类差异的LSD检验结果（I–J）

维　　度	戒毒意愿	身心状况	复吸倾向总分
海洛因—冰毒	−0.850	0.336*	−0.430
海洛因—海洛因 & 冰毒	−3.504**	−0.610	−4.511**
海洛因—其他	7.291	1.737	8.925
冰毒—海洛因 & 冰毒	−2.654**	−0.398	−4.081**
冰毒—其他	8.141	1.401	9.355
海洛因 & 冰毒—其他	10.795*	1.799	13.436*

注：*$p<0.05$，**$p<0.01$，***$p<0.001$。

由表 2-8 可知，在复吸倾向总分和戒毒意愿维度上，同时对海洛因和冰毒成瘾的戒毒者得分显著高于单纯海洛因成瘾者、单纯冰毒成瘾者、其他毒品成瘾者；在身心状况维度上，只有单纯海洛因成瘾者与单纯冰毒成瘾者之间存在显著差异，具体表现为单纯海洛因成瘾者的得分高于单纯冰毒成瘾者的得分（$p<0.05$）。

2.5.4　女性戒毒人员特质应对方式、自我控制与其复吸倾向的关系

2.5.4.1　女性戒毒人员特质应对方式的现状

特质应对方式问卷分为两个维度：积极应对方式和消极应对方式。结果见表 2-9。

表 2-9　女性戒毒人员特质应对方式的现状

项　　目	N	Max	Min	$\bar{x} \pm s$
积极应对方式	525	48	21	35.20 ± 4.48
消极应对方式	525	50	14	32.86 ± 5.39

2.5.4.2　女性戒毒人员自我控制的现状

自我控制分为 5 个维度，分别是行为自控性、情绪平和性、后果自知性、情绪自控性、行为执行性，结果见表 2-10。

表 2-10　女性戒毒人员自我控制的现状

项　　目	N	Max	Min	$\bar{x} \pm s$
行为自控性	525	20	5	9.27 ± 2.94
情绪平和性	525	16	4	7.20 ± 2.28
后果自知性	525	12	3	5.02 ± 1.59
情绪自控性	525	11	3	5.44 ± 1.67
行为执行性	525	12	3	5.70 ± 1.94
自我控制总分	525	64	18	32.62 ± 8.55

运用单因素方差分析法对不同婚姻状况女性戒毒人员自我控制进行差异性检验，结果表明，不同婚姻状况女性戒毒人员在行为自控性、后果自知性、自我控制总分维度上的差异有统计学意义（$F=4.865$，$p<0.01$；$F=3.236$，$p<0.05$；$F=3.575$，$p<0.05$）。结果见表 2-11。

表 2-11　女性戒毒人员自我控制及各维度婚姻状况差异

维　　度	未婚（$n=193$）	已婚（$n=211$）	离异（$n=121$）	F
行为自控性	8.89 ± 2.74	9.75 ± 3.21	9.05 ± 2.66	4.865**
情绪平和性	7.02 ± 2.17	7.46 ± 2.49	7.02 ± 2.03	2.283
后果自知性	4.87 ± 1.50	5.24 ± 1.70	4.89 ± 1.50	3.236*
情绪自控性	5.36 ± 1.66	5.47 ± 1.68	5.48 ± 1.66	0.299
行为执行性	5.48 ± 1.71	5.89 ± 2.16	5.70 ± 1.88	2.301
自我控制总分	31.62 ± 7.84	33.81 ± 9.41	32.16 ± 7.85	3.575*

注：*$p<0.05$，**$p<0.01$，***$p<0.001$。

运用 LSD 检验进一步了分析哪些婚姻状况之间存在着显著性差异，由

表 2–12 可知，在自我控制总分上，已婚组的自我控制总分显著高于未婚组（$p<0.05$）；在行为自控性维度上，已婚组得分显著高于未婚组（$p<0.01$）、离异组（$p<0.05$）；在后果自知性维度上，已婚组得分显著高于未婚组（$p<0.05$）。

表 2–12　女性戒毒人员自我控制及各维度婚姻状况差异的 LSD 检验结果（I–J）

项　目	行为自控性	后果自知性	自我控制总分
未婚—已婚	−0.862**	−0.367*	−2.189*
未婚—离异	−0.158	−0.022	−0.535
已婚—离异	0.704*	0.344	1.653

注：$*p<0.05$，$**p<0.01$，$***p<0.001$。

此外，进一步运用单因素方差分析法对不同受教育程度女性戒毒人员自我控制进行差异性检验，结果表明，不同受教育程度女性戒毒人员在行为自控性、情绪平和性维度上的差异有统计学意义（$F=2.535$，$p<0.05$；$F=2.453$，$p<0.05$）。结果见表 2–13。

为了进一步了解到底哪些受教育程度之间存在着显著性差异，对 6 种受教育程度的女性戒毒人员的自我控制及各维度进行 LSD 检验。结果见表 2–14。

表 2–13　女性戒毒人员自我控制的受教育程度差异检验结果（$\bar{x} \pm s$）

维度	小学（$n=94$）	初中（$n=298$）	高中（$n=56$）	大学（$n=4$）	中专（$n=49$）	大专（$n=24$）	F
行为自控性	8.36 ± 2.44	9.49 ± 2.94	9.23 ± 2.99	10.75 ± 4.99	9.65 ± 3.29	9.25 ± 3.03	2.535*
情绪平和性	6.64 ± 2.04	7.27 ± 2.21	7.57 ± 2.37	9.50 ± 3.87	7.35 ± 2.72	6.92 ± 2.24	2.453*
后果自知性	4.80 ± 1.34	5.12 ± 1.60	4.79 ± 1.49	6.50 ± 1.73	5.08 ± 1.93	4.88 ± 1.65	1.608

续表

维度	小学 （n=94）	初中 （n=298）	高中 （n=56）	大学 （n=4）	中专 （n=49）	大专 （n=24）	F
情绪 自控性	5.16±1.51	5.54±1.68	5.45±1.70	6.25±1.89	5.55±1.82	4.88±1.48	1.525
行为 执行性	5.52±1.93	5.79±1.96	5.52±1.93	6.25±1.50	5.76±2.05	5.71±1.85	0.393
自我控 制总分	30.48±6.97	33.18±8.39	32.55±9.05	39.25±11.09	33.39±10.55	32.62±8.55	2.084

注：*$p<0.05$，**$p<0.01$，***$p<0.001$。

由表2-14可知，在行为自控性维度上，小学组显著低于初中组（$p<0.01$）、中专组（$p<0.05$）；在情绪平和性维度上，小学组显著低于初中组、高中组、大学组（$p<0.05$），大学组显著高于大专组（$p<0.05$）。

表2-14　女性戒毒人员自我控制及各维度受教育程度差异的LSD检验结果（I-J）

项　　目	行为自控性	情绪平和性
小学—初中	−1.128**	−0.630*
小学—高中	−0.870	−0.933*
小学—大学	−2.388	−2.862*
小学—中专	−1.291*	−0.709
大学—大专	1.500	2.582*

注：*$p<0.05$，**$p<0.01$，***$p<0.001$。

2.5.4.3　女性戒毒人员特质应对方式、自我控制与其复吸倾向相关关系分析

对525名女性戒毒人员的复吸倾向（复吸倾向总分及其各维度）、特质应对方式各维度和自我控制（自我控制总分及其各维度）进行相关分析。具体结果见表2-15。

表 2-15　女性戒毒人员特质应对方式、自我控制与复吸倾向的相关（ *r* ）

变量	戒毒意愿	将来环境	身心状况	物质替代	社会支持	复吸倾向总分
消极应对方式	0.110*	0.051	0.173***	0.136**	−0.045	0.129**
积极应对方式	−0.448***	−0.239***	−0.111*	−0.189***	−0.120**	−0.446***
行为自控性	−0.416***	−0.145**	−0.201***	−0.268***	−0.137**	−0.422***
情绪平和性	−0.370***	−0.092*	−0.177***	−0.256***	−0.151**	−0.371***
后果自知性	−0.293***	−0.107*	−0.186***	−0.233***	−0.153***	−0.318***
情绪自控性	−0.261***	−0.065	−0.193***	−0.163***	−0.166***	−0.279***
行为执行性	−0.366***	−0.108*	−0.148**	−0.255***	−0.159***	−0.369***
自我控制总分	−0.431***	−0.132**	−0.222***	−0.293***	−0.184***	−0.442***

注：*$p<0.05$，**$p<0.01$，***$p<0.001$。

由表 2-15 可知，复吸倾向与消极应对方式呈显著正相关，其中戒毒意愿因素、身心状况因素、物质替代因素均与消极应对方式呈显著正相关（$p<0.05$），相反，复吸倾向及其各维度与积极应对方式呈显著负相关（$p<0.05$）；在复吸倾向与自我控制的相关关系上，复吸倾向及其各维度与自我控制及其各维度均呈负相关（$p<0.05$），除将来环境因素与情绪自控性相关关系不显著之外（$p>0.05$），其余相关关系均具有统计学意义（$p<0.05$）。

2.5.5　女性戒毒人员复吸倾向的多元线性回归分析

为了进一步探讨特质应对方式、自我控制对复吸倾向的预测作用，采用纳入标准为 0.05，排除标准为 0.10 进行逐步回归，将受教育程度、婚姻状况、家庭成员是否有吸毒者、毒品成瘾种类、年龄、积极应对方式、消极应对方式、自我控制总分及其各维度（行为自控制、情绪平和性、后果自知性、情绪自控性、行为执行性）作为自变量，复吸倾向总分及其各维度（戒毒意愿、将来环境、身心状况、物质替代、社会支持）作为因变量。赋值表见表 2-16，多元线性回归结果见表 2-17。

表 2-16　赋值表

变量	因　子	赋　　　值
自变量	受教育程度	小学 =0　初中 =1　高中 =2　大学 =3　中专 =4　大专 =5
	婚姻状况	未婚 =0　已婚 =1　离异 =2
	家庭成员有无吸毒	无 =0　有 =1
	毒品成瘾种类	海洛因 =0　冰毒 =1　海洛因 & 冰毒 =2　其他 =3
	年龄	实测值
	积极应对方式	实测值
	消极应对方式	实测值
	行为自控制	实测值
	情绪平和性	实测值
	后果自知性	实测值
	情绪自控性	实测值
	行为执行性	实测值
	自我控制总分	实测值
因变量	戒毒意愿	实测值
	将来环境	实测值
	身心状况	实测值
	物质替代	实测值
	社会支持	实测值
	复吸倾向总分	实测值

由表 2-17 可知，积极应对方式、自我控制和年龄是影响复吸倾向的主

要因素，得到的回归方程是：$Y=105.756-0.914$（积极应对方式）-0.481（自我控制）-0.141（年龄）。

表 2-17　影响女性戒毒人员复吸倾向的多元线性回归分析

Y	因 子	R^2	B	SE	Beta	t
复吸倾向总分	积极应对方式	0.340	−0.914	0.092	−0.363	−9.963***
	自我控制总分		−0.481	0.048	−0.364	−10.016***
	年龄		−0.141	0.045	−0.112	−3.124**
戒毒意愿	积极应对方式	0.336	−0.671	0.067	−0.367	−10.052***
	自我控制总分		−0.337	0.035	−0.352	−9.648***
	年龄		−0.110	0.033	−0.120	−3.349**
将来环境	积极应对方式	0.093	−0.148	0.029	−0.217	−5.081***
	年龄		−0.044	0.015	−0.127	−2.992**
	家庭成员中有无吸毒		0.874	0.296	0.125	2.952**
	行为自控性		−0.100	0.044	−0.096	−2.263*
身心状况	自我控制总分	0.079	−0.040	0.009	−0.202	−4.707***
	消极应对方式		0.042	0.014	0.132	3.091**
	婚姻状况		0.242	0.094	0.108	2.574*
物质替代	自我控制总分	0.112	−0.040	0.006	−0.263	−6.229***
	积极应对方式		−0.039	0.012	−0.134	−3.182**
	婚姻状况		−0.154	0.071	−0.090	−2.176*
社会支持	自我控制总分	0.049	−0.034	0.008	−0.183	−4.121***
	积极应对方式		−0.033	0.016	−0.091	−2.089*
	消极应对方式		−0.026	0.013	−0.087	−2.005*

注：*$p<0.05$，**$p<0.01$，***$p<0.001$。

2.5.6　女性戒毒人员特质应对方式、自我控制与其复吸倾向关系的结构方程模型

为了更加全面地分析特质应对方式、自我控制和复吸倾向之间的关系，

接下来运用 AMOS22.0 建构结构方程模型。首先，通过查阅大量的文献，提出两个模型，模型一：特质应对方式和自我控制直接作用于复吸倾向，见图 2-1；模型二：自我控制不仅直接作用于复吸倾向，还通过特质应对方式间接影响复吸倾向，见图 2-2。然后，根据所得结果，对这两个模型整体适配度的评价指标之间进行比较评价，结果见表 2-18。

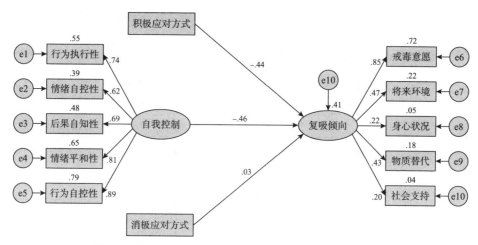

图 2-1　模型一　特质应对方式和自我控制直接作用于复吸倾向

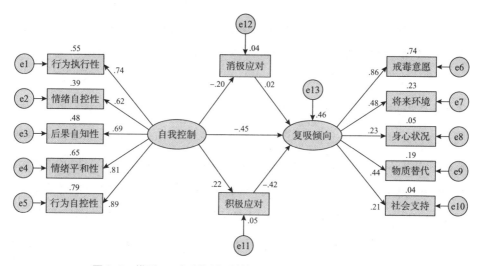

图 2-2　模型二　自我控制通过特质应对方式间接影响复吸倾向

由表 2-18 可知，模型二的绝对适配度统计量（X^2/df=2.684、GFI=0.958、$AGFI$=0.936）、增值适配度统计量（NFI=0.925、IFI=0.952、CFI=0.951）、简约适配度统计量（$PGFI$=0.627）都达到评价标准，且均优于模型一。因此，模型二的适配度较好，可以更全面更直观地描述特质应对方式、自我控制和复吸倾向的关系。

表 2-18　两个模型整体适配度的评价指标的比较及其评价标准

指标	X^2/df	RMSEA	GFI	AGFI	NFI	IFI	CFI	PGFI
参考标准	<5	<0.08	>0.90	>0.90	>0.90	>0.90	>0.90	>0.50
模型一	3.346	0.067	0.946	0.920	0.903	0.930	0.930	0.643
模型二	2.684	0.057	0.958	0.936	0.925	0.952	0.951	0.627

2.6　讨论

2.6.1　女性戒毒人员复吸倾向现状

2.6.1.1　女性戒毒人员复吸倾向总体水平及不同维度的差异

本研究中的女性戒毒人员复吸倾向总体水平得分在 9—83 分，平均分为 53.17±11.29，说明复吸倾向水平偏高；在戒毒意愿维度上共 11 题，总分在 0—55 范围内，本研究对象的戒毒意愿平均分为 28.88±8.18，说明本研究对象对戒毒的信心较弱，抵抗毒品诱惑的主观决心、信心和意志力不容乐观；在将来环境维度上共 4 道题，总分在 0—20 分，本研究对象的将来环境平均得分是 13.10±3.05，说明本研究对象回归社会后，可能遇到的客观社会环境较为严峻，比如能够轻易得到毒品，可能会有毒友、毒贩的诱惑等；在身心状况维度上，共有 2 道题，总分在 0—10 分，本研究对象的身心状况平均得分是 6.93±1.70，说明本研究对象长期吸毒后的身体状况较差；在物质替代维度上，共有 1 道题，总分在 0—5 分，本研究对象在物质替代维度上的平均得分是 2.55±1.31，说明本研究对象会寻求烟酒等合法成瘾物质替代非法毒品可能性一般；在社会支持维度上，共有 1 道题，总分在 0—5 分，本研究对象在社会支持维度上的平均得分是 1.71 ± 1.61，说明本研究对象的家人、亲友较为支持其戒毒。

研究中还发现，女性戒毒人员的戒毒动机不是一成不变的。当在强制隔离戒毒期间，女性戒毒人员生理上成功脱毒，恢复健康的生活方式，通过电话、会见、信件等方式重新感受家庭的温暖，开始反省毒品对自己、对家人带来的伤害，常表示真的想戒毒，不想再一步步错下去；然而，强制隔离戒毒期限只有 2 年，2 年后，当戒毒人员回归社会，生活环境发生变化，重新面临毒品诱惑、家庭矛盾、社会压力等，戒毒的信心就会动摇，余青云等人对 227 名强制隔离戒毒人员的研究也得到这一结果[34]。

2.6.1.2 女性戒毒人员复吸倾向的受教育程度差异

女性戒毒人员复吸倾向的受教育程度差异显示，不同受教育程度的戒毒者的复吸倾向总分并无显著性差异，只有物质替代维度上有显著性差异（ $p<0.05$ ）。

造成这一差异的原因是多方面的。首先，在本研究中，多数戒毒人员的受教育程度是初中（有 298 人），大学程度的只有 4 人，样本量悬殊较大，并不具有普遍性；其次，该测量问卷所测的"物质替代"主要指用烟酒替代毒品，后期对这 4 名上过大学的女性戒毒人员单独访谈发现，这 4 人烟龄较长，并表示戒烟比戒毒更难。

2.6.1.3 女性戒毒人员复吸倾向的婚姻状况差异

女性戒毒人员复吸倾向的婚姻状况差异分析结果显示，未婚组的复吸倾向总分显著高于已婚组和离异组，在戒毒意愿和将来环境维度上，未婚组也显著高于已婚组和离异组。

造成这一结果的原因可能是未婚组年龄普遍较小，对戒毒的认识不够深刻，而已婚组、离异组的戒毒人员，常承担更多家庭责任，对父母、子女、配偶的责任心更强，让其更加坚定戒毒信念，主动远离毒品。苏亚玲等人在对美沙酮维持治疗患者的研究中也指出，稳定的婚姻状态能够为海洛因戒断者提供较好的家庭支持和操守动力支持，有利于成功戒毒[78]。

2.6.1.4 女性戒毒人员复吸倾向的家庭成员有无吸毒差异

女性戒毒人员复吸倾向的家庭成员有无吸毒差异分析结果显示，家庭成员中有吸毒者的将来环境得分较高。造成这一结果的原因是多方面的，首先是否复吸由个体主观因素决定，环境因素只是诱发因素；其次，家庭成员中无人吸毒，那么戒毒人员就有一个较为良好的生活环境，因此在将来环境维度的得分较低。陈咏梅等人的调查研究显示，女性吸毒具有被动性特点，若家庭成员中有人吸毒，则会依赖这名家庭成员吸毒[79]。

2.6.1.5 女性戒毒人员复吸倾向的毒品成瘾种类差异

女性戒毒人员复吸倾向的毒品成瘾种类差异分析结果显示，同时对海洛因和冰毒成瘾的戒毒人员在复吸倾向总分、戒毒意愿上得分较高，造成这一结果的原因可能是有些海洛因成瘾者最初想通过吸食冰毒戒掉海洛因，最后反而对两种毒品都成瘾，从而坚定了毒品戒不掉的信念，因此戒毒的信心降低；此外，单纯吸食冰毒的戒毒人员对冰毒存在不合理认知，认为冰毒不会成瘾，很容易戒掉，所以戒毒信心较大。

此外，还发现在身心状况维度上，海洛因成瘾者的得分显著高于冰毒成瘾者的得分，造成这一结果的原因可能是由于海洛因成瘾者在戒断期间感到身体不适，比如在天气湿冷时骨头有虫蚁咬噬感。孙步青等人在研究中发现，76.75%的海洛因依赖者因身体不适等生理因素而复吸[80]。而冰毒成瘾者在戒毒期间感到嗜睡、抑郁，并无明显的躯体不适感，正如张开镐在其研究中指出，冰毒的阶段反应没有阿片类显著[81]。

2.6.2 女性戒毒人员特质应对方式、自我控制与其复吸倾向的关系

2.6.2.1 女性戒毒人员自我控制现状

戒毒人员的自我控制是指个体通过抑制对毒品的冲动、自动化或习惯

性反应，有意识地对内在的心理活动和外显行为施加影响，从而达到不吸毒的目标。研究结果表明，本研究中的强制戒毒人员自我控制能力总分平均分为 32.62 ± 8.55，而《吸毒者自我控制量表》的计分范围是 18—72 分，可见本研究中的女性戒毒人员自我控制能力偏低，做事容易冲动，吸毒时抱有侥幸心理，甚至不会思考吸毒的后果，凭自己一时情绪做事情，情绪较差时常以吸毒作为解决烦恼的方式。此外，长期吸食毒品对人的性格也造成一定的影响，变得敏感、孤僻、冲动，也变得不思进取[2]。

通过进一步分析不同婚姻状况的女性强制戒毒者自我控制能力的差异发现，已婚组的自我控制总分显著高于未婚组，已婚者有家庭责任感，尤其是对子女的责任感，即使吸毒也会避开孩子，怕孩子发现，而未婚组常一个人独居，没有家人在身边监督，自己想吸毒就吸毒，不考虑后果。此外，也有研究显示，有些女性吸毒者存在卖淫、性行为混乱等行为，而社会对于女性这类行为的态度比男性严厉，女性吸毒者因此被强加上"行为不检点"的"标签"，尤其是未婚的女性承受的压力更大。而女性在情感上具有较强的依赖性，渴望有个依靠，而家庭、社会对她们的不原谅、不接纳，给了她们很大的打击，这也是她们最终自暴自弃的原因之一[82]。

通过分析不同受教育女性强制戒毒者自我控制能力的差异还发现，小学组的女性戒毒人员在行为自控性、情绪平和性上显著低于初中组、中专组，这可能是因为小学组中一部分人年龄较大，吸毒时间较长，已形成一种吸毒的自动化行为模式，也有人在最初吸毒时家庭条件优越，把吸毒当成是一种社会地位的象征，但是现在因为毒品而一无所有，心理落差大，情绪反复无常。也有一部分年龄较小的女性戒毒人员因家庭条件较差只上完小学就辍学，年纪较小，人生观、价值观尚未成熟，整日无所事事，羡慕社会上一些混混，觉得他们有本事、有地位，把吸毒当成自己与众不同的标志，而又处于青春期，较为叛逆，容易冲动。也有研究显示吸毒人员较多相信命运、运气等外在因素决定事情的结果，因而不会努力学习，学习成绩不理想，对学校失去兴趣，因而早早辍学，离开校园[83]。

2.6.2.2　女性戒毒人员特质应对方式、自我控制与复吸倾向的关系

从女性戒毒人员特质应对方式与复吸倾向的相关关系可以看出，复吸倾向与消极应对方式呈显著正相关，与积极应对方式呈显著负相关，其中戒毒意愿、身心状况、物质替代与消极应对方式呈显著正相关。善于采用积极应对方式的戒毒人员在面临毒品诱惑时能够采取积极、有效的应对方式，而善于采用消极应对方式的戒毒人员在面临生活事件、毒品诱惑时，"一毒解千愁"，复吸的可能性更大，这与陈丹等人的研究结果相一致[84]。

从女性戒毒人员自我控制与复吸倾向的相关关系可以看出，复吸倾向及其各维度与自我控制及其各维度呈负相关，说明自我控制能力越差，复吸倾向越大，而自我控制能力越强，复吸倾向越小。这与龚斌等人对130名海洛因戒断者进行调查结果相一致[25]。

2.6.2.3　女性强制戒毒人员特质应对方式、自我控制对复吸倾向的预测作用

女性戒毒人员复吸倾向线性回归结果表明，积极应对方式、自我控制和年龄能在一定程度上预测复吸倾向总分、戒毒意愿和将来环境，消极应对方式和自我控制能在一定程度上预测身心状况和社会支持。

多元线性回归分析结果说明，自我控制在一定程度上可以负向预测复吸倾向和戒毒意愿，也就是说自我控制水平越高，预示着复吸倾向越小、戒毒信念越强。同时，积极应对方式一定程度上可以负向预测复吸倾向和戒毒意愿，也就是说越善于采用积极应对方式，预示着复吸倾向越小、戒毒信念越强。

此外，根据结构方程模型结果可以得知，自我控制不仅可以直接影响复吸倾向，而且可以通过消极应对方式和积极应对方式间接作用于复吸倾向。

2.7　调查研究小结

（1）调查的女性戒毒人员普遍表现出较高的复吸倾向，戒毒动机是动态变化的。此外，不同受教育程度的女性戒毒人员在复吸倾向方面并无显著差异，在婚姻状态方面未婚的女性戒毒人员复吸倾向得分均显著高于已婚的女性戒毒人员和离异的女性戒毒人员；在毒品成瘾种类方面，同时对海洛因和冰毒成瘾的女性戒毒人员复吸倾向最高。

（2）调查的女性戒毒人员自我控制能力普遍较低。在婚姻状态方面，已婚的女性戒毒人员自我控制能力显著高于未婚组；在受教育程度方面，小学组的女性戒毒人员行为自控性和情绪平和性不如初中组和中专组的女性戒毒人员。

（3）调查的女性戒毒人员自我控制与消极极应对方式和复吸倾向呈负相关关系，消极应对方式与复吸倾向呈正相关关系。

（4）女性戒毒人员自我控制既可以直接影响复吸倾向，也可以通过特质应对方式间接影响复吸倾向。

3　干预研究

3.1　研究目标

本研究拟通过对女性戒毒人员进行一系列团体心理干预，让女性戒毒人员坚定戒毒信念，加强自我控制力，学会成熟的应对策略和技巧，主动调节自己的认知、情绪和行为，拒绝毒品诱惑，降低复吸倾向，为出所后延长操守时间奠定良好基础。

3.2　研究假设

根据研究目的，提出以下几种假设：

假设 1：女性戒毒人员自我控制与复吸倾向存在负相关。

假设 2：通过自我控制团体辅导干预，女性戒毒人员的自我控制力提高，应对方式更加成熟，复吸倾向降低。

3.3　研究对象

纳入标准：无明显躯体戒断症状、无精神病史、未接受过心理辅导。采用完全随机抽样方法，选取 72 名研究对象，随机分为干预组和对照组，干预组 36 名女性戒毒人员，实验组 36 名女性戒毒人员。要求这两组前测结果在自我控制、复吸倾向、特质应对方式方面没有显著的统计学差异。

3.4　研究工具

采用与基线调查的调查问卷一致，包括《基本情况调查表》《吸毒者自我控制问卷》《复吸倾向问卷》《特质应对方式问卷》。

3.5　研究程序

实施前测：在干预开始前 2 周对干预组和对照组进行问卷测量，由研究者本人统一发放问卷并现场回收，由所内一名心理行为矫治中心民警协助。测量地点同调查研究。

实施干预：干预组参与连续 7 周的"自我控制团体辅导"，每周一次，每次 150 分钟，对照组不进行干预。

实施即时后测：干预结束后，立即对两组被试进行即时后测，所用问卷与前测相同，实验组增加一份主观评价表。测量指导者及地点与调查研究相同。

实施延时后测：在干预结束后两个月，对两组被试进行延时后测，所用问卷、指导者、地点与调查研究相同。

3.6 研究设计

3.6.1 调查研究基础

调查研究中的结果显示，女性戒毒人员复吸倾向较高，自我控制、特质应对方式能够影响复吸倾向，具体表现为：自我控制能力越高，积极应对方式越成熟的女性戒毒人员，其复吸倾向就越低。因此，在自我控制团体辅导中，旨在提高女性戒毒人员自我觉察能力，改善其对自身内在心理活动与吸毒行为的控制能力，培养积极的应对方式，从而提高戒毒信念，降低复吸倾向，为成功戒掉毒品奠定良好的基础。

3.6.2 心理学理论基础

理论和实践是相互作用的，一方面，心理学理论能够指导心理学实践；另一方面，心理学实践结果促进心理学理论的发展和完善。在本研究中，自我控制团体辅导的理论基础包括以下几点。

3.6.2.1 人本主义心理学理论

人本主义心理学强调人的价值、尊严和自我实现，认为人是自我负责的，并且信任每个人都有这样的能力。同时，心理健康是指摆脱那些取悦他人的思想和行为，转向自我控制。此外，人本主义心理学非常注重人的自我察觉，即体验当时当下发生了什么事情，体验自己的感受是什么，意义是什么，选择何种方式来应对，自我察觉有利于个人成长，该理论的这些观点为自我控制团体辅导具体内容提供重要参考。

3.6.2.2 存在主义心理学

罗洛·梅认为心理健康的重要标志是存在感，具有存在感的人有强烈的自我意识。当一个人的自我意识越强，那么自由选择范围就越大，就越有可能对自己进行认真的考察和预想，人的意志和决定就越有创造性和责任感。其次，具有存在感的人能进行价值和目标的选择。因此，在本研究中的自我控制团体辅导方案中，引导女性戒毒人员探索自身的存在感，从而有利于女性戒毒人员对自身行为的选择与控制。

3.6.2.3 群体动力学理论

群体动力学（Group dynamics）认为一个团体并不是每个个体的简单相加，而是由团体内每个个体相互依存的内在关系决定的。一般来说，一个具有较强内聚力的团体，其中个体成员动机与团体目标融为一体，很难区分。因此，通过引起团体的改变来改变其个体成员，要比直接改变个体容易，这一观点为团体互动提供理论基础。

3.6.2.4 积极心理学理论

积极心理学提倡积极的、阳光的生活态度，用正向思维分析问题，从而激发出个体内在的积极力量。因此，在团体干预过程中，引导女性戒毒人员从正向的、积极的角度看待戒毒。

3.6.3 基本原则

为了保障团体活动可以安全、顺利、有效的进行下去，设置了一些基本原则，比如保密原则、无条件尊重原则、安全无伤害原则等，研究者与研究对象共同签订保密协议书。

3.6.4 自我控制训练的目标及内容

自我控制团体辅导的目标是提高女性戒毒人员自我控制能力，改善消极应对方式，培养积极应对方式，从而改善复吸倾向现状，团体辅导方案大纲见表3-1，具体内容见附录二。

表 3-1　自我控制团体辅导方案大纲

阶段	主题	活动目标	活动内容
创始期	初识	1. 介绍团体目标与内容	1. 温柔体操、海底捞月、人椅活动
		2. 成员间建立信任关系	2. 个性名片
		3. 澄清对团体的期望	3. 分享与总结
		4. 共同制定团体规范	
过渡期、工作期	问题面对	1. 增加戒毒人员相互信任程度	1. 高台演讲、松鼠大树
		2. 矫正对毒品的不当认知	2. 矫正对毒品、戒毒的不当认知
		3. 认识自我控制力	3. 分享与鼓励
	情绪管理	1. 提高对情绪的觉察性、自控性	1. 情绪蹲、情绪体验
		2. 学会积极应对	2. 画火山，讨论情绪管理方法
			3. 制定戒毒目标
	信念强化	1. 矛盾识别与解决	1. 成长三部曲
		2. 增强自我觉察能力并降低冲动加工的强度	2. 面对毒品照片、吸毒视频、毒品实物模型，体会自身变化，讨论自我控制策略
		3. 进一步强化戒毒信念	3. 制定自我控制策略卡，每日练习。
	提高行为执行力，做承诺	1. 角色扮演	1. 心有千千结
		2. 制定达到戒毒目标的评估标准	2. 角色扮演：戒毒目标、戒毒信念、毒品、毒友，全程只能用肢体动作、表情等非言语交流。讨论总结实现戒毒目标的评估标准。
			3. 主题作画，做承诺
结束期	祝福—分别	1. 回顾两个月来的成长与收获	1. 回顾团体活动，感受自己成长的喜悦
		2. 巩固戒毒信念，自信面向未来	2. 回顾自我控制心理策略与行为策略，对团体进行评价
			3. 拥抱、告别

3.7 研究结果

3.7.1 干预前两组的均衡性检验

比较干预组和对照组自我控制、特质应对方式和复吸倾向各维度是否存在差异，根据表 3-2 的结果可知，两组在自我控制、特质应对方式和复吸倾向各维度方面的差异不具有统计学意义（$p>0.05$）。

表 3-2　干预前两组在自我控制、特质应对方式和
复吸倾向等指标的均衡性检验（$\bar{x} \pm s$）

变　　量	干预组（n=36）	对照组（n=36）	t
行为自控性	8.64 ± 1.87	9.31 ± 2.00	−1.462
情绪平和性	6.83 ± 1.32	6.39 ± 1.48	1.345
后果自知性	4.92 ± 1.30	4.56 ± 1.25	1.202
情绪自控性	5.11 ± 1.49	5.25 ± 1.73	−0.365
行为执行性	5.00 ± 1.53	4.89 ± 1.17	0.347
自我控制总分	30.50 ± 4.53	30.39 ± 4.62	0.103
消极应对方式	31.81 ± 5.36	32.50 ± 5.49	−0.543
积极应对方式	35.19 ± 5.44	33.31 ± 6.27	1.365
戒毒意愿	29.06 ± 6.93	30.83 ± 4.87	−1.259
将来环境	13.33 ± 3.02	12.67 ± 2.35	1.044
身心状况	6.64 ± 1.40	6.86 ± 1.10	−0.750
物质替代	2.36 ± 1.20	2.78 ± 1.02	−1.590
社会支持	1.69 ± 1.45	2.17 ± 1.63	−1.299
复吸倾向总分	53.08 ± 10.14	55.31 ± 7.38	−1.063

3.7.2 自我控制团体辅导效果量表评价结果

3.7.2.1 干预前后女性戒毒人员复吸倾向及各维度的差异比较

根据重复测量方差分析结果可知，两组在复吸倾向总分、戒毒意愿、物质替代、社会支持 4 个方面具有显著的处理效应（F=49.517，$p<0.001$；

$F=26.72$，$p<0.001$；$F=6.107$，$p=0.016$；$F=4.610$，$p=0.035$），复吸倾向总分、戒毒意愿和物质替代 3 个维度的得分有随时间变化的趋势（$F=4.776$，$p=0.01$；$F=14.784$，$p<0.001$；$F=5.331$，$p=0.006$），此外，在复吸倾向总分、戒毒意愿和社会支持 3 个维度上，时间效应随着分组的不同而有所差别（$F=14.249$，$p<0.001$；$F=10.022$，$p<0.001$；$F=7.599$，$p=0.001$），详细结果见表 3-3，以及图 3-1 至图 3-6。

表 3-3 复吸倾向及各维度的重复测量方差分析结果

变量	处理效应		时间效应		处理效应 × 时间效应	
	F	p	F	p	F	p
复吸倾向总分	49.517	<0.001	4.776	0.010	14.249	<0.001
戒毒意愿	26.72	<0.001	14.784	<0.001	10.022	<0.001
将来环境	2.272	0.136	0.784	0.458	2.898	0.058
身心状况	0.457	0.501	1.845	0.162	2.903	0.058
物质替代	6.107	0.016	5.331	0.006	2.297	0.104
社会支持	4.610	0.035	1.234	0.294	7.599	0.001

MEASURE_1 的估算边际均值

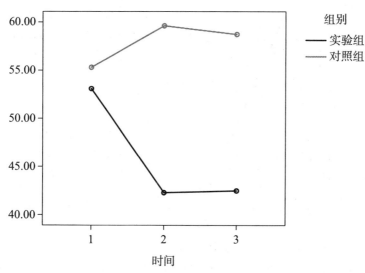

图 3-1 两组复吸倾向总分的重复测量比较

MEASURE_1 的估算边际均值

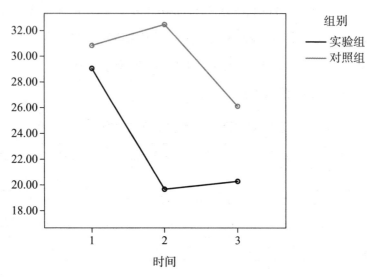

图 3-2 两组戒毒意愿的重复测量比较

MEASURE_1 的估算边际均值

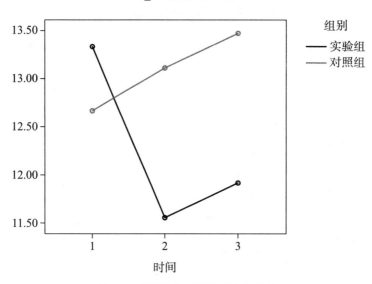

图 3-3 两组将来环境的重复测量比较

MEASURE_1 的估算边际均值

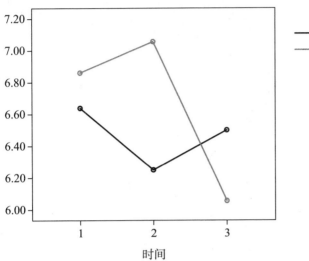

图 3-4 两组身心状况的重复测量比较

MEASURE_1 的估算边际均值

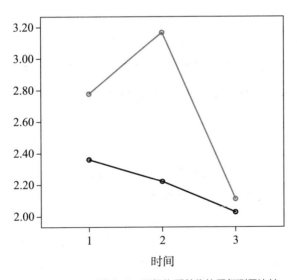

图 3-5 两组物质替代的重复测量比较

MEASURE_1 的估算边际均值

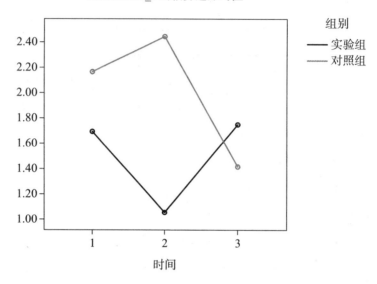

图 3-6　两组社会支持的重复测量比较

　　进一步分析两组在不同时间点上的差异，结果发现，对照组的复吸倾向在即时后测和延时后测均显著高于干预组，具有统计学意义（$p<0.001$），而戒毒意愿在即时后测和延时后测均显著弱于干预组，也具有统计学意义（$p<0.01$）。此外，还发现，干预组的社会支持在即时后测时显著强于对照组，并且干预组的物质替代程度在即时后测时显著弱于对照组，而在干预后两个月的延时后测中两组不再具有显著性差异。详细结果见表3-4。

表 3-4　干预组与对照组在不同时间点上复吸倾向
及各维度的组间差异比较（$\bar{x} \pm s$）

变量	组别	前测	即时后测	延时后测
复吸倾向总分	干预组	53.08 ± 10.14	40.75 ± 14.51***	42.47 ± 12.39***
	对照组	55.31 ± 7.39	58.25 ± 7.48	58.72 ± 10.00

续表

变量	组别	前测	即时后测	延时后测
戒毒意愿	干预组	29.06 ± 6.93	19.67 ± 10.91***	20.28 ± 9.08**
	对照组	30.83 ± 4.87	32.47 ± 4.66	26.11 ± 10.76
将来环境	干预组	13.33 ± 3.02	11.56 ± 4.69	11.92 ± 3.58
	对照组	12.67 ± 2.35	13.11 ± 2.54	13.47 ± 4.06
身心状况	干预组	6.64 ± 1.40	6.25 ± 2.21	6.50 ± 1.87
	对照组	6.86 ± 1.10	7.06 ± 1.41	6.06 ± 2.25
物质替代	干预组	2.36 ± 1.20	2.22 ± 1.62**	2.02 ± 1.44
	对照组	2.78 ± 1.02	3.17 ± 0.81	2.11 ± 1.47
社会支持	干预组	1.69 ± 1.45	1.06 ± 1.26***	1.75 ± 1.50
	对照组	2.17 ± 1.63	2.44 ± 1.27	1.42 ± 1.70

注：*$p<0.05$，**$p<0.01$，***$p<0.001$。

3.7.2.2　干预前后女性戒毒人员特质应对方式及各维度的差异比较

根据重复测量方差分析结果可知，两组在消极应对方式和积极应对方式方面的处理效应均显著（$F=14.886$，$p<0.001$；$F=6.553$，$p<0.05$），并且均有随时间变化的趋势（$F=5.556$，$p=0.005$；$F=4.813$，$p=0.01$），消极应对方式的时间效应会因分组的不同而有所差别（$F=5.306$，$p=0.006$）、详细结果见表3-5，以及图3-7和图3-8。

表3-5　应对方式及各维度重复测量方差分析

变量	处理效应		时间效应		处理效应 × 时间效应	
	F	p	F	p	F	p
消极应对方式	14.886	<0.001	5.556	0.005	5.306	0.006
积极应对方式	6.553	0.013	4.813	0.010	1.358	0.260

MEASURE_1 的估算边际均值

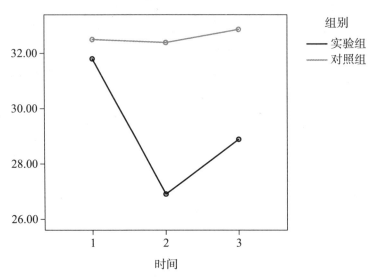

图 3-7　两组消极应对方式的重复测量比较

MEASURE_1 的估算边际均值

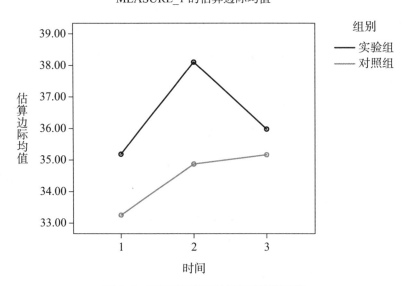

图 3-8　两组积极应对方式的重复测量比较

进一步分析两组在不同时间点上的差异，结果发现，干预组的消极应对方式在即时后测和延时后测均显著低于对照组（ $p<0.01$ ），同时，干预组的积极应对方式在即时后测显著高于对照组（ $p<0.01$ ）。具体结果见表3-6。

表3-6　干预组和对照组在不同时间点上的特质应对方式
及各维度组间差异比较（ $\bar{x} \pm s$ ）

变量	组别	前测	即时后测	延时后测
消极应对方式	干预组	31.81 ± 5.36	26.92 ± 5.22***	28.89 ± 3.76**
	对照组	32.50 ± 5.48	32.39 ± 5.80	32.86 ± 5.48
积极应对方式	干预组	35.19 ± 5.44	38.08 ± 3.35**	36.00 ± 4.08
	对照组	33.31 ± 6.27	34.89 ± 4.37	35.19 ± 4.84

注：$*p<0.05$，$**p<0.01$，$***p<0.001$。

3.7.2.3　干预前后女性戒毒人员自我控制及各维度的差异比较

根据重复测量方差分析结果可知，两组在自我控制及其各个维度上均有显著的处理效应（ $p<0.001$ ），并且自我控制及其各个维度得分都有随时间变化的趋势（ $p<0.001$ ），同时时间效应会随着分组的不同而有所差异（ $p<0.001$ ）。详细结果见表3-7，以及图3-9到图3-14。

表3-7　自我控制及各维度的重复测量方差分析结果

变量	处理效应		时间效应		处理效应 × 时间效应	
	F	p	F	p	F	p
自我控制总分	65.570	<0.001	60.818	<0.001	47.919	<0.001
行为自控性	36.527	<0.001	37.492	<0.001	30.492	<0.001
情绪平和性	57.823	<0.001	43.752	<0.001	22.162	<0.001
后果自知性	37.158	<0.001	26.382	<0.001	8.529	<0.001
情绪自控性	31.657	<0.001	21.422	<0.001	16.545	<0.001
行为执行性	78.940	<0.001	46.510	<0.001	24.833	<0.001

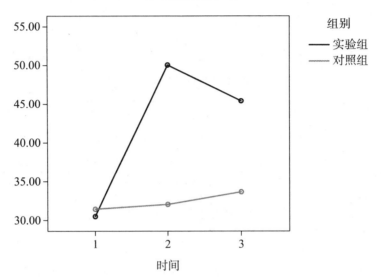

图 3-9　两组自控控制总分的重复测量比较

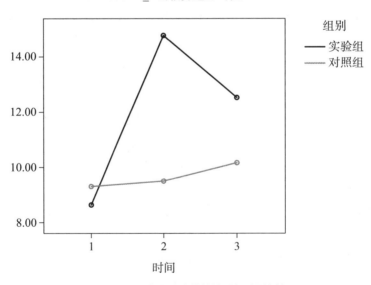

图 3-10　两组行为自控性的重复测量比较

MEASURE_1 的估算边际均值

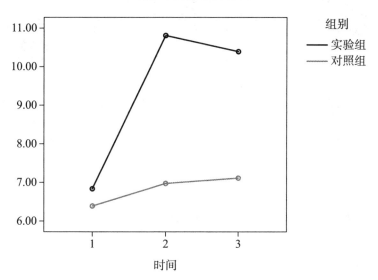

图 3-11　两组情绪平和性的重复测量比较

MEASURE_1 的估算边际均值

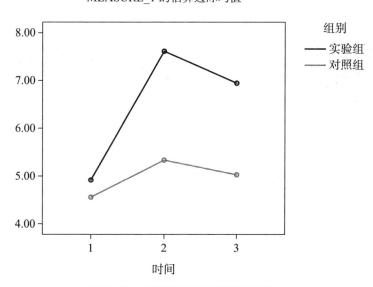

图 3-12　两组后果自知性的重复测量比较

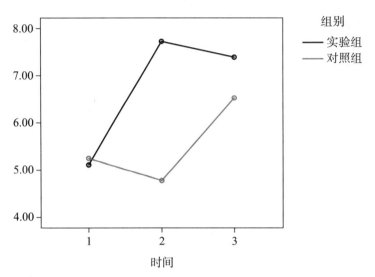

图 3-13　两组情绪自控性的重复测量比较

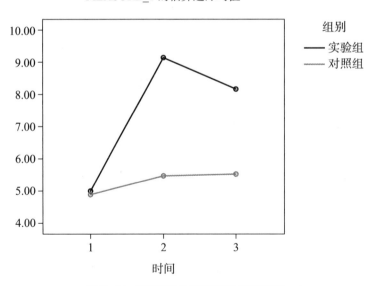

图 3-14　两组行为执行性的重复测量比较

进一步分析两组在不同时间点上的差异，结果发现，干预组的自我控制及其各维度的得分在即时后测和延时后测均显著高于对照组（$p<0.05$），说明自我控制团体辅导有效提高了女性戒毒人员的自我控制能力，且效果具有一定的延时性。具体结果见表3–8。

表 3–8　干预组与对照组在不同时间点上自我控制
及各维度的组间差异比较（$\bar{x} \pm s$）

变量	组别	前测	即时后测	延时后测
自我控制总分	干预组	30.50 ± 4.53	50.06 ± 9.07***	45.42 ± 7.20***
	对照组	31.44 ± 5.14	32.06 ± 4.26	33.67 ± 6.70
行为自控性	干预组	8.64 ± 1.87	14.78 ± 2.87***	12.53 ± 2.41**
	对照组	9.31 ± 2.00	9.50 ± 1.81	10.17 ± 3.47
情绪平和性	干预组	6.83 ± 1.32	10.81 ± 2.86***	10.39 ± 2.36***
	对照组	6.38 ± 1.48	6.97 ± 1.44	7.11 ± 1.69
后果自知性	干预组	4.92 ± 1.30	7.61 ± 1.92***	6.94 ± 2.12***
	对照组	4.56 ± 1.25	5.33 ± 1.33	5.03 ± 1.50
情绪自控性	干预组	5.11 ± 1.49	7.72 ± 1.89***	7.39 ± 1.52*
	对照组	5.25 ± 1.73	4.78 ± 1.38	6.53 ± 1.70
行为执行性	干预组	5.00 ± 1.53	9.14 ± 2.07***	8.17 ± 2.01***
	对照组	4.89 ± 1.17	5.47 ± 1.28	5.53 ± 1.52

注：*$p<0.05$，**$p<0.01$，***$p<0.001$。

3.7.3　自我控制团体辅导干预效果主观评价

3.7.3.1　干预组团体辅导干预结束后的主观评分结果

在团体辅导干预结束后的即时后测中，自行设计的基本情况反馈调查表中设计了5道主观评分题，每题0—5分，0分表示非常不满意，5分表示非常满意，36名干预组女性戒毒人员全都参与了测试。结果见表3–9。

表 3-9　干预后主观评分提汇总

题目	内　　容	N	Max	Min	$\overline{x} \pm s$
1	对团体氛围的满意度	36	5	4	4.67 ± 0.48
2	对团体结构的满意度	36	5	4	4.61 ± 0.49
3	对课程内容的满意度	36	5	4	4.61 ± 0.55
4	对指导者的满意度	36	5	4	4.94 ± 0.23
5	对个人收获的满意度	36	5	4	4.61 ± 0.49

3.7.3.2　干预结束后干预组的主观评估结果

在自我控制团体辅导结束后，对干预组进行的主观评估内容较多，接下来简要梳理主观评估内容，具体内容汇总如下：

问题一：请简要谈一谈，你的自我控制能力有提高吗？

"以前真的不知道自己的信念、目标在哪里，也许心里根本就没有那些东西，只有毒品。通过这几次团体，想到人活一辈子，要学的东西有很多，也明白自我控制的方法有很多种，无论是做人做事，都应该有思考之后再去做，不要冲动，如果给自己打分的话，以前的戒毒信心只有 5 分，现在是 10 分（满分 10 分）。"也有人谈道："通过自我控制团体辅导，让一直以来不敢面对的事终于能够勇敢面对，学会了自我控制的方法，在心情不好想吸毒的时候，先闭上眼睛冷静 5 分钟，坚信'毒能戒，毒必戒'，如果给自己打分的话，以前我的戒毒信念、戒毒信心是 0 分，现在我的戒毒信念是 5 分，戒毒信心是 7 分（满分 10 分）。"

此外，提高自我控制能力的方法汇总如下：学会控制情绪、管理情绪，发牢骚和抱怨没用，要保持一颗平常心，先想想后果，再决定做不做；也可以转移注意力，不去想毒品，用深呼吸的方法缓解疲劳，而不是用毒品麻痹自己，世界有很多选择，唯"毒"不可。现在在做选择的时候，可以很清晰地为自己的选择定位，告诉自己今后该做什么，怎么做，能不能做，是不是还能做得更好。

问题二：通过本系列团体辅导，你对自己实现戒毒目标的信心如何？

有 9 名戒毒人员的戒毒目标是永远不吸毒，对实现自己戒毒目标的信心 90%—100%；有 4 名戒毒人员的戒毒目标是 5 年，对自己实现戒毒目标的信心在 80%—100%；有 10 名戒毒戒毒人员的戒毒目标是 2 年，对自己实现戒毒目标的信心在 80%；有 7 名戒毒人员的戒毒目标是 1 年，对实现自己戒毒目标的信心在 50%—100%；有 2 名戒毒人员的戒毒目标是 2 个月—6 个月，对自己实现戒毒目标的信心在 80%—100%；其他 8 名戒毒人员的戒毒目标并没有明确的时间，有的是在父母有生之年绝不再碰毒品，有的是在孩子成人之前不再碰毒品。

3.8　讨论

由调查研究结果可以看出，特质应对方式和自我控制可以显著预测女性戒毒人员的复吸倾向，所以，要改善女性戒毒人员的复吸倾向现状，就可以通过改善其应对方式和提高自我控制能力来实现。因此在干预研究中的主要目标就是要通过提高女性戒毒人员的自我控制能力和改善其应对方式来间接降低女性戒毒人员的复吸倾向。为了全面地评估此次干预效果，本研究采用客观打分和主观感受评价。从研究结果来看，自我控制团体辅导在一定程度上降低了女性戒毒人员的复吸倾向。

3.8.1　自我控制团体辅导对女性强制隔离戒毒人员复吸倾向的效果评估

复吸倾向是指吸毒者在脱毒治疗成功之后，受多种原因影响，又重新使用毒品的可能性。在干预前，干预组和对照组复吸倾向总分及各维度得分之间没有显著性差异。干预后，在即时后测中，干预组在复吸倾向、戒毒意愿、物质替代和社会支持维度上的得分显著低于对照组，其他维度差异不显著；在延时后测上，干预组的复吸倾向、戒毒意愿得分显著低于对照组的得分，其他维度差异不显著。这就说明，一方面，在团体辅导的干预结束之后，干预组的女性戒毒人员在复吸倾向上得以改善，戒毒信念上有所提高，干预两个月后，戒毒信念依然坚定，仍旧坚信毒品可以戒掉，只要自己坚定信念，就能够成功抵抗毒品的诱惑，干预效果得到保持。另一方面，在干预后两个月，物质替代和社会支持有一定的趋同性，原因可能是在这两个月期间，干预效果没有得到巩固，也可能因为个体对自身及对社会支持的评估是动态变化的，所以在强制隔离戒毒期间，可以考虑增加戒毒人员与家人或重要他人相处的机会，也可以考虑在戒毒人群中开展家庭治疗项目。此外，研究中也发现自我控制团体辅导并不能改善女性戒毒人员的身心状况和将来环境，这可能是因为个体的身心状况一直比较稳定，而将来的环境是客观事实，不易改变，同时女性戒毒人员处于强制隔离戒毒的特殊环境，并不能改变自身的客观环境。

3.8.2 自我控制团体辅导对女性强制隔离戒毒人员特质应对方式的效果评估

特质应对方式是指个体在面临挫折和压力时所采取的认知和行为方式，是心理应激过程中一种重要的中介调节因素。经过自我控制团体辅导干预后，在即时后测上，干预组的消极应对方式得分显著低于对照组，积极应对方式的得分显著高于对照组。在延时后测上，干预组的消极应对方式得分显著低于对照组。这就说明，在团体辅导的干预后，女性戒毒人员掌握了更多积极应对方式，改变了以往的消极应对方式，但是积极应对方式的干预效果未得到巩固和保持，这就说明在戒毒工作中，如何彻底改善戒毒人员的心态和应对方式是一大难点。

3.8.3 自我控制团体辅导对女性强制隔离戒毒人员自我控制现状的效果评估

自我控制是自我意识的重要组成部分，是指不受外界诱惑因素的影响，能够控制自己的情绪冲动和行为的能力，具有一定的指向性和目的性。在干预前，两组自我控制总分及各维度得分差异不显著。经自我控制团体辅导干预之后，在即时后测上，干预组的自我控制总分及各维度得分均显著高于对照组的自我控制总分及各维度得分；在延时后测上，干预组的自我控制总分及各维度得分也显著高于对照组的自我控制总分及各维度得分。这就说明，自我控制团体辅导能有效提高女性戒毒人员对自我控制能力，能够正确认识吸毒的后果，面对毒品诱惑能够三思而后行，而且这一效果能够维持两个月。

3.8.4　自我控制团体辅导干预效果的主观评价

本研究中的自我控制团体辅导的目标就是提高自我控制能力和改善女性戒毒人员特质应对方式，并围绕这一目标设计 7 次团体辅导方案，在团体结束后，对干预组主观评分结果汇总，发现平均满意度在 4.6 以上（满分是 5 分），说明干预组女性戒毒人员对此次团体辅导效果的主观评价是肯定的。

3.8.5　自我控制团体辅导产生成效的原因讨论

3.8.5.1　前期方案设计合理

在查阅大量相关文献的基础上，结合调查研究结果中女性戒毒人员复吸倾向、自我控制和特质应对方式的现状，设计本干预研究中的自我控制团体辅导方案，方案目标明确，即提高自我控制能力，改善消极应对方式，进一步提高积极应对方式，最终降低复吸倾向。

本次团体辅导共有 7 次，利用每周一、周二的教育日时间进行，从初创期"初识"建立良好的信任关系和团体氛围，再到过渡期的"问题面对"、工作期和结束期。在干预过程中，干预主题分别包括建立信任关系、情绪管理、意愿澄清、信念强化和执行力提高，每次团体辅导结束前都与团体成员及时交流感受，最终使得干预取得一定效果。

3.8.5.2 有效实施干预方案

在实施 7 次团体辅导方案的过程中，严格遵守团体活动的要求，一直遵循"保密""安全""无条件尊重"和"互动"原则，并根据活动需要安排1—2名助手，每一次的团体辅导均通过轻松有启发意义的热身游戏开始，营造轻松安全的团体氛围，然后自然过渡到主题活动，通过互相分享、互相鼓励，团体内成员有所收获。此外，每次均有两名所内心理矫治中心民警兼心理咨询师陪同，从而保障本研究顺利进行。

3.8.5.3 戒毒人员积极参与

在调查研究阶段，大部分的女性戒毒人员积极配合，认真填写问卷；在干预研究阶段，女性戒毒人员对提高自我控制能力充满期待，积极参与团体活动，分享环节中能够彼此尊重，彼此信任，不批评、不指责，彼此鼓励，为本研究的顺利进行奠定了良好的基础。

3.8.5.4 单位领导和部门负责人的大力支持

本研究系司法部优势戒治项目一部分，该女子强制隔离戒毒所为本次调查研究和干预研究提供了大力支持，不仅为本次研究提供所需场所，而且得到各大队民警和心理行为矫治中心民警们的支持和配合。

3.9 干预研究小结

（1）总体说来，自我控制团体辅导有效降低了女性戒毒人员的复吸倾向。

（2）此外，自我控制团体辅导有效改善了女性戒毒人员的应对方式和自我控制水平，女性戒毒人员学会了更多使用积极、成熟的应对方式去解决问题，学会情绪管理方法，有效控制自己冲动情绪和冲动行为，在面对毒品诱惑时，能够坚定自己的戒毒目标，坚定戒毒信念，做到三思而后行，为将来成功戒毒奠定良好基础。

4　结论与建议

4.1　研究结论

（1）调查的女性戒毒人员普遍存在高复吸倾向的现象，复吸倾向在婚姻状况、受教育程度、家庭成员有无吸毒和毒品成瘾种类等变量上存在差异。

（2）女性戒毒人员自我控制在婚姻状况和受教育程度方面存在差异。

（3）女性戒毒人员复吸倾向与自我控制、积极应对方式存在负相关关系，与消极应对方式存在正相关关系。

（4）通过干预，自我控制团体辅导对于改善女性戒毒人员复吸倾向有一定的效果，自我控制能力有所提高，面对问题，能够积极应对，避免消极应对。

4.2　建议

戒毒是全世界的难题，并不是短期内能够解决的，虽然心理因素是复吸的主要因素，但是生理因素和客观现实环境也不容轻视，不能期望通过心理辅导就能百分之百戒毒。但是我们可以设立合理的个性化戒毒目标，鼓励戒毒人员戒毒，在戒毒场所内进行日常管理教育时，能够注重指导戒毒人员科学认识毒品的危害，并正确看待戒毒，引导她们积极乐观看待戒毒生活，正确认识戒毒的困难，帮助她们客观评价自己，接纳自己，合理控制冲动情绪和冲动行为，提高自我控制能力，遇到应激事件能采取积极、成熟的应对方式，而不是用毒品来逃避问题，从而避免走上复吸的道路。

干预研究结果表明，自我控制团体辅导能够降低戒毒人员复吸倾向，但在实施团体辅导过程中，应注意以下几点：（1）充分尊重戒毒人员，任何活动都是建立在良好的信任关系基础上的，不能因为对方吸毒而害怕、歧视、不信任对方；（2）在辅导过程中，注意保护每一位成员的安全，每一位戒毒人员都有一些不愿被太多人知道的经历，团体内成员离开团体活动场所后不得与他人交谈，泄露他人隐私；（3）辅导者充分信任戒毒人员，不得将戒毒目标强加给戒毒人员。应鼓励戒毒，当戒毒人员戒毒信心波动时，充分尊重、相信戒毒人员，陪伴戒毒人员找回信心和希望，切不可"反客为主"。

4.3　不足与展望

4.3.1　样本的代表性

本研究只调查了某女子强制隔离戒毒所的戒毒人员，研究结果是否可以推广到男性戒毒人员、社区戒毒人员和其他地区的戒毒人员，还有待于进一步研究。

4.3.2　无关变量的控制

在基线调查阶段，填写问卷的时间、环境等无关因素可能会影响调查结果的可靠性；在团体辅导期间，间隔的节假日、戒毒所内习艺安排等不可避免的因素也可能会对干预效果产生一些影响，这些因素都是有待于进一步的完善和改进的。

4.3.3　研究的深度需要改进

本研究只探讨和研究复吸倾向与特质应对方式和自我控制两个因素的关系，对其他变量没有进行研究，这可能对我们的研究结果和解释有一定的影响，有待于进一步的改进。

参考文献

［1］崔岳峰，刘永有等.38例女性戒毒人员院内心理综合干预的半年操守情况分析［J］.中国药物依赖性杂志，2005，14（2）：117–121.

［2］王登峰，崔红.吸毒者的人格特点分析［J］.中国药物依赖性杂志，2003，12（3）：215-218.

［3］杨玉祥，刘新民等.海洛因依赖者心理健康在戒毒次数上的变化规律及其影响因素分析［J］.中国当代医药，2013，20（6）：6-8.

［4］赵振虎，范文勇，肖洁.关于开展戒毒一体化工作的几点思考［J］.中国药物滥用防治杂志，2017，23（1）：44-46.

［5］刘小瑜，吴建茹.深圳市吸毒人员复吸危险因素分析［J］.东南大学学报（医学版），2015，34（6）：929-933.

［6］许丰盛.我国强制隔离戒毒工作现状及其完善［J］.辽宁警察学院学报，2016，（1）：42-47.

［7］虞静，沈建芬，俞宏，俞丽娜，戴林晔，姜婷婷.海宁市社区美沙酮维持治疗效果评价［J］.中国农村卫生事业管理，2016，36（11）：1427-1429.

［8］冷冰，袁新皓，王德伟，王超，罗英等.成都市成华区2007—2014年美沙酮门诊维持治疗效果评价［J］.中国卫生事业管理，2017，（1）：68-71.

［9］王玮，肇恒伟.戒毒人员复吸的原因及综合干预模式探析［J］.广西警官高等专科学校学报，2012，25（4）：41-44.

［10］曾景川，卢玉明，廖宪柱.系统康复训练对降低海洛因复吸率的观察研究［J］.中国药物滥用防治杂志，2014，20（1）：5-9.

［11］章震宇.海洛因成瘾者复吸倾向的研究［J］.心理科学，2004，27（3）：739-740.

［12］林瑞钦，黄秀瑄.海洛因成瘾者用药信念与渴求信念初探［J］.犯罪学刊（台湾），2004，7（2）：29-66.

［13］葛丽霜，应柳华.内外向人格和社会支持对男性隔离戒毒者的复吸倾向影响［J］.中国健康心理学杂志，2016，24（4）：507-510.

［14］高志勤，余海鹰等.海洛因依赖者复吸的社会心理因素及预防复吸的综合性干预研究［J］.中国健康心理学杂志，2010，18（10）：1169-1170.

［15］陆叶，高菁菁，倪敏.海洛因滥用者复吸情况的分析［J］.中国药物滥用防治杂志，2010，17（1）：26-31.

［16］尹良爽.美沙酮维持治疗阿片类依赖研究进展［J］.安徽医科大学学报，2011，46（2）：189-193.

［17］Teresa RG，Riet D，Robin EC，etal.Methad one disposition in oral fluid during pharm acorherapy for opioid-dependence［J］.Forensic SciInt，2011，206（1-3）：98-102.

［18］夏宇，侯小龙，方建国，王文清，施春阳.中药戒毒药的研究进展［J］.中草药，2016，47（3）：519-527.

［19］王彦霞，张海燕，姬永军，宋康英.针刺配合美沙酮维持治疗对海洛因依赖者生命质量的干预［J］.中国实用医药，2016，11（13）：1-2.

［20］汤园园，张英.近十年来针刺戒毒的研究概况［J］.江汉大学学报（自然科学版），2010，38（3）：71-74.

［21］薛铁成，孔祥平.对司法行政机关强制隔离戒毒工作的思考——以强制隔离戒毒人员回归社会就业情况为视角［J］.云南警官学院学报，2016，（1）：25-31.

［22］杨朝阳，李灿东，李陵军，黄世庚，吕京和.福州地区吸毒人员高危行为特征和复吸原因调查［J］.中国药物依赖性杂志，2009，18（2）：148-151.

［23］龚家辉，董江会，郭丽.女性海洛因戒断者对毒品内隐态度及其与复吸相关性研究［J］.中山大学学报（医学科学版），2016，37（4）：621-625.

［24］马君，申艳琴，周玉林.130例海洛因依赖复吸原因分析.临床荟萃，2006，21（21）：1561.

［25］龚斌，朱千等.自我控制对海洛因戒断者复吸倾向的影响［J］.中国药物滥用防治杂志，2013，19（6）：311-314.

［26］Gottfredson，M.R.，& Hirschi，T.A general theory of crime. Stanford，CA：Stanford University Press.1990.

［27］刘艳棠，周万绪，毕小平.浅谈美沙酮在戒毒治疗中的应用现状［J］.中国药物滥用防治杂志，2017，23（1）：49-51.

［28］王卓.复方中药安君宁治疗海洛因依赖稽延性阶段症状临床研究［J］.中国药物滥用防治杂志，2013，19（5）：251-255.

［29］杜万君，贾少微，尹述贵等.君复康胶囊门诊用于海洛因成瘾人员脱毒的临床研究［J］.中国药物滥用防治杂志，2008（3）：147-149.

［30］Reback CJ，Shoptaw S. Development of an evidence-based，gay-specific cognitive behavioral therapy intervention for methamphet-amine-abusing gay and bisedexual men［J］.Addict Behav，2014，39（8）：1286-1291.

［31］（美）贝克.认知疗法：基础与应用［M］.张怡译.北京：中国轻工业出版社，2009：15-27，83-101，275-296.

［32］王玮.认知行为疗法对甲基苯丙胺成瘾患者负性情绪及复吸倾向的干预效果［J］.山东医药，2015，55（47）：4-6.

［33］Lundahl B W，Kunz C.A meta-analysis of Motivational Interviewing：twenty-five years of empirical studies［J］. Research on Social Work Practice，2010，20（2）：137-160.

［34］余青云，达世君，余功才.动机强化疗法对强制隔离戒毒人员戒毒动机的影响及效果［J］.中国药物滥用防治杂志，2017，23（1）：25-36.

［35］Chen，G.Natural recovery from drug and alcohol addiction among Israeli prisoners［J］.Journal of Offender Rehabilitation，2006，43（3）：1-17.

［36］庄艳佳，沈勇强.意义治疗的团体辅导对于戒毒者复吸倾向的影响［J］.心理科学，2015，38（2）：468-473.

［37］任攀.意象对话技术对戒毒人员的心理干预效果研究［D］.北京林业大学，2007.

［38］刘卫．"系统脱敏疗法"在戒毒治疗中的疗效评价［J］．中国药物滥用防治杂志．2006，72（3）：128-131.

［39］曾祥龙，刘翔平，于是．接纳与承诺疗法的理论背景、实证研究与未来发展［J］．心理科学进展，2011，19（7）：1020-1026.

［40］刘仁菲．论美国戒毒模式的经验和启示［J］．云南警官学报，2016，（3）：8-11.

［41］Bradley T. Conner, Judith A. Stein, Douglas Longshore. Examining Self-Control as a Multidimensional Predictor of Crime and Drug Use in Adolescents with Criminal Histories［J］. The Journal of Behavioral Health Services & Research, 2009, 36（2）: 137-149.

［42］Yi-Yuan Tang, Michale I. Posner, Mary K.Rothbart. Circuitry of Self-control and its Role in Reducing Addiction［J］. Trends in Congnitive Sciences, 2015, 19（8）: 439-444.

［43］Telzer, E.H., Masten, C.L., Berkman, E.T., Lieberman, M.D., Fuligni, A.J. Neural Regions Associated with Self Control and Mentalizing are Recruited During Prosocial Behaviors Towards the Family［J］. NeuroImage, 2011, 58（1）: 242-249.

［44］Gailliot, M.T., Baumeister, R.F., & DeWall, C.N., et al.. Self-Control Relies on Glucose as a Limited Energy Source：Willpower Is More Than a Metaphor［J］. Journal of Personality and Social Psychology, 2007, 92（2）: 325-336.

［45］谭树华，郭永玉．大学生自我控制量表的修订［J］．中国临床心理学杂志，2008，16（5）：468-470.

［46］刘金花，庞美云，杨慧芳．儿童自我控制学生自陈量表的编制［J］．心理科学，1998，21（2）：108-112.

［47］王红姣，卢家楣．中学生自我控制能力问卷的编制及其调查［J］.

心理科学，2004，27（6）：1477-1482.

［48］张佳.吸毒者自我控制能力问卷的编制及其特点［J］.精神医学杂志，2009，22（2）：102-104.

［49］Myrseth K O R，Fishbach A. Self-control：A Function of Knowing When and How to Exercie Restraint［J］. Current Directions in Psychological Science，2009，18（4）：247-252.

［50］Hofmann W，Friese M. Impulses Got the Better of me：Alcohol Moderates the Influence of Implicit Attitudes Toward Food Cues on Eating Behavior［J］. Journal of Abnormal Psychology，2008，117（2）：420-427.

［51］Seibt B.，Hafner M.，Deutsch R. Prepared to Eat：How Immediate Affective and Motivational Responses to Food Cues are Influenced by Food Deprivation［J］. European Journal of Social Psychology，2007，37（2）：359-379.

［52］Gawronski B.，Bodenhausen G V. Associative and Propositional Processes in Evaluation：An Integrative Review of Implicit and Explicit Attitude Change［J］. Psychological Bulletin，2006，132（5）：692-731.

［53］Strack F. Deutsch R. Refective and Impulsive Determinants of Social Behavior［J］. Personality and Social Psychology Review，2004，8（3）：220-247.

［54］Ostafin BD，Marlatt G，Greenwald AG. Drinking Without Thinking：An Implicit Measure of Alcohol Motivation Predicts Failure to Control Alcohol Use［J］. Behavior Research and Therapy，2008，46（11）：1210-1219.

［55］Karpinski A，Steinman RB. The Single Category Implicit Association Test as a Measure of Implicit Social Cognition［J］. Pers Soc Psychol，2006，91（1）：16-32.

［56］Barrett LF，Tugade M，Engle RW. Individual Differences in Working Memory Capacity and Dual-process the Ories of the Mind［J］. Psychol Bull，

2004, 130（4）：553-573.

［57］Tice D M, Baumeister R F, Shmueli D, Muraven, M. Restoring the Self: Positive Affect helps Improve Self-regulation Following Ego Depletion ［J］. Journal of Experimental Social Psychology, 2007, 43（3）：379-384.

［58］Webb T L, Sheeran P. Can Implementation Intentions Help to Overcome Ego-depletion? ［J］. Journal of Experimental Social Psychology, 2003, 39（3）：279-286.

［59］Hare T A, Gamerer C F, Rangel A. Self-cntrol in Decision-making Involves Modulation of the vmPFC Valuation system ［J］. Science, 2009, 324（5927）：646-648.

［60］Demos K E, Kelley W M, Heatherton T F. Dietary Restraint Violations Influence Reward Responses in Nucleus Accumbens and Amygdala ［J］. Journal of Cognitive Neuroscience, 2011, 28（3）：1952-1963.

［61］Diekhof E K, Gruber O. When Desire Collides with Reason: Functional Interactions between Anteroventral Prefrontal Cortex and Nucleus Accumbens Underlie the Human Ability To Resist Impulsive Desires ［J］. The Journal of Neuroscience, 2010, 30（4）：1848-1943.

［62］Hofmann W, De Houwer J, Perugini M, et al. Evaluative conditioning in Humans: A meta-analysis ［J］. Psychological Bulletin, 2010, 136（3）：390-421.

［63］Mitchell CJ, De Houwer J, Lovibond PF. The propositional nature of human associative learning ［J］. Behavioral and Brain Sciences, 2009, 32（2）：183-198.

［64］Gailliot MT, Plant EA, Butz DA, et al. Increasing self-regulatory strength can reduce the depleting effect of suppressing stereotypes ［J］. Personality and Social Psychology Bulletin, 2007, 33（2）：281-294.

［65］Oaten M，Cheng K. Improved self-control：The benefits of a regular program of academic study［J］. Basic and Applied Social Psychology，2006，28（1）：1-16.

［66］Oaten M，Cheng K. Longitudinal gains in self-regulation from regular physical exercise［J］. British Journal of Health Psychology，2006，11：717-733.

［67］Oaten M，Cheng K. Improvements in self-control from financial monitoring［J］. Journal of Economic Psychology，2007，28（4）：487-501.

［68］Houben K，Schoenmakers TM，Wiers RW. I didn't feel like drinking but I don't know why：The effects of evaluative conditioning on alcohol-related attitudes，craving and behavior［J］. Addictive Behaviors，2010，35（12）：1161-1163.

［69］Papies EK，Barsalou LW，Custers R. Mindful attention prevents mindless impulses［J］. Soc Psychol Pers Sci，2012，3（3）：291-299.

［70］Friese M，Messner C，Schaffner Y. Mindfulness meditation counteracts self-control depletion［J］. Conscious Cogn，2012，21（2）：1016-1022.

［71］Sunram-Lea SI，Foster JK，Durlach P，et al. Investigation into the significance of task difficulty and divided allocation of resources on the glucose memory facilitation effect［J］. Psychopharmacology，2002，160（4）：387-397.

［72］Gailliot MT，Baumeister RF，Dewall CN，et al. Self-control relies on glucose as a limited energy source：willpower is more than a metaphor［J］. J Pers Soc Psychol，2007，92（2）：325-336.

［73］谢静.体育锻炼对大学生自我控制能力的影响［D］.重庆：西南大学，2016.

［74］Tyler JM, Burns KC. After depletion: the replenishment of the Self's regulatory resources［J］. Self Identity, 2008, 7（3）: 305–321.

［75］SchmeichelL BJ, Vohs K. Self–affirmation and self–control: affirming core values counteracts ego depletion［J］. J Pers Soc Psychol, 2009, 96（4）: 770–782.

［76］Watterson K, Brian R. Religiosity and self–control: when the going gets tough, the religious get self–regulating［J］. Psychol Religion Spirituality, 2012, 4（3）: 193–205.

［77］Barrett LF, Tugade MM, Engle RW. Individual differences in working memory capacity and dual–process theories of the mind［J］. Psychol Bull, 2004, 130（4）: 553–573.

［78］苏亚玲，潘群，张臣等.武汉市美沙酮维持治疗患者婚姻状态对服药维持率影响的调查分析［J］.中国社会医学杂志，2016，33（6）: 601–604.

［79］陈咏梅，王增珍，陈立功，杨红梅.武汉市女性吸毒概况研究［J］.中国药物滥用防治杂志，1999，（6）: 16–20.

［80］孙步青，叶遇高，秦领军.615例海洛因依赖者复吸原因调查与分析［J］.中国药物依赖性杂志，2001，10（3）: 214–216.

［81］张开镐.甲基苯丙胺的戒断反应与复吸［J］.药物不良反应杂志，2010，12（3）: 194–196.

［82］刘晖.从社会成因看娱乐场所女性吸毒的防控［J］.新疆警官高等专科学校学报，2011，31（1）: 27–31.

［83］罗继明，金枝，李志红，莫慧娟.吸毒者的心理控制源及相关分析［J］.中国药物滥用防治杂志，2006，12（3）: 131–133.

［84］陈丹，关荐，郭雨墨.强制戒毒人员孤独感、应对方式和药物渴求的关系研究［J］.中国药物滥用防治杂志，2017，23（1）: 22–25.

附 录

附录一 量表

特质应对方式问卷（TCSQ）

当您平日里遇到的各种困难或不愉快时（也就是遇到各种生活事件时），您往往是如何对待的？请在符合您情况的选项上打"√"。

题 目	肯定是	是	不一定	不是	肯定不是
1. 尽快地将不愉快忘掉。	5	4	3	2	1
2. 易陷入对时间的回忆和幻想之中而不能摆脱。	5	4	3	2	1
3. 当做事情根本未发生过。	5	4	3	2	1
4. 易迁怒于别人而经常发脾气。	5	4	3	2	1
5. 通常向好的方面想，想开些。	5	4	3	2	1
6. 不愉快的事很容易引起情绪波动。	5	4	3	2	1
7. 喜欢将情绪压在心底不让其表现出来，但又忘不掉。	5	4	3	2	1
8. 通常与类似的人比较，就觉得算不了什么。	5	4	3	2	1
9. 能较快将消极因素化为积极因素，例如参加活动。	5	4	3	2	1
10. 遇到烦恼的事很容易想悄悄地哭一场。	5	4	3	2	1

吸毒者自我控制量表

以下内容是您在日常生活中可能出现的一些表现和感受，请您按自己的真实想法和真实情况回答每道题，每题只有一个答案，请在合适的选项后打"√"。答案不存在对与错、好与坏的区分，因此答题时不要过多的考虑，您只要如实回答即可。

题号	题 目	完全符合	比较符合	不太符合	完全不符
1	我在冲动的时候很少考虑事情的后果。	1	2	3	4
2	当我烦恼的时候，需要很久才能调整过来。	1	2	3	4
3	在我生气的时候，别人很少能劝住我。	1	2	3	4
4	我很容易冲动。	1	2	3	4
5	我吸毒时从未想过后果。	1	2	3	4
6	别人惹我生气的时候，我会骂他。	1	2	3	4
7	我常凭一时的冲动来办事。	1	2	3	4
8	我常常是做了事情就后悔。	1	2	3	4
9	别人说我爱惹是生非。	1	2	3	4
10	当做事遇到困难时，我就不会再做下去了。	1	2	3	4
11	我很容易受外界的影响。	1	2	3	4

复吸倾向问卷

以下有一些选项，请在符合您真实的感受或行为反应的选项上打"√"，答案无关对错，更无关好坏。

1.用烟酒代替毒品的渴望：
　⑤极其渴望　　　④非常渴望　　　③很渴望
　②比较渴望　　　①渴望　　　　　⓪不渴望

2.出所后对困难和挫折的心理准备充分程度：
　⑤完全没准备　　④很不充分　　　③充分
　②比较充分　　　①很充分　　　　⓪非常充分

3.我相信毒品是完全可能戒掉的：
　⑤绝对不可能　　④几乎不可能　　③不太可能
　②可能　　　　　①很可能　　　　⓪完全可能

4. 我下决心不再复吸的决心大小：

⑤没决心　　　　　④极小　　　　　③很小

②较小　　　　　　①较大　　　　　⑩决心很大

5. 现在我对毒品的渴望程度：

⑤强烈渴望　　　　④非常渴望　　　　③渴望

②无所谓　　　　　①痛恨　　　　　　⑩强烈痛恨厌恶

6. 我对自己出所后不再碰毒品完全有把握：

⑤完全没把握　　　④很没把握　　　　③有点没把握

②有点把握　　　　①很有把握　　　　⑩完全有把握

附录二　女性戒毒人员自我控制团体辅导具体内容

阶段	主题	目　标	活动内容
一、创始期	初识	（1）介绍团体目标与内容。 （2）成员间建立信任关系。 （3）澄清对团体的期望。 （4）共同制定团体规范。	（1）开始：向团体成员介绍团体的主题、目标、活动方式，以温柔体操、海底捞月、人椅活动进行暖场。 （2）主体：让成员用最特别的方式介绍自己，包括自己的优势劣势，编辑自己给他人的第一印象，并制定团体契约。 （3）结束：讨论，成员分享，主持人总结。
二、过渡期	问题面对	（1）了解毒品的成瘾机制，确定心理戒毒不是不可能，矫正对毒品的不当认知。 （2）认识自我控制力，提高自我控制力是戒毒的关键。	（1）开始：通过高台演讲、松鼠大树游戏暖场。 （2）主体：讨论吸食毒品前后自身的变化、得失，是什么原因导致自己不能成功戒毒？是毒品本身不能戒还是自身原因？通过讨论，矫正对毒品的不当认知，并将讨论重点引向自我控制能力，戒毒者评估自己自我控制力高低，并探讨自我控制的影响因素。 （3）结束：总结毒品的不当认知、自我控制影响因素，发现问题、面对问题，接下来几次团体我们将一起解决问题，将制作好的NLP基本信念卡发下，为后续团体奠定基础。

续表

阶段	主题	目标	活动内容
三、工作期	情绪管理	（1）提高对情绪的觉察性、自控性。 （2）学会积极应对。	（1）开始：通过情绪蹲游戏暖场，接着通过提问情绪相关词汇导入本次主题。 （2）主体：戒毒者想出与情绪有关的词，主持人邀请戒毒者表演相应情绪，引导戒毒者感受情绪所引起的生理变化、思考该情绪产生的原因，接着通过画火山，体验自己如何表达极度情绪、提高对情绪的觉察性。最后将主题引向面对毒品时的情绪，如何表现，描述感受，如何应对？小组内讨论情绪管理方法，并总结发言。根据小组总结发言情况，选一个案演示 A–B–C 理论模型。 （3）结束：15分钟正念冥想训练，分享本次活动感受。
	意愿澄清	（1）区分我想戒毒、我要戒毒、我能戒毒、我定能戒毒的差别，确定自己的戒毒目标。 （2）深刻体会毒品给自己带来的得失，坚定自己的戒毒目标。	（1）开始：通过刮大风、同舟共济建立安全、信任的团体氛围，为接下来的主题活动奠定良好基础。 （2）主体：画出自己的"我与毒品"生命线，分组讨论自己是如何接触毒品，并一步步走向毒品的深渊，以及在吸毒后自己的得失权衡，引发戒毒者思考"我想戒毒、我要戒毒"的差别，从而确定自己的戒毒目标。 （3）结束：放松练习。
	信念强化	（1）矛盾识别。 （2）矛盾解决。 （3）增强对内部刺激的意识力，降低冲动加工的强度。	（1）开始：通过成长三部曲启发戒毒者思考，体会越挫越勇。 （2）主体：依次展示毒品照片、吸毒视频、毒品实物模型，分别询问戒毒者的生理感受、情绪波动、心理活动，体会在这一过程中自我控制是如何发挥作用的，分组讨论、总结自我控制策略。 （3）结束：主持人总结戒毒者发言，并介绍自我控制的两阶段模型，每位戒毒者根据自身情况制作个性自我控制策略卡，每日练习。

续表

阶段	主题	目　标	活动内容
	提高行为执行力，做承诺	（1）建立清晰的、可用的戒毒目标，制定达到这一目标的行为标准。 （2）通过角色扮演让戒毒者运用之前所学内容（情绪管理方法、自我控制策略）提高自我控制的执行力，达到各自戒毒目标。 （3）通过对各自戒毒目标做出承诺，强化戒毒信念。	（1）开始：通过"心有千千结"活动进行暖场，启发戒毒者体会解决问题的步骤：目标——计划——行动。 （2）主体：通过角色扮演展开本次主题，由一名戒毒者作为主角，选出目标、信念、毒品、毒友的角色扮演者，主持人作为导演，其他戒毒者作为观察者，全程只能用肢体动作、表情等非言语交流，戒毒者表演自己是如何坚定信念、成功拒绝毒品、达到目标的，每位戒毒者分享感受，可换主角再进行一轮。最后总结戒毒目标（最长操守时间）、制定达到这一标准的行为标准。 （3）结束：围绕"提高自我控制力，百分百拒绝毒品"这一主题作画，并设计个性化标语、动作，每个人大声表达对自己的承诺。
四、结束期	祝福—分别	（1）总结团辅经验、感悟、收获和不足之处。 （2）巩固戒毒信念，告别团体，面向未来。 （3）完成问卷及时后测。	（1）开始：回顾团体活动，感受自己成长的喜悦。 （2）主体：回顾自我控制心理策略与行为策略，对团体进行评价。 （3）结束：搭塔、拥抱、告别，完成问卷及时后测。

环境线索诱发对女性海洛因
依赖者心理渴求的影响

1 引言

1.1 问题的提出及研究意义

1.1.1 问题的提出

众所周知，药物滥用作为一种违法行为，严重危害身心健康与社会稳定。由于长期吸毒导致违法犯罪行为增加、疾病传播风险增大，严重危及我们的生活与未来。

据中国禁毒报告显示，截至 2014 年底，全国登记在册吸食海洛因等阿片类物质人员 145.8 万名，占吸毒人员总数的 49.3%，与 1988 年我国首次公布的在册吸食鸦片、海洛因成瘾者 5 万人相比增加了 28.16 倍。对此，我国政府投入了大量的人力、物力和财力从政策、法律、宣传教育、模式探索及国际禁毒合作等多个方面开展禁毒斗争，并取得了一定成效。

山西省地处我国内陆，近年来受国内外毒潮侵害，吸毒人数逐年增加。截至 2014 年底，山西省登记在册吸食海洛因等阿片类物质人员 4.12 万人，占吸毒人员总数的 57%，男女比例达 12∶1，相比 2010 年的 0.22 万人，女性海洛因吸食者增加了 0.45 倍。于海斌的调查也显示山西省吸毒者的文化水平整体不高，大多数为初中文化，并逐步呈现出女性化和年轻化的趋势[1]。

海洛因和其他阿片类物质依赖是一种经常性的脑疾病，涵盖高级神经和精神活动[2]。其戒断巩固难、复发率高的问题是药物成瘾领域的共同问题，也一直是成瘾治疗领域的重难点，我国戒毒工作的情形也不例外。在我国，海洛因依赖者一年期计算的复发率高达 90%。数据显示，海洛因依赖者戒毒后的平均复发时间大约是 25 天，3 个月后的复发率高达 95%，专家认为能达到 98%[3]。

戒毒所通过药物、调整生活规律、身心康复锻炼等帮助戒毒人员进行了生理脱毒，但其心理上却很难摆脱毒品导致的精神效应。心理渴求俗称"心瘾"，作为药物依赖者最显著的特征，是其持久的药物使用或药物脱毒后复吸的主要原因。吸毒者明知吸毒成瘾后会带来显著的身心不良反应与社会不良后果，但却无法控制住寻求毒品的冲动及强制用药，从而增加了耐受性、戒断症状和持久的心理渴求[4]。正所谓"一朝吸毒，终身戒毒"，戒毒者的"心瘾"极难戒断。而且相较于男性吸毒者，女性在吸毒过程中的弱势地位非常明显，更容易出现失眠、疼痛等生理问题及焦虑、抑郁、敌对等负性情绪和心理问题[5]，生活质量令人担忧。而且，女性吸毒者作为传播和感染 HIV 的高危人群，往往导致更为严重的后果，如家庭破裂、性交易、性犯罪等[6]。加之文化程度偏低，对毒品危害存在种种错误认知，从而在出所后很容易走上复吸的道路。

文献分析发现，心理渴求作为海洛因依赖者重要的临床表现之一，对其相关的研究干预已成为当今成瘾治疗领域的热点和重点。近年来的"环境线索诱发渴求实验"更是成了评估心理渴求及其治疗效果的重要方法[7-8]。然而，研究者多采用某一单一形式的线索诱导方法（如观看吸毒图像或吸毒视频）来激发海洛因依赖者的心理渴求进行研究干预，忽略了不同线索激发出的心理渴求程度的差别。在心理渴求评估测量方法上，研究者多采用某一单一形式的测量方法来评估海洛因依赖者的心理渴求程度，忽略了对心理渴求频度方面的评估测量。此外，鉴于女性海洛因依赖者作为一个较特殊的群体及其所肩负的重要的家庭、社会职能，对其相关的研究干预则显得相对不足。而且相对男性戒毒者而言女性更可能经历心理健康、焦虑抑郁等情绪问题，故而对女性海洛因依赖者心理渴求的相关干预也变得极为迫切和重要。

1.1.2 研究意义

（1）理论意义：本研究探索了山西本土女性海洛因依赖者的心理渴求特征，较为深入地研究了女性海洛因依赖者心理渴求的相关影响因素，为强制隔离戒毒所制定相应的心理渴求应对措施提供了理论参考依据。

（2）实践意义：通过环境线索诱发结合生物反馈放松对女性海洛因依赖者的心理渴求进行干预，降低了她们对药物相关的环境线索的敏感性，提高了有效应对药物相关线索的信心，对自身的心理渴求也能有更为客观准确的认识与良好应对。这对于女性海洛因依赖者更好地戒毒与回归社会具有重要的实践意义，对于解决我们国家的毒品这一重大社会问题也有着重要的现实意义。

1.2 国内外相关研究综述

1.2.1 心理渴求的相关概念

药物依赖是一种以神经生理功能紊乱及病态行为为特征的慢性复发性脑疾病[9]，个体尽管知道使用成瘾药物会带来明显的身心不良反应和社会不良后果，但仍控制不住地冲动性觅药及强制性药物使用，导致耐受性增加、戒断症状及持久的心理渴求[4]。心理渴求是药物依赖者最突出的特征，是戒毒后持续用药和复发的主要原因[10]。心理渴求，俗称"心瘾"。不同学者对心理渴求给出了不同的定义：

Marzatt（1985）认为心理渴求是药物成瘾者对药物效果的内在期待[11]；Baker（1987）认为心理渴求是含有驱动性的情绪[12]；

Kozlowski（1989）等认为心理渴求是对药物使用的倾向和驱动力[13]；

Tiffany（2000）等认为心理渴求包含个人主观情绪体验、用药效果的期待与强烈欲望和行为意图[14]；

张开镐（2002）认为心理渴求是一种对用药效果的渴望及情绪情感反应[15]；

MacKillop（2007）等认为心理渴求是一种强烈的侵入的感觉，可通过意识感知，并能引起不适与痛苦的感受[16]；

Ferguson（2009）区分出了两类心理渴求：一段时间内持续性经验到的、基本不变的背景性渴求和某一时刻瞬间强烈的、阵发性的由环境或情感线索诱发的渴求状态；阵发性渴求可以被当作是基于背景性渴求的急性发作[17]。

尽管不同学者对心理渴求的定义不尽相同，然而大多数研究者认为心理渴求是一种动机状态，是想要使用依赖性药物的强烈渴望；心理渴求包含三个成分：心理渴求是有意识的，心理渴求是欲望表达的形式，这个想要获得的欲望直接指向相关的成瘾物质[18]。

1.2.2 心理渴求的相关理论

1.2.2.1 条件性戒断模型

条件性戒断模型最初由 Wikler（1948）基于条件反射理论提出，后经Drummond、Cooper（2001）等人进一步完善。该理论认为中性线索与成瘾药物在时空上的多次、反复联合，经由个体的条件性学习变成条件线索，当其出现即可激发出个体渴求感；个体为了避免体验先前戒断过程中的痛苦经历和不良情绪，可能会重新使用毒品[19]。

1.2.2.2 异常学习理论

异常学习理论认为当个体暴露于药物相关的环境线索中时，往往能唤起个体相关的成瘾记忆，特别是与成瘾行为有关的积极体验，从而产生对毒品快感的期待与渴求；当刺激为中性时，成瘾者会通过病理性的内隐学习无意识地在奖赏刺激与中性刺激之间建立异常的联系，使中性刺激成为奖赏刺激的线索，继而诱发了成瘾者对毒品的渴求。

1.2.2.3 动机致敏理论

动机致敏理论认为长期使用成瘾药物可以引起伏隔核等神经系统敏感性的变化，使其渐渐对毒品相关线索变得十分敏感。该理论认为渴求是个体有意识的体验，当成瘾者个体将注意力过多地集中于与毒品相关的刺激或额外夸大这些刺激的吸引力，会激发起自我对毒品的强烈渴求，导致个体不断地接触毒品[20-22]。

1.2.2.4 强化理论

强化理论认为心理渴求是强化的结果。积极强化理论认为心理渴求的产生源于对药物相关线索的积极强化。当成瘾者暴露于药物相关线索时，会强烈引诱和刺激其渴望重温吸毒带来的特殊心理欣快感。我国学者邓林园等（2009）认为药物线索犹如积极强化物，每一次药物滥用会形成一种正性强化[23]。Schwabe 等（2011）认为成瘾在于控制行为从"目标导向"向"习惯导向"转变，个体逐步形成成瘾行为和结果之间的依存关系，当药物相关线索出现时，会自动激发其用药行动[24]。

消极强化理论则认为心理渴求是由于药物戒断引发的不适带来的，戒断引起的身心不适感会使用药者产生消除该不适感的期待，形成消极强化的过程[23]。因此，压力等都可在一定程度上使个体产生心理渴求。

1.2.2.5 负强化情绪加工理论

负强化情绪加工理论认为负性情绪（如焦虑、抑郁、恼怒等）是导致个体心理渴求及强迫性药物使用的重要因素。当药物依赖者戒除毒品时，会表现出明显的戒断症状及负性情绪体验。因为药物能够明显调节负性情绪，因而药物依赖者常常将注意力集中于药物寻求方面来改善不良情绪体验，这又进一步激发出使用药物的心理渴求[25]。

1.2.2.6 认知加工理论

认知加工理论最初由 Tiffany（1990）提出，他认为药物使用犹如开汽车一样是个自动化的过程，无须个体有意识的努力注意。然而，如果成瘾者正常的药物使用受到阻碍，会使个体情绪低落、烦躁不安，当其暴露于药物相关的刺激中时，会体验到明显的心理渴求，这可能与个体非自动化的、意识性的认知加工过程被启动有关。Franken（2000，2003）结合心理学与神经心理药理学的方法进一步完善了认知加工理论。他认为认知加工在药物刺激和由此刺激引起的主观反应（如心理渴求）及行为反应（如药物滥用、复吸）之间起调节作用。条件性药物刺激的出现会使皮质电路特别是前扣带回、杏仁核和伏隔核等处的多巴胺水平明显增高，促进药物依赖者对药物刺激的注意偏向，而这又反过来引发更为明确的认知过程（如与药物线索有关的积极期待、闯入性思维等），从而进一步增强对药物刺激的寻求。当预示着即将获得奖赏（即药物线索反应使成瘾者产生欣快感）的相关线索出现后，大脑的选择性加工及对线索的自动化加工，会引起毒品成瘾者对毒品刺激的注意偏向，产生心理渴求[26-27]。高一丁（2012）的研究结果表明，海洛因渴求程度越高，对毒品相关刺激的反应时也越长[28]。

1.2.2.7　认知社会学习理论

Marlatt&Gordon（1985）提出了复吸的认知社会学习理论，并广泛运用到预防复吸的心理治疗当中。尽管这主要是关于复吸的理论，然而它对于认识心理渴求及其在复吸当中所扮演的角色是极其重要的。Marzatt（1985）认为心理渴求是药物成瘾者对药物效果的内在期待；当成瘾者个体处于高危情境中时，其复吸的可能性取决于他们的期待；效果期待是个体自信有能力应对毒品的诱惑；结果期待是个体对于复吸结果的认识，当其认为吸毒能带来正性的情感体验（如愉快感、减轻痛苦等）时会产生积极的结果期待，反之则会有消极的结果期待；高水平的心理渴求会削弱自我效能，当个体自我效能感偏低而对使用毒品充满积极结果期待时复吸极易发生[11]。Beck（1993）等进一步扩展了 Marzatt 的认知社会学习理论，并提出了心理渴求的 4 种类型：戒断症状引发的心理渴求、负性情绪引发的心理渴求、药物线索引发的心理渴求和享乐欲望引发的心理渴求[29]。

1.2.2.8　详述入侵理论

详述入侵理论认为内部状态（如戒断症状、负性情绪等）或外部环境刺激（如锡纸、"烟枪"等）会引发药物依赖者的侵入性思维，经由丰富的联想及思维的精细加工，生成生动的记忆表象（如毒品的气味、颜色及与之相关的情境事件等），唤起个体愉悦的情绪情感反应，激发其持续地寻求满足心理渴求的药物。环境线索越丰富，记忆表象也越生动细致，即使在缺乏明确环境线索的条件下，个体也能够产生心理渴求，并对此进行精致加工（将注意力放于锡纸、"烟枪"等刺激上），而这又进一步增加了个体心理渴求感，二者可以说互为因果[30]。

1.2.2.9　神经适应性理论

神经适应性理论认为心理渴求在引起复发方面起着不可估量的作用。渐进性或持久性地使用成瘾物质会引起脑内多巴胺等神经递质的变异，进而干扰大脑功能的平衡性和敏感性，出现毒品成瘾的某些特征，如耐药性、戒断反应、奖赏记忆。一方面，戒毒者早期戒断期间所带来的身心戒断反应会引发心理渴求；另一方面，即使个体保持了较长操守时间，药物相关的环境线索或脑内 5- 羟色胺对神经通路的适应与压力调节仍可能激发奖赏记忆而引发心理渴求[31]。

1.2.3　心理渴求的影响因素

1.2.3.1　神经生理基础

关于心理渴求的神经生理基础，研究者发现其与脑内的奖赏系统有关。该系统涉及伏隔核[32]、腹侧被盖区[33]、弓状核、前额叶皮质[34]、蓝斑、杏仁核、边缘系统等脑区。当海洛因等成瘾物质作用于该奖赏系统时，会导致多巴胺神经元活动增强，使伏隔核及前额叶皮质等区域的多巴胺释放增多[35]，造成奖赏效应，从而引发心理渴求。

1.2.3.2 心理因素

关于心理渴求心理因素的探讨，研究者从心理过程（认知、情感、意志过程）与个体心理特征（人格特质）两个方面入手，针对成瘾者自尊、自我概念、自我效能、自我和谐、述情障碍、焦虑、抑郁等负性情绪、自我控制、应对方式、社会支持、冲动性、成瘾人格等与心理渴求的关系进行了大量的相关、干预研究。

Loeber（2006）等人研究了线索暴露与认知行为疗法作用于药物成瘾者的成效，发现心理渴求与自我效能存在负相关关系[36]。Marzatt 等发现阿片成瘾者的种种心理问题与不良情绪往往易引发复吸[11]。熊红星等（2005）对女性强戒者的研究显示，强戒女性的心理障碍发生率高达94.90%[37]。黄满丽（2006）、杜宝国（2010）、邓奇坚（2011）等人也发现，海洛因渴求与抑郁和焦虑等负面情绪有关，且相比男性戒毒者而言女性更可能经历心理健康、焦虑抑郁等情绪问题[38-40]。江熔霞（2012）研究结果显示环境因素可以激发强戒人员渴求感；在相同刺激因素下，相比内控型强戒人员，环境线索对外控型强戒人员心理渴求的激发更容易[41]。江熔霞（2013）研究结果显示，强戒人员自尊水平的改善能够平缓甚至抑制环境因素所激发的心理渴求[42]。杨玲等（2013）研究显示海洛因成瘾者对毒品相关环境线索具有明显的注意偏移[43]。赵励彦（2009）的研究结果显示，尼古丁成瘾者暴露于香烟等相关环境线索时，皮肤电导反应显著增加，同时也伴随心理渴求增加，而认知策略能明显削弱条件性刺激发的皮电反应和心理渴求[44]。杨波等对国内戒毒人员的调查也显示社会支持是心理渴求的重要影响因素[45]。

1.2.3.3 社会环境因素

社会环境因素包括与毒品直接相关环境（看到别人吸毒、看到曾经吸毒的房间、受到贩毒者的引诱等）、与毒品间接相关环境（看到有关毒品的影视作品、看到别人手上的注射针痕等）和家庭社会环境（家庭成员不信任的目光、感情挫折或家庭破碎等）。Walton 等提出的社会环境特性的预测模型则认为再次的复吸主要是通过戒毒者回归社会后的生活方式而起作用。也就是说外在的压力及不良生活事件需要经由内在的因素起作用[46]。Preston（2011）等人的研究发现疲乏、无聊及药物刺激的强度会引起海洛因依赖者极大的心理压力，而这又与其所体验到的心理渴求程度存在显著的正相关[47]。

1.2.4 心理渴求的评估与测量

基于刺激模式和渴求机制的多样性，不同人对心理渴求的体验往往不全一致。因此，心理渴求的评估与测量相对复杂却又十分重要。药物依赖者生理脱毒后的心理渴求在引发复吸方面扮演重要角色，其水平是评估戒毒成效与复吸可能性的重要内容。有效的心理渴求评估方法能够更为精确地预测复吸，促进临床治疗。

基于不同的理论与观点，研究者设计出针对心理渴求的诸多评估方法与测量手段。主要有以下两种：一是建立渴求动物模型，将动物置于成瘾药物与外部刺激结合的环境，形成经典条件反射来理解人类心理渴求及其神经生理机制[48-49]。主要的动物模型如自身给药模型、药物区别模型和条件性位置偏爱模型等。二是有关人类心理渴求的评估，如自陈量表法、生态瞬间评估法、生理心理评估法等。

1.2.4.1 自陈量表法

自陈量表法是目前测量心理渴求最为广泛的一种方法，包括以下两类：

（1）单一题目的评定量表或视觉模拟尺。所谓单一题目的评定量表，即是采用单一题目的问卷询问被试，如"现在，你期待使用海洛因吗？"然后从"没有渴求"到"非常渴求"3 到 5 级评分，来评估渴求水平。此类方法题目多用于考察此时此刻的即时渴求，操作简单，计分方便，对成瘾者的文化水平没有要求，但其仅单一的反映出心理渴求的程度，无法反应心理渴求诸多维度的水平，此外量表的信效度也不够理想。

所谓视觉模拟尺，即是用一个标有刻度的线段表示心理渴求水平，让其在线段相应位置用"×"标示出当时的心理渴求。

（2）多题目的评定量表。相比单一题目的评定量表而言，多题目的评定量表能够从不同的维度对心理渴求进行测量，具有较好的信效度。Tiffany（1993）编制出《可卡因渴求量表》和《海洛因渴求量表》[50]；Heishman（2009）编制出《大麻渴求量表》[51]；Franken（2002）编制出《海洛因强制用药量表》，考察海洛因成瘾者一段时间内的心理渴求水平；《海洛因渴求量表》（Desires for Drug Questionnaire，DDQ）考察海洛因成瘾者在某特定时间点的心理渴求水平[52]。舒霞（2001）编制出《劳教戒毒人员心瘾程度和抵抗情绪量表》[53]；罗勇（2004）编制出《戒毒人员脱毒期间药物渴求调查问卷》[54]、刘克菊（2006）编制出《海洛因渴求问卷》等[3]。

1.2.4.2　生态瞬间评估法

生态瞬间评估法即是让每一个成瘾者随身佩带摇杆、按键盘等设备。这些设备能够使个体在需要时按照自身的内在感受记录当下的心理渴求水平[55]，然后将信息传输回终端进行综合评估反馈。这种方式可以使成瘾者在其生活的环境中实时而又准确地记录下渴求水平，但也容易受到个体生理、心理特质的影响而无法综合反映心理渴求的全貌[56]。

1.2.4.3　生理心理评估法

所谓生理心理评估法是指给成瘾者展示一些药物相关的刺激线索，然后观察生理指标的前后差异。常见的生理指标有：心率、血压、汗腺分泌、瞳孔变化和皮肤导电性等。在以往研究中，研究人员往往通过生物反馈仪测查成瘾者生理指标来评估其心理渴求程度。随着科学进步，通过定量反映脑区血流变化和功能状态的功能脑成像技术用来研究药物依赖者的心理渴求。Franken（2003）认为该方法能够避免药物依赖者心理渴求的主观报告偏差[27]；Waters（2007）认为心理渴求会引发较高的生理兴奋，研究人员可以借助生理反应的评定来衡量其心理渴求的大小[57]。

在实验室情境中，研究者常采用"线索暴露范式"来探究药物依赖者的心理渴求。即向成瘾者呈现有关依赖性物质的环境线索或刺激，通过成瘾者的主观报告及生物反馈仪的间接测量来对被试的心理渴求程度进行评定。有关依赖性物质的环境线索或刺激包括与吸毒关的声音、图像、影视内容及吸食工具、吸食情境等[58]，暴露方式上有想象暴露（如想象吸食情境）及真实暴露（如成瘾者触碰、操纵吸食工具）[59-60]。

1.2.5　国内外海洛因依赖者心理渴求的相关干预方法

鉴于心理渴求机制的多样性，不同学者结合相关的评估测量工具，采取了不同的治疗方法对海洛因依赖者的心理渴求进行了一定的干预研究。

1.2.5.1　药物疗法

李清红（2007）的研究结果显示多塞平能有效改善海洛因成瘾者戒毒期间和戒毒后的焦虑、抑郁与心理渴求[61]。张春林（2009）的研究结果显示，氯氮平和纳曲酮可以显著降低海洛因成瘾者戒毒后的渴求感[62]。黎超雄等人（2010）的研究结果显示，美沙酮可以明显削弱海洛因成瘾者的渴求水平[63]。

1.2.5.2　线索暴露疗法

线索暴露疗法是一种规范化的、重复暴露于药物相关环境线索下的治疗方法，旨在通过行为消退技术降低药物线索反应。近年来"线索诱发渴求实验"已成为评估心理渴求及其治疗效果的重要方法[7-8]。Reid（2004）、Miranda（2008）等人的研究结果显示长期使用成瘾药物会提升药物依赖者对相关环境线索的敏感性，戒除后药物相关环境线索仍可引发药物依赖者的心理渴求，并显现一系列心理生理反应与随之而来的强迫性药物使用行为[64-65]。

Scott（2007）等人的研究结果显示压力和药物相关的图像线索能够显著提高阿片类药物依赖者的心理渴求，使其产生焦虑等负面情绪并降低其积极情绪[62]。于江等人（2001）的研究结果显示，毒品相关环境能激发海洛因依赖者的渴求感，远离毒品相关的环境刺激能够有效防止其戒毒后可能的复发[66]。范成路、赵敏等人（2009）的研究结果显示海洛因依赖者暴露在相关环境线索下引起心理渴求升高，并表现出心理生理反应；线索暴露治疗结合生物反馈训练能明显削弱药物成瘾者心理渴求水平与机体生物反应[67]。

1.2.5.3　系统脱敏疗法

陈服明（2010）等使用系统脱敏疗法的干预研究结果表明，该方法可以降低强戒者面对药物相关线索时的生物唤醒水平[68]。

1.2.5.4　生物反馈疗法

生物反馈疗法又称植物神经学习法，是一种行为疗法。使用者采用专门仪器将个体不易察觉的生理信息进行实时监察并反馈给当事人。通过多次的自我暗示、呼吸调整等心理干预技术来帮助当事人觉察自身生理信息的改善，建立起操作性条件反射，逐步改善神经系统功能，进而改善个体的身心状态，反馈出有益的身心信息，塑造新的行为模式。生物反馈技术已成为行为医学领域的有效治疗技术，是联结生物心理社会的桥梁，已广泛应用于包含药物依赖等各类身心疾病的治疗中，具有安全、无痛、无副作用等优点。

1.2.5.5　沙盘游戏疗法

杨波（2014）使用沙盘游戏疗法的干预研究结果表明，该方法可以明显减弱戒毒者在面临药物相关线索时所激发的肌电、皮电值与渴求水平，缓解焦虑、抑郁，同时改善戒毒者的身心健康水平[69]。

1.2.5.6　治疗集体

治疗集体是一种居住戒毒康复治疗模式，研究证实药物成瘾者在其共同生活的环境内互相帮持约束，重新审视自己的人格、情绪、思维和精神等方面的问题，一定程度上对于其戒除毒品诱惑，正确对待心理渴求，消除身心不适起到了良好的促进作用[70-71]。

1.2.5.7　综合性心理干预疗法

高玉杰等人（2007）采用针刺结合认知疗法、支持性心理治疗方法对海洛因依赖者心理渴求的干预研究，结果显示该方法能有效改善海洛因依赖者对毒品的心理渴求，从而在一定程度上降低海洛因依赖者的复吸率[72]。冯艳（2008）对女性戒毒者采用脱敏、绘画、音乐及认知行为治疗技术等综合脱敏措施，结果显示该方法可以有效减轻女性药物成瘾者因药物相关线索所激发的渴求感，降低复发的风险[73]。李玉梅等（2009）采用健康教育、音乐治疗、书画训练等辅导措施，结果显示该方法可以改善海洛因成瘾人员的负性情绪，同时提升心理健康，防止复发[74]。

1.2.5.8　其他疗法

吴俊梅（2002）等运用针刺干预手段，结果发现针刺能有效改善海洛因成瘾者的渴求水平[75]。庄淑梅（2013）研究结果表明，运动干预对女性海洛因成瘾人员的心理健康水平有明显改善效果[76]。江熔霞（2013）研究结果表明，强戒人员自尊水平的改善能够平缓甚至抑制环境因素所激发的心理渴求[42]。

综上，心理渴求作为海洛因依赖者重要的临床表现之一，对其相关的研究干预已成为当今成瘾治疗领域的热点和重点。我们相信，若能完善相关的评估测量及研究干预方法，将会对他们戒除毒瘾、改善负性情绪，更好地回归社会起到极大的促进作用。

1.3　研究方法

1.3.1　调查研究

选取山西省某强制隔离戒毒所接受强制戒毒治疗的女性海洛因依赖者作为调查对象。运用《强迫性海洛因使用量表》《吸毒人员对相关环境敏感性自我评价量表》对所内 312 名女性海洛因依赖者进行调查，以了解女性海洛因依赖者心理渴求特征及其影响因素。

1.3.2　实验研究

在调查研究基础上，遵循知情同意、自愿参与的原则，共选取 48 名回归期（目前在所时间为 21—24 个月）女性海洛因依赖者作为实验研究对象。每个研究对象要经过 3 次环境线索诱发渴求实验，每周 1 次，每次 18 分钟，分别针对不同的环境线索（图片、视频、实物）。每次实验结束后应及时了解被试感受，观察及询问有无戒断样反应，运用积极心理学的理念，给予认知行为矫正与防复吸教育指导，消除不利影响。

1.4　数据来源与处理

调查研究方面，以整群抽样的方法在山西省某强制隔离戒毒所选取女性海洛因依赖者进行横断面调查研究，共抽取有效研究对象 312 人进行问卷调查以收集心理渴求相关数据。实验研究方面，选取 48 名回归期（目前在所时间为 21—24 个月）女性海洛因依赖者作为实验研究对象，采用 Hi-909 便携式生物反馈仪与心理量表分别收集心理渴求的生理指标与心理指标数据。所有数据均采用 EpiData3.0 统计软件包录入数据建立数据库，再用 SPSS21.0 进行数据的统计学分析处理。

2　女性海洛因依赖者心理渴求的现状研究

2.1　研究目的

研究女性海洛因依赖者心理渴求的特征；探讨影响女性海洛因依赖者心理渴求的影响因素。

2.2 研究对象

以整群抽样的方法在山西省某强制隔离戒毒所选取女性海洛因依赖者进行横断面调查研究，共抽取有效研究对象 312 人进行调查。

2.2.1 研究对象纳入标准

（1）符合美国精神障碍诊断与统计手册第五版（DSM-V）海洛因依赖诊断标准。

（2）已完成生理脱毒，进入心理戒毒康复阶段。

（3）小学五年级以上文化水平。

（4）成年人，年龄 >18 岁。

（5）自愿参与且知情同意。

2.2.2 研究对象排除标准

严重躯体及重症精神疾病患者；严重心脑血管系统、消化系统和神经系统等各大系统疾病患者；哺乳期或怀孕妇女。

2.3 研究工具

本研究采用自编《一般信息调查表》《强迫性海洛因使用量表》《吸毒人员对相关环境敏感性自我评价量表》三个研究工具。

2.3.1 强迫性海洛因使用量表

由 Franken 编制，共 13 个题目，采用 1—5 五级计分，分为 3 个分量表：海洛因的影响、渴求频率、毒品失控，各因子得分及总分越高说明药物渴求程度越强烈。

Frankend 的研究表示该量表内部一致性系数 0.91，重测信度 0.79。韦威全（2013）、肖杨（2012）、高一丁（2012）等的研究也显示该量表是一个有效可靠的工具，可用于国内海洛因成瘾者心理渴求的测量[77-78],[28]。本研究中量表的内部一致性系数为0.81。

2.3.2　吸毒人员对相关环境敏感性自我评价量表

由冯燕编制，共28个题目，采用1—5五级计分，分为3个分量表：与毒品直接相关环境、与毒品间接相关环境、家庭社会环境。所得分数经百分制换算后越高表示环境敏感性越强。研究结果显示该量表具有良好的信效度，其中内部一致性信度和重测信度分别达到0.96和0.81[79-80]。本研究中量表的内部一致性系数为0.94。

2.4　研究程序

由强制隔离戒毒所心理矫治中心工作人员安排研究对象集中进行团体施测，问卷发放过程中使用统一指导语，填写完毕后统一回收，当面对量表填写信息进行核实查看。采用EpiData3.0统计软件包录入数据建立数据库，SPSS21.0进行数据的统计学分析处理。

2.5　伦理原则

在调查研究中，本着真诚的态度向女性海洛因依赖者介绍了本研究的目的和意义，并取得其知情同意；对其信息严格遵守保密原则，尊重研究对象隐私。

2.6　研究结果

2.6.1　女性海洛因依赖者一般情况

2.6.1.1　社会人口学特征

由表2-1可知，312名女性海洛因依赖者中，山西籍女性海洛因依赖者275人，占88.1%；年龄范围在21—40岁的占64.7%；初中文化程度182人，占 58.3%；已婚 149 人，占 47.8%；离异 82 人，占 26.3%；未婚 75 人，占 24.0%；待业人员 169 人，占 54.2%；月收入小于 1000 者 140 人，占 44.9%；离出所人员 69 人，占 22.1%。

表 2-1　社会人口学特征统计表（n=312）

变量	组别	例数（n）	构成比（%）
籍贯	山西籍	275	88.1
	非山西籍	37	11.9
年龄	≤ 20 岁	9	2.9
	21—30 岁	98	31.4
	31—40 岁	104	33.3
	>40 岁	101	32.4
文化程度	小学（5、6 年级）	56	17.9
	初中	182	58.3
	中专及高中	64	20.5
	大专及以上	10	3.2
婚姻状况	未婚	75	24.0
	已婚	149	47.8
	离异	82	26.3
	丧偶	6	1.9
工作情况	学生	4	1.3
	工人	29	9.3
	农民	39	12.5
	个体生意	71	22.8
	待业	169	54.2
月收入	<1000	140	44.9
	1000—3000 元	107	34.3
	3000—5000 元	42	13.5
	>5000 元	23	7.4

续表

变量	组别	例数（n）	构成比（%）
目前所在时间	<6 个月	76	24.4
	7—20 个月	167	53.5
	21—24 个月	69	22.1

2.6.1.2 吸毒行为特征

由表 2-2、2-3 可知，312 名女性海洛因依赖者中，首次吸毒年龄在 21—30 岁之间的 171 人，占 54.8%，小于 20 岁的 95 人，占 30.4%；吸毒时长在 6 年以上的 202 人，占 64.7%；强戒次数一次及以下 178 人，占 57.1%；自戒次数一次及以下 117 人，占 37.5%；2—3 次 99 人，占 31.79%；复吸次数 2—3 次者 134 人，占 42.9%；最长操守时间在 3 个月以下者 127 人，占 40.7%；烫吸为主者 262 人，占 84.0%；日吸毒量在 0.1 克以上者 211 人，占 67.6%；毒品使用频率每天至少一次者 249 人，占 79.8%；家庭成员中老公吸毒者 88 人，占 28.2%；初次吸毒主要源于无知好奇的 161 人，占 51.6%；滥用毒品主要源于心瘾大者 178 人，占 57.1%，主要源于解除烦恼或空虚无聊、无所事事者 88 人，占 28.2%。

表 2-2 吸毒行为特征统计表（一）（n=312）

变量	组别	例数（n）	构成比（%）
首次吸毒年龄	≤ 20 岁	95	30.4
	21—30 岁	171	54.8
	31—40 岁	42	13.5
	>40 岁	4	1.3
吸毒时长	<1 年	6	1.9
	1—5 年	104	33.3
	6—10 年	109	34.9
	>10 年	93	29.8

续表

变量	组别	例数（n）	构成比（%）
强戒次数	1 次	178	57.1
	2—3 次	117	37.5
	4—5 次	14	4.5
	>5 次	3	1.0
自戒次数	≤ 1 次	117	37.5
	2—3 次	99	31.7
	4—5 次	36	11.5
	>5 次	60	19.2
复吸次数	≤ 1 次	74	23.7
	2—3 次	134	42.9
	4—5 次	37	11.9
	>5 次	67	21.5
最长操守时间	<3 个月	127	40.7
	3 个月—1 年	78	25.0
	1—2 年	53	17.0
	>2 年	54	17.3
主要的吸食方式	烫吸	262	84.0
	注射	6	1.9
	混吸	44	14.1

表 2-3　吸毒行征统计表（二）（n=312）

变　　量	组　　别	例数（n）	构成比（%）
日吸毒量	<0.1 克	32	10.3
	0.1—0.3 克	69	22.1
	0.4—1 克	142	45.5
毒品使用频率	每天 >3 次	129	41.3
	每天 1—2 次	120	38.5
	每周 2—5 次	26	8.3
	每周 <1 次	37	11.9

变　　量	组　　别	例数（n）	构成比（%）
家庭成员有无吸毒	无	211	67.6
	父母亲吸毒	2	0.6
	老公吸毒	88	28.2
	亲戚吸毒	11	3.5
初次吸毒最主要原因	无知好奇	161	51.6
	他人引诱 / 他人影响	33	25.3
	睡眠不好 / 治病止疼	46	8.7
	向家庭成员证明毒能戒掉	27	4.8
	有面子有派头	6	2.9
	无所事事	9	4.2
	其他	13	2.5
滥用毒品最主要原因	心瘾大	178	57.1
	睡眠不好 / 身体疲乏	6	5.1
	寻求快感	6	1.9
	解除烦恼	56	17.9
	空虚无聊 / 无所事	32	10.3
	突发事件影响	17	5.4
	其他	7	2.2

2.6.1.3　心理渴求特征

由表 2-4 可知，女性海洛因依赖者心理渴求得分为 42.63 ± 8.88，其中以海洛因的影响为主，得分为 20.89 ± 4.99，其次是渴求频率、毒品失控。

表 2-4　心理渴求特征统计表

维　　度	n	$x \pm s$
海洛因的影响	312	20.89 ± 4.99
渴求频率	312	14.88 ± 4.67
毒品失控	312	6.87 ± 1.84
心理渴求总分	312	42.63 ± 8.88

2.6.1.4 环境敏感性特征

由表 2-5 可知，女性海洛因依赖者环境敏感性得分为 48.01 ± 12.80，其中以社会家庭环境为主，得分为 58.67 ± 18.23，其次是与吸毒相关直接环境、与吸毒相关间接环境。

表 2-5 环境敏感性特征统计表

维　　度	n	$\bar{x} \pm s$
与吸毒相关直接环境	312	46.64 ± 14.29
与吸毒相关间接环境	312	38.86 ± 14.14
社会家庭环境	312	58.67 ± 18.23
环境敏感性量表总分	312	48.01 ± 12.80

2.6.2 影响女性海洛因依赖者心理渴求水平的单因素方差分析

2.6.2.1 社会人口学特征与心理渴求水平的单因素方差分析

由表 2-6 可知，异（F=3.75，p<0.05），其中回归期（目前在所时间 21—24 月）学员的心理渴求水平要显著高于入所半年者。不同籍贯、年龄、文化水平、婚姻状况、工作情况、月收入的女性海洛因依赖者心理渴求水平无统计学意义（p>0.05）。

表 2-6 社会人口学特征对心理渴求的单因素方差分析表（n=312）

变　量	组　　别	$\bar{x} \pm s$	F/t
籍贯	山西籍	42.66 ± 9.05	
	非山西籍	42.41 ± 7.57	0.165
年龄	≤ 20 岁	47.67 ± 8.93	
	21—30 岁	42.54 ± 9.23	
	31—40 岁	42.96 ± 9.03	
	>40 岁	41.93 ± 8.33	1.23

变　量	组　别	$\bar{x} \pm s$	F/t
文化程度	小学（5、6年级）	41.64 ± 8.62	
	初中	42.93 ± 8.89	
	中专及高中	42.70 ± 9.01	
	大专及以上	42.20 ± 10.19	0.31
婚姻状况	未婚	42.39 ± 9.06	
	已婚	43.05 ± 8.83	
	离异	42.29 ± 8.97	
	丧偶	40.00 ± 7.87	0.34
工作情况	学生	44.00 ± 18.28	
	工人	41.90 ± 8.61	
	农民	42.33 ± 8.98	
	个体生意	43.39 ± 9.03	
	待业	42.47 ± 8.66	0.23
月收入	<1000	42.11 ± 8.58	
	1000—3000元	42.42 ± 9.19	
	3000—5000元	43.93 ± 9.30	
	>5000元	44.43 ± 8.55 0.80	0.80
目前所在时间	<6个月	40.99 ± 8.56	
	7—20个月	42.43 ± 8.33	
	21—24个月	44.94 ± 10.09	3.75*

注：* 表示 $p<0.05$，** 表示 $p<0.01$，*** 表示 $p<0.001$，下同。

2.6.2.2 吸毒行为特征与心理渴求水平的单因素方差分析

由表 2-7、2-8 可知，女性海洛因依赖者心理渴求水平在吸毒时长（$F=9.06$，$p<0.001$）、自戒次数（$F=5.60$，$p<0.01$）、复吸次数（$F=7.95$，$p<0.001$）、日吸毒量（$F=8.60$，$p<0.001$）、毒品使用频率（$F=6.95$，$p<0.001$）等变量维度上存在差异。其中，吸毒时长在一年以上者的心理渴求水平要显著高于一年以下者；自戒次数与复吸次数在 5 次以上者的心理渴求水平要显著高于 3 次

以下者；日吸毒量在 0.4 克以上者的心理渴求水平要显著高于 0.4 克以下者；毒品使用频率在每天一次以上者的心理渴求水平要显著高于每周 2—5 次者。不同首次吸毒年龄、强戒次数、最长操守时间、主要的吸食方式及家庭成员有无吸毒的女性海洛因依赖者心理渴求水平无统计学意义（$p>0.05$），但家庭中若有老公吸毒者的女性海洛因依赖者心理渴求水平要显著高于家庭中无吸毒者。

表 2-7　吸毒行为特征对心理渴求的单因素方差分析表（一）（$n=312$）

变　量	组　别	$\bar{x} \pm s$	F
首次吸毒年龄	≤ 20 岁	44.27 ± 9.03	
	21—30 岁	42.35 ± 8.56	
	31—40 岁	40.19 ± 9.38	
	>40 岁	41.50 ± 9.68	2.25
吸毒时长	<1 年	27.17 ± 9.11	
	1—5 年	41.61 ± 9.11	
	6—10 年	42.60 ± 8.72	
	>10 年	44.82 ± 7.63	9.06***
强戒次数	1 次	42.89 ± 9.72	
	2—3 次	42.13 ± 7.67	
	4—5 次	42.93 ± 7.63	
	>5 次	45.33 ± 8.74	0.27
自戒次数	≤ 1 次	41.67 ± 9.26	
	2—3 次	40.99 ± 7.74	
	4—5 次	44.17 ± 8.97	
	>5 次	46.30 ± 8.85	5.60**
复吸次数	≤ 1 次	40.81 ± 10.53	
	2—3 次	41.16 ± 7.66	
	4—5 次	44.08 ± 7.11	
	>5 次	46.78 ± 8.75	7.95***

续表

变 量	组 别	$\bar{x} \pm s$	F
最长操守时间	<3 个月	43.42 ± 9.66	
	3 个月—1 年	42.68 ± 8.12	
	1—2 年	42.91 ± 7.23	
	>2 年	40.44 ± 9.34	1.45
主要的吸食方式	烫吸	42.46 ± 9.07	
	注射	40.83 ± 7.20	
	混吸	43.91 ± 7.91	0.63

表 2-8 吸毒行为特征对心理渴求的单因素方差分析表（二）（n=312）

变 量	组别	例数（n）	构成比（%）
家庭成员有无吸毒	无	42.01 ± 8.91	
	父母亲吸毒	38.00 ± 1.41	
	老公吸毒	44.45 ± 8.32	
	亲戚吸毒	40.82 ± 11.71	1.93
日吸毒量	<0.1 克	36.50 ± 9.77	
	0.1—0.3 克	40.88 ± 9.08	
	0.4—1 克	44.01 ± 7.98	
毒品使用频率	每天 >3 次	44.38 ± 8.64	8.60***
	每天 1—2 次	44.74 ± 8.71	
	每周 2—5 次	41.85 ± 8.28	
	每周 <1 次	36.77 ± 8.92	6.95***

2.6.3 影响女性海洛因依赖者心理渴求的相关分析

2.6.3.1 女性海洛因依赖者环境敏感性与心理渴求的相关研究

由表 2-9 可知，环境敏感性总分及其各维度与心理渴求总分及其各维度（毒品失控维度除外）均呈显著正相关（$p<0.01$）。

表 2-9　环境敏感性与心理渴求的相关性分析表

	与吸毒直接相关环境	与吸毒间接相关环境	社会家庭环境	环境敏感性总分
海洛因的影响	0.26**	0.15*	0.3**	0.29**
渴求频率	0.44**	0.32**	0.23**	0.39**
毒品失控	0.07	0.01	−0.10	−0.01
心理渴求总分	0.39**	0.25**	0.27**	0.37**

2.6.3.2　影响女性海洛因依赖者心理渴求水平的多元线性回归分析

由于女性海洛因依赖者的心理渴求总分在目前在所时间、吸毒时长、自戒次数、复吸次数、日吸毒量、毒品使用频率等维度上存在显著差异，并且环境敏感性总分及其各维度与心理渴求总分显著相关，故将目前在所时间、吸毒时长、自戒次数、复吸次数、日吸毒量、毒品使用频率、环境敏感性总分及其各维度作为自变量，心理渴求总分作为因变量，按照纳入标准为 0.05，移出标准为 0.10，进行多元线性回归分析。各自变量赋值情况见表 2-10。

表 2-10　自变量赋值表

变量	因　子	赋值方式			
自变量	吸毒时长	1=<1 年	2=1—5 年	3=6—10 年	4=>10 年
	自戒次数	1= ≤ 1 次	2=2—3 次	3=4—5 次	4= ≥ 5 次
	复吸次数	1= ≤ 1 次	2=2—3 次	3=4—5 次	4= ≥ 5 次
	日吸毒量	1=<0.1 克	2=0.1—0.3 克	3=0.4—1 克	4= ≥ 1 克
	毒品使用频率	1= 每天 >3 次	2= 每天 1—2 次	3= 每周 2—5 次	4= 每周 <1 次
	与吸毒直接相关环境	实测值			
	与吸毒间接相关环境	实测值			
	社会家庭环境	实测值			
	环境敏感性	实测值			

由表 2-11 可知，影响心理渴求总分的主要因素是在所时间、复吸次数、日吸毒量、与吸毒直接相关环境、与吸毒间接相关环境、社会家庭环境。得到回归方程：Y=20.00+1.84（在所时间）+1.25（复吸次数）+1.28（日吸毒量）+0.24（与吸毒直接相关环境）-0.11（与吸毒间接相关环境）+0.07（社会家庭环境）。

与吸毒直接相关环境进入了 4 个回归方程，说明与吸毒直接相关环境是影响心理渴求的重要因素；在所时间、社会家庭环境进入了 3 个回归方程，说明二者也是影响心理渴求的主要因素；复吸次数、日吸毒量、与吸毒间接相关环境进入了 2 个回归方程，说明三者也在一定程度上影响着心理渴求；毒品使用频率进入 1 个回归方程，说明毒品使用频率也会对心理渴求产生影响。

表 2-11　影响女性海洛因依赖者心理渴求水平的多元线性回归分析表

Y	因子	R^2	b	$SE(b)$	β	t
心理渴求总分	在所时间		1.84	0.66	0.14	2.79**
	复吸次数		1.25	0.60	0.15	2.10*
	日吸毒量	0.27	1.28	0.54	0.13	2.37*
	与吸毒直接相关环境		0.24	0.05	0.39	4.87***
	与吸毒间接相关环境		-0.11	0.05	-0.17	-2.11*
	社会家庭环境		0.07	0.03	0.15	2.58*
海洛因的影响	吸毒时长		0.83	0.35	0.14	2.33*
	复吸次数		0.71	0.35	0.15	2.03*
	日吸毒量	0.21	0.85	0.32	0.15	2.70**
	与吸毒直接相关环境		0.08	0.03	0.22	2.64**
	与吸毒间接相关环境		-0.07	0.03	-0.20	-2.46**
	社会家庭环境		0.08	0.02	0.27	4.66***
渴求频率	在所时间	0.26	1.17	0.35	0.17	3.37**
	与吸毒直接相关环境		0.14	0.03	0.42	5.23***

续表

Y	因子	R^2	b	$SE(b)$	β	t
毒品失控	在所时间		0.37	0.15	0.14	2.41*
	毒品使用频率	0.08	−0.32	0.11	−0.17	−2.92**
	与吸毒直接相关环境		0.03	0.01	0.22	2.41*
	社会家庭环境		−0.02	0.01	−0.18	−2.80**

2.7 讨论

2.7.1 女性海洛因依赖者一般情况分析

本研究对山西省女子强制隔离戒毒所女性海洛因依赖者进行横断面调查研究，共抽取有效研究对象 312 人进行调查，多为山西籍女性，结果发现该群体的社会人口学及吸毒行为特征如下。

2.7.1.1 女性海洛因依赖者社会人口学特征

本研究结果显示，山西女性海洛因依赖者所涉及年龄范围较广，40 岁以下青年所占比例较大。文化程度普遍不高，以初中文化程度为主。婚姻状况方面以已婚女性为主，同时未婚及离异者所占比例也较高。月收入较低，多处于待业状态。这与朱志伟（2005）[81] 等的研究结果相一致。这表明年龄较小、文化程度低、无业的女性是易感及滥用海洛因的高危人群，这部分人往往心智不成熟、无知好奇、容易冲动，极易受到周围不良环境的影响。加之工作技能缺乏，对待工作眼高手低，对于新环境适应能力较差，很容易重新回到旧有的吸毒环境与吸毒人群当中而导致复吸。因此，提高女性戒毒人员的文化素养与工作技能甚是迫切。

2.7.1.2 女性海洛因依赖者吸毒行为特征

本研究结果显示，山西女性海洛因依赖者以烫吸土质海洛因为主，首次吸毒年龄较低，吸毒时间较长，日吸毒频率较高，吸毒量较大，强戒次数较少，而自戒及复吸次数较多，操守时间较短。

家庭中夫妻均吸毒者比例较高，女性吸毒具有被动性特点，这与冯燕（2008）[82]的研究结果相一致。部分女性婚前对老公了解不足，婚后慢慢发现老公吸毒，逐步滋生家庭矛盾，为了向老公证明毒能戒掉进而尝试吸毒以致不能自拔。此外，还有部分女性常因无业状态而导致空虚无聊、无所事事，老公也多在外打工，夫妻间缺少沟通。而家庭环境周围吸毒者也较多，久而久之因无知好奇加之他人引诱而吸毒。

吸毒主要源于无知好奇及他人引诱，毒品滥用则主要源于心瘾大，对毒品的强烈渴求，同时为了解除烦恼及空虚无聊、无所事事也易导致滥用毒品。这与章震宇（2002）[83]的研究结果相一致。青少年吸毒者往往更多地表现为好奇、逆反、追求刺激等心理，尽管懵懂地知道毒品的危害，但仍不惜一试去体验他人所说的快感，直至成瘾仍不自知而欲罢不能。年长吸食者则更多表现为享乐、解脱、侥幸等心理，尽管初次接触多出现恶心、呕吐、头昏、无力等不良身心反应，但随之而来的欣快感与无忧感更加深了其对毒品的贪恋。海洛因依赖者因长期吸食毒品而成瘾很深，其身体及心理都已习惯了毒品的作用，即使身体没有戒断反应但心理上还是无法摆脱毒品对中枢神经系统的作用而控制不住的渴求，进而滥用毒品。

2.7.2 女性海洛因依赖者心理渴求特征及其影响因素分析

本研究结果表明，女性海洛因依赖者的心理渴求水平较高，环境敏感性较强，当其面临吸毒相关环境时，极易产生心理渴求并伴随焦虑。Ferguson总结前人研究也发现心理渴求可以预测随后复吸的风险[17]。相比入所半年者回归期女性海洛因依赖者的心理渴求水平更高。这部分女性对于即将出所充满期待，同时也包含害怕出所的矛盾、焦虑、烦躁等情绪状态。一方面，从其自身而言，两年的强制隔离戒毒生活已使其深深认识到毒品的危害，内心想要戒毒，但其本身也切实体会到尽管还处于强制隔离戒毒环境中，对毒品尚有较大的渴求，期待再吸一次来获得"圆满"；另一方面，出所后面临的家庭社会环境使其害怕再次受到毒品、毒友的诱惑及家庭社会对其的歧视、不接纳、不信任，进而产生更高的心理渴求而走上复吸的道路。

首次吸毒年龄越小、吸毒时间越长、复吸次数越多、日吸毒量越大、环境敏感性越高者心理渴求也越大。多元线性回归分析也表明，与吸毒直接相关环境对心理渴求的影响最大，因此女性戒毒者回归社会后应主动远离吸毒环境与毒友，减少渴求诱发的危险因素；其次在所时间、社会家庭环境也对心理渴求产生重要影响，因此有必要更加关注回归期女性戒毒者，给予心理辅导与社会支持，正确看待与有效应对此时期的心理渴求，帮助其逐步为出所生活做好准备。由于亲情等社会情感的缺失，戒毒人员难以得到家人及亲戚朋友的及时帮助，因此在条件允许的情况下，应给予必要的家庭治疗，减少因缺少温暖、较多指责、冷落忽视等家庭环境因素导致的较强心理渴求。Saatcioglu（2006）等人的研究也说明药物滥用是一个家庭相关疾病，需要家庭成员的共同参与[84]。

3 女性海洛因依赖者心理渴求的实验研究

3.1 研究目的

运用环境线索诱发渴求实验范式，分析环境线索诱发结合生物反馈放松所导致的心理渴求（心理指标、生理指标）的变化。

运用多种毒品相关环境线索诱发女性海洛因依赖者的心理渴求，建立起环境线索类型与心理渴求的等级强度关系。

3.2 研究对象

调查研究发现回归期（目前在所时间为 21—24 个月）女性海洛因依赖

者心理渴求较高，故而在知情同意的基础上，遵循自愿参与的原则，共选取 48 名回归期女性海洛因依赖者作为实验研究对象。

3.3　研究方法

3.3.1　研究指标

自编《一般信息调查表》、心理指标及生理指标。

心理指标：

（1）《强迫性海洛因使用量表》：具体内容见调查研究部分。

（2）《心理渴求程度自我评估表》：视觉模拟尺。给研究对象呈现一条 0—100 毫米长的线段，最左端"0"表示无渴求感，最右端"100"表示极其渴求。研究对象在线段相应位置用"×"标示出当时的心理渴求。从其最左端"0"到标记位置的长度即为研究对象的心理渴求值。常用以环境线索诱发渴求实验中的渴求度评估[67][85-87]。此操作简便易行，但信效度难以把握，故结合生理指标来对心理渴求辅助评估。

生理指标：

采用 Hi-909 便携式生物反馈仪记录生理实时数据，包括频域心率变异性及皮电等生理指标。

3.3.2　实验室环境

实验室为山西省某强制隔离戒毒所拒毒训练室，环境整洁、安静，光线柔和，室温控制在 25℃左右。拒毒训练室中除研究对象与研究员外，无其他人员进行干扰。

3.3.3　实验设备

生理指标采集与分析。使用美国生物分子公司技术全球授权北京谐和心友科技有限公司出品的 Hi-909 便携式生物反馈仪采集心律变异性及皮电等生理指标。其配套的 Cioo- 心友分析管理系统软件 V4.0.0.0b13050900 可对采集到的生理数据进行初步分析，研究人员可根据需要将数据导出做进一步的分析。

日立 HCP-270X 液晶投影机。分辨率为 1024×768 像素，1.2 倍变焦，4:3 幅型比例。该投影机用来呈现海洛因相关图片及视频。

3.3.4 实验材料

实验材料包含海洛因相关图片、海洛因相关视频、吸毒模拟物（实物）三类。前期预实验表明三类环境线索能在一定程度上引起吸毒者心理渴求，并经由强制隔离戒毒所心理矫治中心研究员与专家考量最终选定。

海洛因相关图片：包括海洛因原材料、吸食动作、吸食场景等共 30 张，每张呈现 10s，共 5 分钟。图片均采用 Adobe Photoshop CC 软件统一制作成尺寸 551×413 像素，分辨率 200 像素，大小 145kb，RGB 颜色 8 位。

海洛因相关视频：由强制隔离戒毒所心理矫治中心提供的拍摄录制而成的海洛因模拟物烫吸视频。经由 Corel VideoStudio Pro X6 软件编辑处理，持续时间为 5min。吸毒模拟物（实物）：锡纸、粉末状土质及白色海洛因模拟物、打火机、香烟、饮料、小份海洛因纸包、大份海洛因塑料包等，均由强制隔离戒毒所提供。

3.4 研究设计及程序

3.4.1 研究设计

本研究为 3×3 的两因素被试内实验设计。

组内变量环境线索（C）的三个水平为：图片线索、视频线索、实物线索；组内变量实验期相（P）的三个水平为：基线期、诱发期、恢复期。

将研究对象随机分成三组，每组 16 人。采用拉丁方方式探索不同毒品线索顺序下心理渴求的变化程度。线索诱发渴求实验中，组 1 顺序为"图片—视频—实物"；组 2 顺序为"视频—实物—图片"；组 3 顺序为"实物—图片—视频"。

3.4.2　研究程序

研究对象进入拒毒训练室，研究者向其简要介绍生物反馈仪的放松原理及环境线索诱发渴求实验过程：共 3 次实验，每周 1 次，每次 18 分钟，分别针对不同的环境线索（图片、视频、实物）。

让研究对象选择舒适的姿势坐好，将传感器戴在其左手的中指与食指上，手指指腹朝向传感器的金属面，检查连接状况以确保无误后启动程序。每次实验共 3 个期相，仪器会自动采集各期相生理指标，见图 3-1：

5 分钟基线期 — 自评 — 5 分钟诱发期 — 自评 — 5 分钟恢复期 — 自评

图 3-1　研究流程图

5 分钟基线期：研究对象闭上眼睛背靠在沙发上，佩戴具有脑电牵引功能的调节眼镜及立体声耳机，跟着生物反馈仪中播放的音乐与引导词进行生物反馈放松，其中眼镜的光感度及耳机的音量度以研究对象的舒适度为宜。

5 分钟诱发期：研究对象摘下眼镜与耳机，观看或触碰线索诱发物。

5 分钟恢复期：研究对象再次闭上眼睛，并佩戴具有脑电牵引功能的调节眼镜及立体声耳机，跟着生物反馈仪中播放的音乐与引导词再次进行生物反馈放松。

每个期相完成后研究对象会有 1 分钟的渴求度自评，并向其展示生物反馈仪所呈现的生理参数的变化。每次实验结束后，拔掉传感器，同时为防止诱发物对被试在实验中造成不适，应及时了解其感受，观察及询问有无戒断样反应，给予认知行为矫正及防复吸教育指导，消除不利影响，见图 3-2。

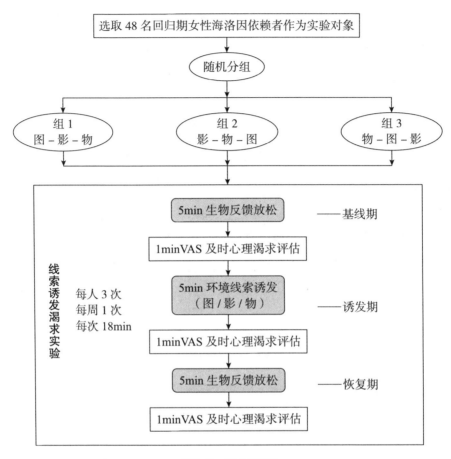

图 3-2　研究流程图

3.5　研究结果

3.5.1　不同组别女性海洛因依赖者心理渴求等指标的均衡性检验

运用单因素方差分析对组 1、组 2 和组 3 在吸毒行为特征（吸毒时长、自戒次数、复吸次数、日吸毒量）、心理渴求及环境敏感性各维度上进行均衡性检验。由表 3-1 可知，实验前三个组在各个变量及其维度上均无显著差异（$p > 0.05$）。

表 3-1　实验前三组心理渴求等指标的均衡性检验分析表

变　　量	组 1（n=16）	组 2（n=16）	组 3（n=16）	F
吸毒时长	3.00 ± 0.97	2.75 ± 1.00	2.75 ± 0.89	1.10
自戒次数	2.63 ± 1.15	2.69 ± 1.30	2.38 ± 1.15	0.30
复吸次数	2.88 ± 1.15	2.38 ± 1.26	2.56 ± 1.15	0.73
日吸毒量	2.69 ± 0.87	2.44 ± 0.89	3.00 ± 1.03	1.45
海洛因的影响	20.31 ± 4.91	22.88 ± 3.26	20.69 ± 5.29	1.47
渴求频率	17.06 ± 5.95	19.13 ± 4.16	16.00 ± 6.12	1.34
毒品失控	7.25 ± 1.65	7.50 ± 1.71	8.06 ± 1.73	0.96
心理渴求总分	44.63 ± 10.93	49.50 ± 7.49	44.75 ± 11.59	1.20
与吸毒直接相关环境	42.38 ± 10.89	44.63 ± 11.72	45.63 ± 12.33	0.33
与吸毒间接相关环境	36.25 ± 10.97	35.83 ± 9.49	36.25 ± 10.97	0.01
社会家庭环境	59.86 ± 16.14	62.92 ± 17.47	62.50 ± 16.51	0.16
环境敏感性总分	46.03 ± 10.20	47.68 ± 9.53	48.04 ± 11.32	0.17

3.5.2　不同环境线索、实验期相女性海洛因依赖者心理渴求的变化

对不同环境线索、实验期相的心理渴求进行重复测量方差分析。由表 3-2 可知，环境线索的主效应显著（$F=19.80$，$p<0.001$），表明被试的心理渴求在不同环境线索中差异显著。实验期相的主效应显著（$F=65.02$，$p<0.001$），表明被试的心理渴求在不同实验期相中差异显著。环境线索与实验期相的交互作用显著（$F=24.26$，$p<0.001$），说明在不同的环境线索下，不同实验期相的心理渴求变化趋势不一致。对此交互效应做简单效应检验，结果见表 3-3。

表 3-2　不同环境线索、实验期相对心理渴求影响的多因素方差分析表

变异来源	df	MS	F
线索（C）	1.51	1244.87	19.80***
期相（p）	1.02	46392.97	65.02***
$C \times p$	1.57	2793.76	24.26***

由表 3-3 可知，图片线索（F=40.53，p<0.001）、视频线索（F=52.61，p<0.001）及实物线索（F=65.49，p<0.001）的心理渴求在不同实验期相中差异显著。图片线索、视频线索和实物线索的心理渴求仅在诱发期（F=24.86，p<0.001）差异显著，在基线期和恢复期差异不显著。对心理渴求差异显著的进一步作配对样本 t 检验，结果见表 3-4、3-5。

表 3-3　环境线索、实验期相对心理渴求影响的方差分析表

	基线期（p1）	诱发期（p2）	恢复期（p3）	F
图片线索（C1）	0.42 ± 1.74	15.31 ± 16.99	0.83 ± 2.79	40.53***
视频线索（C2）	0.21 ± 1.44	21.88 ± 20.70	0.94 ± 3.52	52.61***
实物线索（C3）	0.42 ± 2.02	31.35 ± 26.95	1.04 ± 3.26	65.49***
F	1.00	24.86***	0.07	

由表 3-4 可知，图片线索（t=-6.40，p<0.001）、视频线索（t=-7.45，p<0.001）及实物线索（t=-8.10，p<0.001）诱发时，诱发期的心理渴求值显著高于基线期，说明三类环境线索诱发均能显著增大心理渴求；图片线索（t=6.40，p<0.001）、视频线索（t=7.18，p<0.001）及实物线索（t=8.14，p<0.001）恢复期的心理渴求值显著低于诱发期，且图片线索（t=-1.27，p>0.05）、视频线索（t=-1.31，p>0.05）及实物线索（t=-1.43，p>0.05）恢复期的心理渴求值与基线期无显著差异，说明环境线索诱发结合生物反馈放松能使心理渴求值恢复到线索诱发前的水平。

表 3-4　环境线索下不同实验期相心理渴求之间的比较分析表

	Mean1	df1	t1	Mean2	df2	t2	Mean3	df3	t3
基线—诱发	-14.90	47	-6.40***	-21.67	47	-7.45***	-30.94	47	-8.10***
诱发—恢复	14.48	47	6.40***	20.94	47	7.18***	30.31	47	8.14***
基线—恢复	-0.42	47	-1.27	-0.73	47	-1.31	-0.63	47	-1.43

由表 3-5 可知，线索诱发时，心理渴求值由小到大依次为图片线索、视频线索、实物线索，实物线索能诱发出更高水平的心理渴求。

表 3-5　线索诱发期不同环境线索心理渴求之间的比较分析表

	Mean	*df*	*t*
图片—视频	−6.56	47	-3.08**
视频—实物	−9.48	47	-5.93***
图片—实物	−16.04	47	-5.47***

3.5.3　不同环境线索、实验期相女性海洛因依赖者生理指标变化

3.5.3.1　不同环境线索、实验期相女性海洛因依赖者心率变异性特征

3.5.3.1.1　不同环境线索、实验期相女性海洛因依赖者 VLF 特征

对不同环境线索、实验期相的 VLF 进行重复测量方差分析。由表 3-6 可知，环境线索的主效应不显著（$F=1.01$，$p>0.05$），表明被试的 VLF 在不同环境线索中差异不显著。实验期相的主效应显著（$F=31.77$，$p<0.001$），表明被试的 VLF 在不同实验期相中差异显著。环境线索与实验期相的交互作用显著（$F=3.55$，$p<0.05$），说明在不同的环境线索下，不同实验期相的 VLF 变化趋势不一致。对此交互效应做简单效应检验，结果见表 3-7。

表 3-6　不同环境线索、实验期相对 VLF 影响的多因素方差分析表

变异来源	*df*	*MS*	*F*
线索（*C*）	1.98	2943907.53	1.01
期相（*p*）	1.82	55464055.39	31.77***
C×*p*	3.45	4242774.55	3.55*

由表 3-7 可知，图片线索（$F=4.40$，$p<0.05$）、视频线索（$F=15.50$，$p<0.001$）及实物线索（$F=30.68$，$p<0.001$）的 VLF 在不同实验期相中差异显著。图片线索、视频线索和实物线索的 VLF 仅在诱发期（$F=4.42$，

$p<0.05$）差异显著，在基线期和恢复期差异不显著。对 VLF 差异显著的进一步作配对样本 t 检验，结果见表 3-8、3-9。

表 3-7　环境线索、实验期相对 VLF 影响的方差分析表

	基线期（$p1$）	诱发期（$p2$）	恢复期（$p3$）	F
图片线索（C1）	1841.20 ± 1545.67	2596.62 ± 1491.27	2280.98 ± 1217.65	4.40*
视频线索（C2）	1923.91 ± 1424.68	2937.33 ± 1768.32	2207.57 ± 1340.94	15.50***
实物线索（C3）	1690.07 ± 1226.29	3455.61 ± 2007.80	2422.89 ± 1905.11	30.68***
F	0.51	4.42*	0.36	

由表 3-8 可知，图片线索（$t=-2.51$，$p<0.05$）、视频线索（$t=-5.31$，$p<0.001$）及实物线索（$t=-7.53$，$p<0.001$）诱发时，诱发期的 VLF 值显著高于基线期，说明三类环境线索诱发均会显著增大 VLF 值；图片线索（$t=-1.72$，$p>0.05$）及视频线索（$t=-1.43$，$p>0.05$）恢复期的 VLF 与基线期无显著差异，且视频线索（$t=4.21$，$p<0.001$）诱发期的 VLF 与恢复期差异显著，说明脱敏训练结合生物反馈放松能使 VLF 值恢复到线索诱发前的水平；实物线索恢复期的 VLF 与基线期差异显著（$t=-3.61$，$p<0.01$），且诱发期与恢复期差异显著（$t=4.30$，$p<0.001$），说明生物反馈放松后 VLF 值降低，但并未恢复到基线水平。

表 3-8　环境线索下不同实验期相 VLF 之间的比较分析表

	Mean1	f1	$t1$	Mean2	f2	$t2$	Mean3	f3	$t3$
基线—诱发	−755.43	47	−2.51*	−1013.42	47	−5.31***	−1765.54	47	−7.53***
诱发—恢复	315.65	47	1.57	729.76	47	4.21***	1032.72	47	4.30***
基线—恢复	−439.78	47	−1.72	−283.66	47	−1.43	−732.81	47	−3.61**

注：Mean1、Mean2、Mean3 分别为图片、视频、实物线索下不同实验期相 VLF 的均值；df1、df2、df3 分别为图片、视频、实物线索下的自由度；$t1$、$t2$、$t3$ 分别为图片、视频、实物线索下不同实验期相 VLF 的 t 检验。以下类同。

由表 3-9 可知，线索诱发时，VLF 值由小到大依次为图片线索、视频线索、实物线索。图片线索诱发时的 VLF 值显著低于实物线索（t=2.94，$p<0.01$），视频线索诱发时的 VLF 值与图片线索及实物线索均差异不显著。

表 3-9　线索诱发期不同环境线索 VLF 之间的比较分析表

	Mean	df	t
图片—视频	−340.70	47	−1.48
视频—实物	−518.28	47	−1.52
图片—实物	−858.98	47	−2.94**

3.5.3.1.2　不同环境线索、实验期相女性海洛因依赖者 LF 特征

对不同环境线索、实验期相的 LF 进行重复测量方差分析。由表 3-10 可知，环境线索的主效应不显著（F=2.59，$p>0.05$），表明被试的 LF 在不同环境线索中差异不显著。实验期相的主效应显著（F=53.84，$p<0.001$），表明被试的 LF 在不同实验期相中差异显著。环境线索与实验期相的交互作用显著（F=3.16，$p<0.05$），说明在不同的环境线索下，不同实验期相的 LF 变化趋势不一致。对此交互效应做简单效应检验，结果见表 3-11。

表 3-10　不同环境线索、实验期相对 LF 影响的多因素方差分析表

变异来源	df	MS	F
线索（C）	1.85	10034964.95	2.59
期相（p）	1.81	122283524.94	53.84***
$C \times p$	3.85	4121838.06	3.16*

由表 3-11 可知，图片线索（F=13.41，$p<0.01$）、视频线索（F=20.95，$p<0.001$）、实物线索（F=44.24，$p<0.001$）的 LF 在不同实验期相中差异显著。图片线索、视频线索和实物线索的 LF 仅在诱发期（F=5.55，$p<0.05$）差异显著，在基线期和恢复期差异不显著。对 LF 差异显著的进一步作配对样本

t 检验，结果见表 3-12、3-13。

表 3-11 环境线索、实验期相对 LF 影响的方差分析表

	基线期（$p1$）	诱发期（$p2$）	恢复期（$p3$）	F
图片线索（C1）	1716.78 ± 1401.38	3087.77 ± 1965.66	2444.85 ± 1537.42	13.41***
视频线索（C2）	1946.92 ± 1733.30	3442.94 ± 2056.77	2394.51 ± 1609.64	20.95***
实物线索（C3）	1811.76 ± 1486.27	4168.34 ± 2120.60	2771.72 ± 2267.93	44.24***
F	0.48	5.55*	0.94	

由表 3-12 可知，图片线索（t=-4.46，$p<0.001$）、视频线索（t=-6.24，$p<0.001$）及实物线索（t=-8.84，$p<0.001$）诱发时，诱发期的 LF 值显著高于基线期，说明三类环境线索诱发均会显著增大 LF 值；视频线索恢复期的 LF 与诱发期差异显著（t=4.33，$p<0.001$），且与基线期差异不显著（t=-1.94，$p>0.05$），说明脱敏训练结合生物反馈放松能使 LF 值恢复到线索诱发前的水平；图片线索（t=-3.61，$p<0.01$）及实物线索（t=-4.08，$p<0.001$）恢复期的 LF 与基线期差异显著，且图片线索（t=2.56，$p<0.05$）及实物线索（t=5.53，$p<0.001$）诱发期与恢复期差异显著，说明生物反馈放松后 LF 值降低，但并未恢复到基线水平。

表 3-12 环境线索条件下不同实验期相 LF 之间的比较分析表

	Mean1	df1	$t1$	Mean2	df2	$t2$	Mean3	df3	$t3$
基线—诱发	−1370.99	47	−4.46***	−1496.02	47	−6.24***	−2356.58	47	−8.84***
诱发—恢复	642.91	47	2.56*	1048.44	47	4.33***	1396.62	47	5.53***
基线—恢复	−728.07	47	−3.16**	−447.58	47	−1.94	−959.96	47	−4.08***

由表 3-13 可知，线索诱发时，LF 值由小到大依次为图片线索、视频线索、实物线索。图片线索（t=-3.17，$p<0.01$）及视频线索（t=-1.98，

$p<0.05$）诱发时的 LF 值显著低于实物线索，视频线索诱发时的 LF 值与图片线索差异不显著（$t=-1.27$，$p>0.05$）。

表 3-13　线索诱发期不同环境线索 LF 之间的比较分析表

	Mean	df	t
图片—视频	−355.18	47	−1.27
视频—实物	−725.39	47	−1.98*
图片—实物	−1080.57	47	−3.17**

3.5.3.1.3　不同环境线索、实验期相女性海洛因依赖者 HF 特征

对不同环境线索、实验期相的 HF 进行重复测量方差分析。由表 3-14 可知，环境线索的主效应不显著（$F=0.88$，$p>0.05$），表明被试的 HF 在不同环境线索中差异不显著。实验期相的主效应显著（$F=7.14$，$p<0.01$），表明被试的 HF 在不同实验期相中差异显著。环境线索与实验期相的交互作用不显著（$F=2.08$，$p>0.05$），说明在不同环境线索下，不同实验期相的 HF 变化趋势一致。

表 3-14　不同环境线索、实验期相对 HF 影响的多因素方差分析表

变异来源	df	MS	F
线索（C）	1.98	3043158.12	0.88
期相（p）	1.79	16169542.96	7.14**
$C \times p$	3.90	2196380.77	2.084

由表 3-15 可知，仅实物线索诱发时（$F=7.98$，$p<0.01$）的 HF 在不同实验期相中差异显著。图片线索、视频线索和实物线索的 HF 仅在诱发期（$F=3.50$，$p<0.05$）差异显著，在基线期和恢复期差异不显著。对 HF 差异显著的进一步作配对样本 t 检验，结果见表 3-16、3-17。

表 3-15　环境线索、实验期相对 HF 影响的方差分析表

	基线期（p1）	诱发期（p2）	恢复期（p3）	F
图片线索（C1）	3009.65 ± 1656.26	3576.75 ± 1613.93	3362.29 ± 1605.25	2.84
视频线索（C2）	3120.75 ± 1785.67	3415.28 ± 1768.55	3159.95 ± 1581.47	1.24
实物线索（C3）	3131.29 ± 2319.80	4121.48 ± 2033.42	3288.11 ± 1884.01	7.98**
F	0.12	3.50*	0.29	

由表 3-16 可知，图片线索（$t=-2.25$，$p<0.05$）及实物线索（$t=-3.29$，$p<0.05$）诱发时，诱发期的 HF 值显著高于基线期，说明其均能显著增大 HF 值；图片线索（$t=-1.44$，$p>0.05$）及实物线索（$t=-0.61$，$p>0.05$）恢复期的 HF 与基线期差异不显著，且实物线索下恢复期与诱发期差异显著（$t=3.49$，$p<0.01$），说明脱敏训练结合生物反馈放松能使 HF 值恢复到线索诱发前的水平。

表 3-16　环境线索条件下不同实验期相 HF 之间的比较分析表

	Mean1	df1	t1	Mean2	df2	t2	Mean3	df3	t3
基线—诱发	−567.10	47	−2.25*	−294.54	47	−1.31	−990.19	47	−3.29**
诱发—恢复	214.46	47	0.96	255.33	47	1.41	833.37	47	3.49**
基线—恢复	−352.64	47	−1.44	−39.20	47	−0.20	−156.83	47	−0.61

由表 3-17 可知，线索诱发时，HF 值由小到大依次为视频线索、图片线索、实物线索。图片线索（$t=-2.01$，$p<0.05$）及视频线索（$t=-2.27$，$p<0.05$）诱发时的 HF 值显著低于实物线索，视频线索诱发时的 HF 值与图片线索差异不显著（$t=0.64$，$p>0.05$）。

表 3-17　线索诱发期不同环境线索 HF 之间的比较分析表

	Mean	df	t
图片—视频	161.47	47	0.64
视频—实物	−706.20	47	−2.27*
图片—实物	−544.73	47	−2.01*

3.5.3.1.4　不同环境线索、实验期相女性海洛因依赖者 LF/HF 特征

对不同环境线索、实验期相的 LF/HF 进行重复测量方差分析。由表 3–18 可知，环境线索的主效应显著（F=4.10，$p<0.05$），表明被试的 LF/HF 在不同环境线索中差异显著。实验期相的主效应显著（F=73.97，$p<0.001$），表明被试的 LF/HF 在不同的实验期相中差异显著。环境线索与实验期相的交互作用不显著（F=1.91，$p>0.05$），说明在不同环境线索下，不同实验期相的 LF/HF 变化趋势一致。

表 3–18　不同环境线索、实验期相对 LF/HF 影响的多因素方差分析表

变异来源	df	MS	F
线索（C）	1.97	0.54	4.10*
期相（p）	1.91	5.01	73.97***
$C \times p$	3.86	0.11	1.91

由表 3–19 可知，图片线索（F=17.10，$p<0.001$）、视频线索（F=40.99，$p<0.001$）、实物线索（F=27.30，$p<0.001$）的 LF/HF 在不同实验期相中差异显著。图片线索、视频线索和实物线索的 LF/HF 仅在诱发期（F=8.21，$p<0.01$）差异显著，在基线期和恢复期差异不显著。对 LF/HF 差异显著的进一步作配对样本 t 检验，结果见表 3–20、3–21。

表 3–19　环境线索、实验期相对 LF/HF 影响的方差分析表

	基线期（$p1$）	诱发期（$p2$）	恢复期（$p3$）	F
图片线索（C1）	0.59 ± 0.30	0.85 ± 0.21	0.73 ± 0.27	17.10***
视频线索（C2）	0.63 ± 0.27	1.03 ± 0.33	0.79 ± 0.35	40.99***
实物线索（C3）	0.64 ± 0.34	1.06 ± 0.32	0.81 ± 0.34	27.30***
F	0.47	8.21**	1.18	

由表 3–20 可知，图片线索（t=-5.45，$p<0.001$）、视频线索（t=-8.60，

$p<0.001$）及实物线索（$t=-7.76$，$p<0.001$）诱发时，诱发期的 LF/HF 值显著高于基线期，说明三类环境线索诱发均会显著增大 LF/HF 值；图片线索（$t=-2.89$，$p<0.01$）、视频线索（$t=-3.94$，$p<0.001$）及实物线索（$t=-2.91$，$p<0.01$）恢复期的 LF/HF 与基线期差异显著，且图片线索（$t=3.25$，$p<0.01$）、视频线索（$t=5.19$，$p<0.001$）及实物线索（$t=4.23$，$p<0.001$）诱发期与恢复期差异显著，说明生物反馈放松后 LF/HF 值降低，但并未恢复到基线水平。

表 3-20　环境线索条件下不同实验期相 LF/HF 之间的比较分析表

	Mean1	df1	t1	Mean2	df2	t2	Mean3	df3	t3
基线—诱发	−0.26	47	−5.45***	−0.41	47	−8.60***	−0.42	47	−7.76***
诱发—恢复	0.12	47	3.25**	0.25	47	5.19***	0.25	47	4.23***
基线—恢复	−0.13	47	−2.89**	−0.16	47	−3.94***	−0.17	47	−2.91**

由表 3-21 可知，线索诱发时，LF/HF 值由小到大依次为图片线索、视频线索、实物线索。图片线索诱发时的 LF/HF 值显著低于视频线索（$t=-3.38$，$p<0.01$）及实物线索（$t=-3.86$，$p<0.001$），视频线索诱发时的 LF/HF 值与实物线索差异不显著（$t=-0.50$，$p>0.05$）。

表 3-21　线索诱发期不同环境线索 LF/HF 之间的比较分析表

	Mean	df	t
图片—视频	−0.18	47	−3.38**
视频—实物	−0.03	47	−0.50
图片—实物	−0.21	47	−3.86***

3.5.3.2　不同环境线索、实验期相女性海洛因依赖者皮电特征

3.5.3.2.1　不同环境线索、实验期相女性海洛因依赖者波动频率特征

对不同环境线索、实验期相下的波动频率进行重复测量方差分析。由

表 3-22 可知，环境线索的主效应不显著（$F=0.02$，$p>0.05$），表明被试的波动频率在不同环境线索中差异不显著。实验期相的主效应显著（$F=44.20$，$p<0.001$），表明被试的波动频率在不同的实验期相中差异显著。环境线索与实验期相的交互作用不显著（$F=0.39$，$p>0.05$），说明在不同环境线索下，不同实验期相的波动频率变化趋势一致。

表 3-22　不同环境线索、实验期相对波动频率影响的多因素方差分析表

变异来源	df	MS	F
线索（C）	1.91	0.01	0.02
期相（p）	1.89	34.08	44.20***
$C \times p$	4	0.18	0.39

由表 3-23 可知，图片线索（$F=22.43$，$p<0.001$）、视频线索（$F=16.35$，$p<0.001$）、实物线索（$F=21.80$，$p<0.001$）的波动频率在不同实验期相中差异显著。图片线索、视频线索和实物线索的波动频率在基线期、诱发期和恢复期差异均不显著。对波动频率差异显著的进一步作配对样本 t 检验，结果见表 3-24。

表 3-23　环境线索、实验期相对波动频率影响的方差分析表

	基线期（$p1$）	诱发期（$p2$）	恢复期（$p3$）	F
图片线索（C1）	1.49 ± 0.91	2.48 ± 0.91	1.79 ± 1.12	22.43***
视频线索（C2）	1.54 ± 0.80	2.40 ± 0.86	1.86 ± 0.78	16.35***
实物线索（C3）	1.52 ± 1.08	2.51 ± 0.87	1.73 ± 0.90	21.80***
F	0.05	0.24	0.33	

由表 3-24 可知，图片线索（$t=-6.65$，$p<0.05$）、视频线索（$t=-5.67$，$p<0.001$）及实物线索（$t=-5.31$，$p<0.001$）诱发时，诱发期的波动频率值显著高于基线期，说明三类环境线索诱发均会显著增大波动频率值；图片线

索（$t=-1.84$，$p>0.05$）及实物线索（$t=-1.72$，$p>0.05$）恢复期的波动频率与基线期无显著差异，且图片线索（$t=4.79$，$p<0.001$）与实物线索（$t=4.96$，$p<0.001$）诱发期的波动频率与恢复期差异显著，说明脱敏训练结合生物反馈放松能使波动频率值恢复到线索诱发前的水平；视频线索恢复期的波动频率与基线期差异显著（$t=-2.34$，$p<0.05$），且诱发期与恢复期差异显著（$t=3.26$，$p<0.01$），说明生物反馈放松后波动频率值降低，但并未恢复到基线水平。

表 3-24　环境线索条件下不同实验期相波动频率之间的比较分析表

	Mean1	df1	$t1$	Mean2	df2	$t2$	Mean3	df3	$t3$
基线—诱发	−0.99	47	−6.65***	−0.86	47	−5.67***	−0.99	47	−5.31***
诱发—恢复	0.69	47	4.79***	0.54	47	3.26**	0.77	47	4.96***
基线—恢复	−0.3	47	−1.84	−0.32	47	−2.34*	−0.21	47	−1.72

3.5.3.2.2　不同环境线索、实验期相女性海洛因依赖者波动幅度特征

对不同环境线索、实验期相的波动幅度进行重复测量方差分析。由表 3-25 可知，环境线索的主效应不显著（$F=1.93$，$p>0.05$），表明被试的波动幅度在不同环境线索中差异不显著。实验期相的主效应显著（$F=13.21$，$p<0.001$），表明被试的波动幅度在不同的实验期相中差异显著。环境线索与实验期相的交互作用不显著（$F=1.72$，$p>0.05$），说明在不同环境线索下，不同实验期相的波动幅度变化趋势一致。

表 3-25　不同环境线索、实验期相对波动幅度影响的多因素方差分析表

变异来源	df	MS	F
线索（C）	1.33	390.68	1.93
期相（p）	1.39	2155.28	13.21***
$C \times p$	1.32	479.87	1.72

由表 3-26 可知，图片线索（F=14.71，$p<0.001$）、视频线索（F=28.11，$p<0.001$）、实物线索（F=46.39，$p<0.001$）的波动幅度在不同实验期相中差异显著。图片线索、视频线索和实物线索的波动幅度仅在基线期（F=5.14，$p<0.05$）差异显著，在线索诱发期和脱敏放松期差异不显著。对波动幅度差异显著的进一步作配对样本 t 检验，结果见表 3-27、3-28。

表 3-26　环境线索、实验期相对波动幅度影响的方差分析表

	基线期（$p1$）	诱发期（$p2$）	恢复期（$p3$）	F
图片线索（C1）	3.53 ± 3.88	8.72 ± 8.51	6.42 ± 6.99	14.71***
视频线索（C2）	2.00 ± 2.86	8.11 ± 7.46	4.79 ± 4.56	28.11***
实物线索（C3）	1.94 ± 2.43	9.83 ± 8.08	4.38 ± 4.79	46.39***
F	5.14*	0.9	2.66	

由表 3-27 可知，图片线索（t=-4.81，$p<0.001$）、视频线索（t=-6.89，$p<0.001$）及实物线索（t=-7.81，$p<0.001$）诱发时，诱发期的波动幅度值显著高于基线期，说明三类环境线索诱发均会显著增大波动幅度值；图片线索（t=-3.10，$p<0.01$）、视频线索（t=-4.02，$p<0.001$）及实物线索（t=-4.28，$p<0.001$）恢复期的波动幅度与基线期差异显著，且图片线索（t=2.71，$p<0.01$）、视频线索（t=3.89，$p<0.001$）及实物线索（t=6.37，$p<0.001$）诱发期与恢复期差异显著，说明生物反馈放松后波动幅度值降低，但并未恢复到基线水平。

表 3-27　环境线索条件下不同实验期相波动幅度之间的比较分析表

	Mean1	df1	$t1$	Mean2	df2	$t2$	Mean3	df3	$t3$
基线—诱发	-5.19	47	-4.81***	-6.1	47	-6.89***	-7.9	47	-7.81***
诱发—恢复	2.3	47	2.71**	3.31	47	3.89***	5.46	47	6.37***
基线—恢复	-2.89	47	-3.10**	-2.79	47	-4.02***	-2.44	47	-4.28***

由表 3-28 可知，图片线索诱发时的波动幅度值显著高于视频线索（$t=2.23$，$p<0.05$）及实物线索（$t=2.80$，$p<0.01$），视频线索诱发时的波动幅度值与实物线索差异不显著（$t=0.17$，$p>0.05$）。

表 3-28　基线放松期不同环境线索波动幅度之间的比较分析表

	Mean	df	t
图片—视频	1.53	47	2.23*
视频—实物	0.07	47	0.17
图片—实物	1.6	47	2.80**

3.5.4　环境线索诱发结合生物反馈放松对女性海洛因依赖者心理渴求干预效果的评估

3.5.4.1　实验前后女性海洛因依赖者环境敏感性及其各维度水平的比较

运用配对样本 t 检验对实验前后环境敏感性及其各维度水平进行分析。由表 3-29 可知，实验前后环境敏感性及其各维度差异均具有统计学意义（$p<0.001$），实验前后女性海洛因依赖者的环境敏感性水平显著低于实验前。

表 3-29　实验前后环境敏感性及其各维度水平的配对样本 t 检验分析表（$n=48$）

变　量	实验前	实验后	t
与吸毒直接相关环境	44.21 ± 11.49	29.96 ± 5.34	10.59***
与吸毒间接相关环境	36.11 ± 10.28	20.74 ± 1.74	10.59***
社会家庭环境	61.76 ± 16.41	41.99 ± 11.59	8.76***
环境敏感性总分	47.25 ± 10.19	35.80 ± 6.96	12.27***

3.5.4.2　实验前后女性海洛因依赖者心理渴求及其各维度水平的比较

运用配对样本 t 检验对实验前后心理渴求及其各维度水平进行分析。由表 3-30 可知，实验前后心理渴求及其各维度差异均具有统计学意义（$p<0.001$），实验后女性海洛因依赖者的心理渴求水平、渴求频率等显著低

于实验前。

表 3-30　实验前后心理渴求及其各维度水平的配对样本 t 检验分析表（n=48）

变　　量	实验前	实验后	t
海洛因的影响	21.29 ± 4.62	16.81 ± 3.82	6.92***
渴求频率	17.40 ± 5.52	7.65 ± 3.24	12.68***
毒品失控	7.60 ± 1.70	4.77 ± 1.55	10.42***
心理渴求总分	46.29 ± 10.21	29.23 ± 7.46	12.28***

3.5.4.3　实验后不同组别女性海洛因依赖者心理渴求等指标的比较

实验后对组 1、组 2 和组 3 在心理渴求及环境敏感性各维度上进行单因素方差分析。由表 3-31 可知，实验后三个组在环境敏感性及其各维度及海洛因的影响与毒品失控因子上差异均没有统计学意义（p>0.05）；但三个组在心理渴求及其因子渴求频率方面存在显著差异（p<0.05）。对存在显著差异的变量进行 LSD 事后检验，结果见表 3-32。

表 3-31　实验后三组心理渴求等指标的单因素方差分析表

变　　量	组 1（n=16）	组 2（n=16）	组 3（n=16）	F
与吸毒直接相关环境	28.87 ± 5.37	30.75 ± 5.31	30.25 ± 5.51	0.52
与吸毒间接相关环境	20.83 ± 1.60	20.83 ± 2.28	20.56 ± 1.28	0.13
社会家庭环境	44.58 ± 9.62	36.81 ± 11.73	44.58 ± 12.16	2.56
环境敏感性总分	36.29 ± 6.31	34.33 ± 6.87	36.79 ± 7.82	0.55
海洛因的影响	15.31 ± 2.92	17.75 ± 4.33	17.38 ± 3.85	1.97
渴求频率	6.00 ± 1.59	8.31 ± 4.09	8.63 ± 3.03	3.47*
毒品失控	4.06 ± 1.18	5.13 ± 1.67	5.13 ± 1.59	2.7
心理渴求总分	25.38 ± 4.80	31.19 ± 8.51	31.13 ± 7.43	3.55*

由表 3-32 可知，组 2 和组 3 之间在渴求频率与心理渴求总分方面差异不显著（p>0.05），但组 2 和组 3 在渴求频率与心理渴求总分方面均显著高

于组 1（$p<0.05$），也就是说按照"图片线索—视频线索—实物线索"系统脱敏式的顺序进行环境线索诱发渴求实验后渴求频率与心理渴求总分降幅最大。

表 3-32　不同组别在渴求频率、心理渴求总分上的 LSD 检验分析表

		Mean	p
渴求频率	组 1—组 2	−2.32	0.04
	组 1—组 3	−2.63	0.02
	组 2—组 3	−0.31	0.78
心理渴求总分	组 1—组 2	−5.81	0.03
	组 1—组 3	−5.75	0.03
	组 2—组 3	0.06	0.98

3.6　讨论

3.6.1　女性海洛因依赖者心理渴求的心理指标评估

本研究结果表明，女性海洛因依赖者在强制隔离戒毒的环境中仍有较高的心理渴求，其并没有随着身体戒断反应的消失而消失。通过环境线索诱发结合生物反馈放松，女性海洛因依赖者的心理渴求及环境敏感性均有显著降低，表明环境线索诱发结合生物反馈放松能有效改善女性海洛因依赖者的环境敏感性及心理渴求。女性海洛因依赖者起初对心理渴求的认识如下，"心理渴求就像瀑布一样，来势凶猛，并且源源不断""心理渴求就像一口井，井中的自己什么都看不到，也想不到，唯一想要的只有毒品，局限于此。深不见底，越陷越深""心理渴求就像漩涡，越得不到越想要，越陷越深""心理渴求说不上来是什么，但自己已被包围在其中，不可自拔"等。随着多次的环境线索诱发结合生物反馈放松，以及实验后研究者对研究对象所给予的认知行为矫正、防复吸教育指导，她们对心理渴求的认识

也发生了明显的转变，"心理渴求就像波浪，有高潮也有低谷，我需要做的就是在高潮来临时尽可能保持平和的心态去体验它，直到消失""心理渴求就像吹泡泡，有时候大，有时候小，我需要的就是看清它而不至迷失其中"。通过环境线索诱发结合生物反馈放松学员能够体会到心理渴求的产生与消失，而这个过程并不是一定要通过吸毒来解决。心理渴求作为一种动机状态，会受到环境或情感线索等因素的影响，当其来临时若能选择更好的方式去觉察、体验、控制它，就不至于因冲动性的复吸而遗憾悔恨。

邵春红（2004）[88]、钟飞（2005）[89]等的研究表明毒品相关环境线索能引起戒毒者强烈的心理渴求。本研究结果也表明毒品相关环境线索均能诱发女性海洛因依赖者心理渴求，生物反馈放松后其心理渴求均显著降低。这与范成路[90]、Ingmar[91]等的研究结果一致。

Robbins等的研究结果表明女性对环境线索的敏感性更强，辨别度更精确[92]。本研究发现环境线索诱发的心理渴求强度由小到大依次为图片线索、视频线索、实物线索。同时我们也注意到，除了与毒品直接相关的环境外，家庭社会环境敏感性始终高于环境敏感性均值，这提示我们女性戒毒学员回归社会后所面临的家庭社会支持系统是其是否复吸的重要影响因素。

在实验中，我们也发现不同学员对环境线索诱发的心理渴求差异较大，这与Rees[93]的研究结果一致。甚至少部分女性海洛因依赖者的渴求度自评始终为零，但环境线索过程中多次表现出吞咽、抹鼻、挠胳膊等动作。心理渴求作为一种有意识的主观体验，学员可能会受到强制隔离戒毒的环境影响而隐瞒真实想法，邵春红（2005）[94]、杨波（2014）[67]的研究也说明了这点。这也提示我们要更进一步提高与戒毒人员的信任关系水平，彻底消除戒毒人员的焦虑、顾虑，从而更好地帮助其应对当下的处境，更好地面对回归社会后的生活。同时心理渴求的评估除了量表评估、主观自评、生理指标评估外，还应加入微表情、微行为等观察指标，全方位地评估戒毒人员心理渴求。

3.6.2 女性海洛因依赖者心理渴求的生理指标评估

认知加工理论认为心理渴求出现往往伴随着生理反应，条件性药物刺激的出现会使皮质电路特别是前扣带回，杏仁核和伏隔核等处的多巴胺水平明显增高，促进药物依赖者对毒品相关刺激的注意转移与认知加工而引发心理渴求。Carter[95]、范成路（2009）[87]的研究结果都表明环境线索诱发后的心率变化等生理反应与心理渴求有关。

心率变异性（HRV）与皮电（GSR）是常见的生物反馈指标。HRV是定量评估心脏自主神经功能的敏感、安全、有意义的指标，分为时域HRV和频域HRV[96-97]。频域HRV一般只需5分钟，更加方便快捷、稳定性好[98]。HRV频域指标中，VLF与LF反映交感神经功能水平，HF反映副交感神经功能水平，LF/HF反映交感神经与副交感神经的均衡性[99]。GSR是汗腺活动表现在皮肤上的电现象，只由交感神经支配。交感神经皮肤电导反应是自主神经兴奋的一个指标[100]，当人紧张、焦虑时，交感神经兴奋性增强，个体易出现精神性发汗，皮电升高[101]。本研究结果表明，在毒品相关环境线索诱发下女性海洛因依赖者的心率变异性明显提高，皮电波动频率增高、波动幅度增大，说明毒品相关环境线索能使女性海洛因依赖者的交感神经兴奋，心跳加快，发汗增多，这与张谦、范成路等的研究一致[102]。海洛因依赖者由于长期吸毒常伴有交感神经功能亢进、自主神经功能紊乱[102-103]，本研究也发现当女性海洛因依赖者面对毒品相关环境线索时，敏感性增强，交感神经功能亢进，情绪波动增大。

毒品相关环境线索引起的心理渴求及生理反应是经典的条件反射。在实验中研究者也观察到大部分女性海洛因依赖者在面对毒品相关环境线索时，出现"多次抹鼻、吞咽、挠胳膊"等动作，更甚者甚至能闻到货味而恶心、多汗、烦躁，有想吸的冲动。生物反馈放松后，女性海洛因依赖者的心率变异性及皮电基本恢复到基线水平，说明生物反馈放松能有效降低、调节其自主神经功能水平。但有部分指标仅有所降低而未恢复到基线水平，说明环境线索诱发的生理反应"较强而持久"，同时也说明5分钟的生物反馈放松仍较短，应加长线索诱发后的生物反馈放松时间。

4 结论与建议

4.1 研究结论

通过对山西某强制隔离戒毒所女性海洛因依赖者心理渴求的现状研究与实验研究，现得出如下结论：

1. 女性海洛因依赖者的心理渴求水平较高，环境敏感性较强，其中与吸毒直接相关环境对心理渴求的影响最大。

2. 毒品相关环境线索均能诱发女性海洛因依赖者心理渴求，并伴有自主神经功能亢进、情绪波动增大。

3. 环境线索诱发的心理渴求强度由小到大依次为图片线索、视频线索、实物线索。

4. 环境线索诱发结合生物反馈放松能有效降低女性海洛因依赖者的环境敏感性及心理渴求，且系统脱敏式（图片线索—视频线索—实物线索）的环境线索诱发渴求实验对女性海洛因依赖者心理渴求水平改善效果更好。

5. 生物反馈放松能有效调节、改善女性海洛因依赖者的自主神经功能水平。

4.2 对策（建议）

基于以上研究结论，结合相关理论与实践经验，提出以下建议，以供参考：

1. 鉴于回归期女性海洛因依赖者存在较高的心理渴求，并伴随焦虑、烦躁、迷茫等情绪状态，故而强制隔离戒毒场所可采用环境线索诱发渴求实验范式结合生物反馈放松、系统脱敏治疗来降低其心理渴求。同时运用积极心理学的理念，帮助其发现本身具有的品质；开展心理行为矫治与防复吸教育指导，帮助其更好地回归社会并保持操守。

2. 鉴于女性海洛因依赖者对毒品相关环境有着较高的敏感性，而所内强制隔离的戒毒环境与所外自由的环境存在一定的差异，故而在其回归社会后应加强治疗社区的监督与引导作用，进一步帮助其远离吸毒环境，戒除毒瘾，形成良好的生活习惯与生活模式。

4.3 研究不足与展望

1. 本研究选取接受强制隔离戒毒的回归期女性海洛因依赖者作为研究对象，研究结果能否推广到男性强戒人员、自戒人员等还有待进一步探究。

2. 由于戒毒人员所处的特殊环境及其所必需的所内常规教育，加之研究者的时间、精力等的影响，本研究仅探索出女性海洛因依赖者心理渴求的环境线索诱发等级，且系统脱敏式的环境线索诱发渴求实验对女性海洛因依赖者心理渴求水平改善效果更好。后续研究应进一步明确各级别环境线索的脱敏标准，即每一级别大致经过几次的环境线索诱发渴求实验可使其心理渴求及生理指标保持在基线水平。从而基于环境线索诱发渴求范式，结合认知行为、生物反馈与系统脱敏治疗，更好地消除戒毒人员心理渴求感，延长操守时间，彻底戒掉毒品，过上正常人的生活。

参考文献

［1］于海斌. 来自山西省强制戒毒所的调研报告［J］. 山西警官高等专科学校学报，2002（1）：24-28.

［2］Leshner A I. Addiction is a brain disease, and it matters［J］. Science，1997，278（5335）：45-47.

［3］刘克菊，郝伟，张瑞岭．海洛因渴求问卷的初步编制［J］．中国心理卫生杂志，2006，20（1）：23-27.

［4］Kendler K S，Prescott C A，Myers J. The structure of genetic and environmental risk factors for commonpsychiatric and substance use disorders in men and women［J］. Archives of general psychiatry，2003，60（9）：929-937.

［5］Frischknecht U，Beckmann B，Heinrich M. The vicious circle of perceived stigmatization，depressiveness，anxiety，and low quality of life in substituted heroin addicts［J］. European addiction research，2011，17（5）：241-249.

［6］Mackesy-Amiti M E，Ouellet L J，Golub E T. Predictors and correlates of reduced frequency or cessationof injection drug use during a randomized HIV prevention intervention trial［J］. Addiction，2011，106（3）：601-608.

［7］邵春红，江开达，赵敏．心电监护下线索诱发海洛因渴求程度及心率，血压的变化［J］．中国药物依赖性杂志，2005，14（4）：262-265.

［8］邵春红，江开达，赵敏．环境线索暴露对海洛因依赖者心理渴求及生理指标的影响［J］．中国行为医学科学，2003，12（6）：611-612.

［9］Feltenstein M W，See R E. The neurocircuitry of addiction：an overview［J］. British journal of pharmacology，2008，154（2）：261-274.

［10］Everitt B. Craving cocaine cues：cognitive neuroscience research［J］. 1997.

［11］Relapse prevention：Maintenance strategies in the treatment of addictive behaviors［M］. Guilford Press，2005.

［12］Tiffany S T，Singleton E，Haertzen C A. The development of a cocaine craving questionnaire［J］. Drug andalcohol dependence，1993，34（1）：19-28.

［13］Kozlowski L T，Mann R E，Wilkinson D A. "Cravings" are amibiguous：

Ask about urges or desires［J］. Addictive Behaviors, 1989, 14（4）: 443–445.

［14］Tiffany S T, Conklin C A. A cognitive processing model of alcohol craving and compulsive alcohol use［J］. Addiction, 2000, 95（8s2）: 145–153.

［15］张开镐. 复吸的神经生化机制［J］. 中国药物依赖性杂志，2002，10（3）: 161–163.

［16］MacKillop J, Lisman S A. Examining the effect of perceived availability on craving for alcohol: A quasi–experimental approach［J］. Addiction Research & Theory, 2007, 15（3）: 231–245.

［17］Ferguson S G, Shiffman S. The relevance and treatment of cue-induced cravings in tobacco dependence［J］.Journal of substance abuse treatment, 2009, 36（3）: 235–243.

［18］Tiffany S T, Warthen M W, Goedeker K C. The functional significance of craving in nicotine dependence［M］//The motivational impact of nicotine and its role in tobacco use. Springer US, 2008: 171–197.

［19］Drummond D C. Theories of drug craving, ancient and modern［J］. Addiction, 2001, 96（1）: 33–46.

［20］Robinson T E, Berridge K C. The neural basis of drug craving: an incentive–sensitization theory of addiction［J］. Brain research reviews, 1993, 18（3）: 247–291.

［21］Robinson T E, Berridge K C. Mechanisms of action of addictive stimuli: Incentive–sensitization and addiction［C］//Addiction. 2001.

［22］Robinson T E, Berridge K C. Incentive–sensitization and drug 'wanting'［J］. Psychopharmacology, 2004, 171（3）: 352–353.

［23］邓林园，方晓义，吴杨，等. 视觉线索诱发的香烟渴求感研究［J］. 心理科学，2009（4）: 966–969.

［24］Schwabe L, Dickinson A, Wolf O T. Stress, habits, and drug addiction: a psychoneuroendocrinological perspective [J]. Experimental and clinical psychopharmacology, 2011, 19 (1): 53.

[25] Baker T B, Piper M E, McCarthy D E. Addiction motivation reformulated: an affective processing model of negative reinforcement [J]. Psychological review, 2004, 111 (1): 33.

[26] Franken I H A, Kroon L Y, Wiers R W. Selective cognitive processing of drug cues in heroin dependence [J]. Journal of Psychopharmacology, 2000, 14 (4): 395–400.

[27] Franken I H A. Drug craving and addiction: integrating psychological and neuropsychopharmacological approaches [J]. Progress in Neuro-Psychopharmacology and Biological Psychiatry, 2003, 27 (4): 563–579.

[28] 高一丁. 不同药物渴求水平的海洛因成瘾者注意偏向研究 [D]. 西南大学, 2012.

[29] Howe G R, Wells G B. Cognitive Therapy of Substance Abuse [J]. Journal of Psychoactive Drugs, 1994, 26 (1): 99–100.

[30] Kavanagh D J, Andrade J, May J. Imaginary relish and exquisite torture: the elaborated intrusion theory of desire [J]. Psychological review, 2005, 112 (2): 446.

[31] Anton R F. What is craving [J]. Alcohol Research and Health, 1999, 23 (3): 165–173.

[32] Murdaugh D L, Cox J E, Cook E W. fMRI reactivity to high-calorie food pictures predicts short-and long-term outcome in a weight-loss program [J]. Neuroimage, 2012, 59 (3): 2709–2721.

[33] Gardner E L. Addiction and brain reward and antireward pathways[J]. 2011. 30: 22–60.

[34] Sailer U, Robinson S, Fischmeister F P S. Altered reward processing

in the nucleus accumbens and mesial prefrontal cortex of patients with posttraumatic stress disorder［J］. Neuropsychologia，2008，46（11）：2836-2844.

［35］Volkow N D，Wang G J，Fowler J S. Addiction circuitry in the human brain［J］. Annual review of pharmacology and toxicology，2012，52：321.

［36］Loeber S，Croissant B，Heinz A. Cue exposure in the treatment of alcohol dependence：Effects on drinking outcome，craving and self-efficacy［J］. British Journal of Clinical Psychology，2006，45（4）：515-529.

［37］熊红星，汪小琴，王敬群.吸毒劳教女性心理健康与相关因素分析［J］.中国临床康复，2005，9（4）：60-61.

［38］黄满丽，杨致蓉，陈小伟.海洛因依赖者脱毒后症状自评量表结果分析［J］.中国临床心理学杂志，2006，14（5）：470-471.

［39］杜宝国，任春生，郑志贤.中山市美沙酮维持治疗吸毒人员的心理状况分析［J］.中国民康医学，2010（003）：320-321.

［40］邓奇坚，李晓娟，廖艳辉.海洛因依赖者的精神病性症状调查分析［J］.中国药物滥用防治杂志2011，17（3）：135-137.

［41］江熔霞，许建丽.心理控制源对海洛因戒断者心理渴求的影响［A］.中国心理学会.第十五届全国心理学学术会议论文摘要集［C］.中国心理学会，2012：1.

［42］江熔霞.男性强制戒毒者的自尊对心理渴求的影响［D］.闽南师范大学，2013.

［43］杨玲，张建勋，赵鑫.海洛因依赖者对药物相关线索的注意偏向［J］.心理科学进展，2013，12：2174-2183.

［44］赵励彦.认知策略调节尼古丁依赖者心理渴求的神经机制研究［J］.中国药物依赖性杂志，2009，04：369-370.

［45］杨波，刘旭，杨苏勇，安莎莎，应柳华.人格、社会支持和非理

性信念对男性戒毒劳教人员药物渴求的影响［J］.心理科学，2007，06：1413-1417.

［46］Walton M A，Blow F C，Bingham C R. Individual and social/environmental predictors of alcohol and druguse 2 years following substance abuse treatment［J］. Addictive behaviors，2003，28（4）：627-642.

［47］Preston K L，Epstein D H. Stress in the daily lives of cocaine and heroin users：relationship to mood，craving，relapse triggers，and cocaine uspe［J］. Psychopharmacology，2011，218（1）：29-37.

［48］邵春红，江开达，徐一峰.物质成瘾中渴求的神经生物学研究进展［J］.中华精神科杂志，2003.36（003）：190-192.

［49］梁建辉，刘锐克.药物渴求对复吸行为的始动作用［J］.中国药物滥用防治杂志，2001（004）：31-33.

［50］杨志林.戒断期药物成瘾者的冲动性与渴求的关系—行为与脑机制研究［D］.西南大学，2014.

［51］Heishman S J，Evans R J，Singleton E G. Reliability and validity of a short form of the Marijuana Craving Questionnaire［J］. Drug and alcohol dependence，2009，102（1）：35-40.

［52］Franken I H A，Hendriks V M，van den Brink W. Initial validation of two opiate craving questionnaires：the Obsessive Compulsive Drug Use Scale and the Desires for Drug Questionnaire［J］. Addictive behaviors，2002，27（5）：675-685.

［53］舒霞.劳教戒毒人员心瘾程度和抵抗情绪的对数回归分析［J］.中国药物滥用防治杂志.2001.4：21-27.

［54］罗勇.生理脱毒者药物渴求的理论维度构建和量表编制［J］.中国药物滥用防治杂志，2009，15（4）：190-194.

［55］Collins R L，Kashdan T B，Gollnisch G. The feasibility of using cellular phones to collect ecological momentary assessment data：application to alcohol consumption［J］．Experimental and clinical psychopharmacology，2003，11（1）：73．

［56］McKay J R, Franklin T R, Patapis N. Conceptual, methodological, and analytical issues in the study of relapse［J］. Clinical psychology review，2006, 26（2）：109-127.

［57］Waters A J, Carter B L, Robinson J D. Implicit attitudes to smoking are associated with craving and dependence［J］. Drug and Alcohol Dependence, 2007, 91（2）：178-186.

［58］Tong C, Bovbjerg D H, Erblich J. Smoking-related videos for use in cue-induced craving paradigms［J］.Addictive behaviors, 2007, 32（12）：3034-3044.

［59］Erblich J, Bovbjerg D H. In vivo versus imaginal smoking cue exposures：is seeing believing？［J］.Experimental and clinical psychopharmacology, 2004, 12（3）：208.

［60］Bordnick P S, Traylor A, Copp H L, et al. Assessing reactivity to virtual reality alcohol based cues［J］. Addictive behaviors, 2008, 33（6）：743-756.

［61］李清红，乔石，赵晓红，李飞．多塞平对海洛因依赖者脱毒期及脱毒后的抑郁焦虑及心理渴求的影响［J］．西南国防医药，2007，04：436-437．

［62］张春林．氯氮平、纳曲酮治疗壮、汉族海洛因依赖者心理渴求疗效分析［J］．中国药物滥用防治杂志，2009，06：334-336．

［63］黎超雄，张泉水，邓秀良，蔡翠兰，刘文红，陈宇倩，杨梅．美沙酮维持治疗中海洛因依赖者心理渴求的研究［J］．中国药物滥用防治杂志，2010，01：17-20．

［64］Reid M S, Ciplet D, O'Leary S. Sensitization to the psychosis-inducing effects of cocaine compared with measures of cocaine craving and cue reactivity［J］. American Journal on Addictions, 2004, 13（3）: 305–315.

［65］Miranda R, Rohsenow D J, Monti P M. Effects of repeated days of smoking cue exposure on urge to smoke and physiological reactivity［J］. Addictive behaviors, 2008, 33（2）: 347–353.

［66］于江，张顺，秦护福，么淑君，尹东风，王政清，陆林. 环境线索诱导海洛园依赖者心理渴求的 SPECT 研究［J］. 中国心理卫生杂志，2001，10（3）: 209–211.

［67］范成路，赵敏，杜江，陈晗晖，孙海明，袁颖，陈莉敏，江海峰，王兆薇. 生物反馈结合线索暴露治疗降低海洛因依赖者药物线索反应［J］. 中国心理卫生杂志，2009，12: 856–860.

［68］陈福明，车孟春，袁传兵，付鹏，黄燕. 系统脱敏疗法在强制隔离戒毒工作中的引入与应用［J］. 犯罪与改造研究，2010，09: 34–38.

［69］杨波. 沙盘游戏对男性戒毒人员心理渴求及相关因素的干预研究［D］. 四川师范大学，2014.

［70］龚国如，邹晓敏，宋娟，江红. TC 治疗在我国戒毒领域的应用现状及前景［J］. 中国药物依赖性杂志，2006，15（1）: 70–72.

［71］龚国如，吕明春，龚云飞，肖文，胡秋秋，宋娟，江红. 治疗社区对吸毒者人格特征的影响［J］. 中国药物依赖性杂志，2004，13（4）: 289–291.

［72］高玉杰，杨桦，杨丽美，张卫华. 针刺结合心理康复缓解海洛因依赖者心理渴求的临床观察［J］. 时珍国医国药，2007，06: 1489–1490.

［73］冯燕. 综合脱敏措施对女性脱毒患者复吸危险因素的干预研究［D］. 华中科技大学，2008.

［74］李玉梅，李遵清，张凤全，吴玉秋. 心理干预对海洛因依赖者的

康复效果［J］.中国药物依赖性志，2009，02：143-147.

［75］吴俊梅，林建华.针刺改善海洛因依赖者心理渴求的研究阴［J］.成都中医药大学学报，2002，25（3）.

［76］庄淑梅.运动疗法对女性海洛因戒毒者心理健康状况干预效果的研究［D］.天津医科大学，2013.

［77］韦威全.海洛因成瘾者渴求影响因素分析及其量表评价［D］.华中科技大学，2013.

［78］肖杨，顾红，丁芳.动机—技能—脱敏—心理能量模式对戒毒人员慢性渴求和抑郁的干预效果［J］.中国药物依赖性杂志，2012，21（3）：211-215.

［79］冯燕，王莹，何倩.阿片类药物依赖患者对相关环境敏感程度及影响因素研究［J］.中华流行病学杂志，2008，29（5）：439-443.

［80］He Q，Feng Y，Wang Y. Development and evaluation of the heroin abstainers'cue-sensitization questionnaire［J］. Journal of Huazhong University of Science and Technology［Medical Sciences］，2009，29：134-138.

［81］朱志伟，孙志伟，纪青松.150例女性选用海洛因或苯丙胺类毒品相关因素分析［J］.中国药物滥用防治杂志，2005，4：007.

［82］冯燕.综合脱敏措施对女性脱毒患者复吸危险因素的干预研究［D］.华中科技大学，2008.

［83］章震宇，唐剑，耿文秀.不同特点的戒毒劳教复吸人员人格特征分析［J］.中国药物滥用防治杂志，2002，5（9）：11.

［84］Saatcioglu O，Erim R，Cakmak D. Role of family in alcohol and substance abuse［J］. Psychiatry and clinical neurosciences，2006，60（2）：125-132.

［85］李旭，赵敏，王祖承.海洛因依赖者环境诱发渴求感的相关因素研究［J］.中国临床心理学杂志，2002，10（3）：181-182.

［86］孙海明，范成路，陈晗晖，杜江，袁颖，陈莉敏，江海峰，王兆薇，赵敏.海洛因依赖者环境线索诱发心理生理反应［J］.临床精神医学杂志，2010，02：85-88.

［87］范成路，赵敏，杜江.环境线索对戒断期海洛因依赖者神经电生理的影响［J］.中华精神科杂志，2009，42（2）：102-105.

［88］邵春红，江开达，赵敏，徐一峰，陆光华，徐韩，朱敏，王秋颖.线索诱发海洛因依赖者心理渴求及相关因素分析［J］.上海精神医学，2004，06：321-323.

［89］钟飞，吴鎏桢，韩济生.环境线索暴露对海洛因戒断者焦虑和抑郁状态及心理渴求的影响［J］.中国药物依赖性杂志，2005，14（6）：428-433.

［90］范成路，赵敏，杜江，陈晗晖，孙海明，袁颖，陈莉敏，江海峰，王兆薇.生物反馈结合线索暴露治疗降低海洛因依赖者药物线索反应［J］.中国心理卫生杂志，2009，12：856-860.

［91］Franken I H A, de Haan H A, van der Meer C W. Cue reactivity and effects of cue exposure in abstinent posttreatment drug users［J］. Journal of Substance Abuse Treatment, 1999, 16（1）: 81-85.

［92］Robbins S J, Ehrman R N, Childress A R. Comparing levels of cocaine cue reactivity in male and female outpatients［J］. Drug and alcohol dependence, 1999, 53（3）: 223-230.

［93］Rees V W, Heather N. Individual differences and cue reactivity［J］. 1995.

［94］邵春红，江开达，李一峰.线索诱发海洛因依赖者戒断期心理渴求的功能磁共振成像研究［J］.中华精神科杂志，2005，38（2）：65-68.

［95］Carter B L, Tiffany S T. Meta-analysis of cue-reactivity in addiction research［J］. Addiction, 1999, 94（3）: 327-340.

［96］肖夏，何薇，贾燕飞．焦虑障碍的心率变异性异常及其针刺干预研究分析［J］．上海针灸杂志，2015，34（6）：592-594.

［97］彭裕，桑志芹．心率变异性在焦虑障碍研究中的应用［J］．社会心理科学，2013（5）：50-54.

［98］王胜，程珊珊，马晓琦．大学生短时心率变异性分析［J］．蚌埠医学院学报，2015，40（10）：1318-1320.

［99］陈晓婕，覃晓波，张琴．广泛性焦虑患者心率变异性昼夜变化的临床分析［J］．中国实用医药，2013（13）：53-54.

［100］Critchley H D，Elliott R，Mathias C J. Neural activity relating to generation and representation of galvanic skin conductance responses：a functional magnetic resonance imaging study［J］. The Journal of Neuroscience，2000，20（8）：3033-3040.

［101］苏朝霞，李玉霞，席明静．应激干预对抑郁症患者皮电和心率的影响［J］．中国组织工程研究与临床康复，2007，11（38）：7569-7572.

［102］张谦，高美雯，刘金华．海洛因依赖者心率变异性研究［J］．苏州大学学报（医学版），2009，4：032.

［103］张国强，赵建平．海洛因依赖患者心率变异性分析［J］．武警医学院学报，2011，20（2）：93-95.

附　录

附录一：研究量表

一般信息调查表（略）

强迫性海洛因使用量表（略）

吸毒人员对相关环境敏感性自我评价量表（略）

心理渴求程度自我评估表——视觉模拟尺（略）

附录二：Hi-909 便携式生物反馈仪

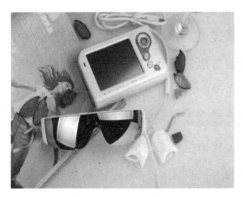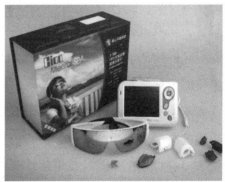

附录三：Cioo- 心友分析管理系统软件 V4.0.0.0b13050900

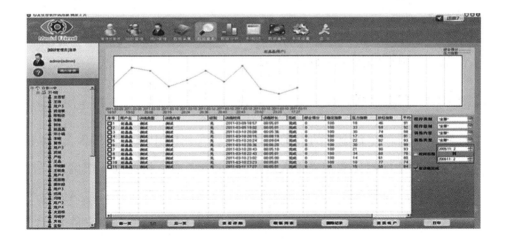

心理健康课程和绘画辅导对女性
戒毒人员述情障碍干预效果的比较

1 引言

近年来，心理戒毒受到戒毒领域专家学者的广泛关注，"心瘾"是复吸的重要因素已经成为戒毒康复领域的共识，越来越多的心理学技术被应用到这一领域。吸毒人群是述情障碍的高发人群，述情障碍的症状严重影响着心理咨询、辅导的功效，导致心理戒毒康复工作难以深入。当前对述情障碍的干预研究较少且各方法间的效果及差异仍未厘清，一线心理戒毒工作者亟须科学的心理戒治方案。本研究根据女性戒毒人员的实际需求设计心理健康课程和绘画辅导方案，采用实验研究的方法对女性戒毒人员的述情障碍进行干预，同时采用质性分析的方法探索绘画对述情障碍戒毒人员的辅导效果，期望可以厘清心理健康课程和绘画辅导对女性戒毒人员述情障碍干预效果的差异，为一线心理戒毒康复工作人员制定心理戒治方案时提供参考。

1.1 问题的提出与研究意义

1.1.1 问题的提出

中国目前存在着庞大的吸毒人群。根据《2015 中国禁毒报告》，截至2014 年底，全国累计登记吸毒人员达到 295.5 万名。按照国际惯例，一名吸毒人员背后一般有若干个吸毒人员不会被统计，实际上还有成倍的隐性吸毒人员未被公安机关查获。由吸毒所引发的社会治安和刑事案件大量增多，因吸食毒品引发的侵财、暴力杀人、劫持人质、自伤自残、交通肇事等案件不断增多，严重危害着我国社会治安和公共安全。

根据《2014 年山西省禁毒工作情况报告》，截至 2014 年 12 月 22 日，山西省登记在册吸毒人员共计 7.16 万人，抓获吸毒人员 15913 人，新发现吸毒人员 9190 人，强制隔离戒毒 5086 人，社区戒毒 2439 人，行政拘留 10896 人，吸毒人员总数不断上升，戒毒需求极大。当前我省吸毒人员数量逐步增长，且呈现出由低收入人群、成年人向高收入人群、青少年蔓延的趋势。随着吸毒人群人口学特征的转变，戒毒工作更为复杂、难度增大。

心理戒毒受到行业内广泛关注。经过几十年的研究，我国在生理戒毒方面已形成行之有效的方法，如中药戒毒、美沙酮维持治疗等，但戒毒复吸率仍居高不下。国内外大多数学者认为，戒毒人员在强制戒毒的 2—3 年期间生理上基本到达正常人的水平，但解除强戒后复吸率较高，官方给出的数据是吸毒者的复吸率是 95%，而专家认为复吸率可达 98%，现在普遍认为戒毒人员由于没有完成对毒品的心理戒断，在解除强戒回归社会后会很快复吸。许多专家学者提出了"生理戒毒易，心理戒毒难"的观点，认为我国戒毒领域的工作的难点已经由生理戒毒转向了心理戒毒。

述情障碍症状影响着心理戒毒工作的效果和进展。述情障碍又被称为情感难言症或情感表达不能。在对山西省某戒毒所的戒毒人员的调查中发现女性戒毒人员中，中等程度述情障碍比例为 40.17%，而高述情障碍发生率高达 57.32%。在心理戒毒工作实践中，我们也发现大部分强戒人员存在述情障碍症状，具体表现为情绪识别和表达困难，在咨询和团体辅导中难以识别和表达自己和他人的情绪，内省能力较差，注意力集中在外界不必要的细节上，常将情绪和躯体症状混淆。述情障碍不仅影响了戒毒人员的人际交往和社会适应能力，还严重影响了心理戒毒的临床功效，使心理戒毒康复工作事倍功半。因此，对戒毒人员的述情障碍进行干预，提高其对情绪的识别、表达能力和内省能力，不仅有助于提高女性戒毒人员的人际交往和社会适应能力，而且有助于心理戒毒工作的开展，对心理戒毒康复工作很有意义。

针对述情障碍的治疗问题，国内外心理学学者进行了多种探索，采用多种心理学疗法对其进行了干预，并对疗效等进行了研究。主要包括：心理动力疗法、支持性心理疗法和艺术疗法三个方面。研究者们发现领悟疗法对述情障碍的干预效果有限，建议、支持和宣泄是对述情障碍较为有效的治疗方法。支持性心理疗法将心理教育和技能训练作为治疗的重要组成部分，其治疗效果优于心理动力疗法。早在1981年Torrance JC已提出用非言语方式作为情绪障碍唯一的治疗或作为辅助方式。国外已有研究者采用艺术疗法开展对述情障碍的治疗，例如，绘画疗法、沙盘疗法、放松疗法、生物反馈训练和运动疗法已在这方面使用，有利于述情障碍症状的消除。

以上提及的方法近年来国内也有很多专家学者在戒毒领域进行了尝试，但这些方法的实施往往需要专业人士、专门场所及仪器设备、专门时间的付出及不菲的费用支出。而由于戒毒所环境特殊，戒毒人员很少有机会进行长时间的心理咨询与治疗，心理戒毒只能以"点状"的团体辅导、讲座等方式进行，能够覆盖的人群有限，远不能满足戒毒人群的需求。与其他地区相比，山西省吸毒人员普遍存在文化程度低、经济水平低的特点，这也造成戒毒人员在解除强戒后几乎没有条件继续接受心理戒毒治疗。如何寻找一种操作灵活、占用时间较少、费用低安全且适合在戒毒人群中进行应用和推广的心理辅导方法成为困扰一线心理戒毒工作者的难题。

在心理戒毒康复工作中，教育以课程的方式进行，可同时面向多个大队甚至全所展开，与其他常用方法相比，在覆盖面上占有很大优势；绘画疗法可以灵活操作，在时间空间上限制较少；常规的综合心理辅导将个体咨询、团体辅导、家庭治疗等多种治疗方法有机结合。在对述情障碍的调节中，以上方法都有学者进行过尝试，且取得了一定治疗效果。但已有报道中多是将以上方法融合在一起使用，各种方法在最终的治疗效果中的比重如何不得而知。而单独使用一种治疗方法的研究多为个案研究，操作较为随意，难以对治疗效果进行量化评估。

课程教育、绘画辅导、多种形式相结合的心理辅导在实际戒毒康复工作中都有学者进行过尝试，但这些方法对戒毒人员述情障碍的调节效果究竟如何？几种方法间效果有无差异？解决了这些问题才能为心理戒毒工作中戒毒人员述情障碍的调节提供更为科学的心理戒治方案。

1.1.2　研究意义

（1）理论意义

国内对述情障碍的研究多集中在发生机制的探讨，较少涉及干预。本研究根据女性戒毒人员的心理特点和戒治需求设计课程和绘画辅导方案，采用两因素析因设计，探究了心理健康课程和绘画辅导对女性戒毒人员述情障碍的干预效果，为一线心理戒毒康复工作方案的制定提供了一定的理论参考依据。

（2）现实意义

女性戒毒人员总体述情障碍程度偏高，通过心理健康课程和绘画辅导减轻了戒毒人员的述情障碍症状。症状的减轻不仅有助于提高女性戒毒人员的人际交往和社会适应能力，而且间接提高了戒毒人员的学习意愿，有助于其他心理戒毒工作的开展，对女性戒毒人员心理健康水平的提高和心理戒毒康复工作的推进具有一定现实意义。

1.2　国内外相关研究综述

1.2.1　述情障碍

1.2.1.1　述情障碍的概念

述情障碍（Alexithymia）最早由临床医务人员发现。20世纪70年代，在临床工作中，有学者发现某些心身疾病患者在对情绪情感的描述上存在较为明显的困难，并且思维缺乏想象力，1972 年 Sifneos[1] 将这种临床症状表现命名为述情障碍，又称为"情感难言症"或"情感表达不能"。Taylor 等[2-4] 众多学者一致认为述情障碍者往往具有以下行为和认知特征：在识别自己和他人的情绪时存在困难；难以准确地使用言语来表达自己的内心感受及情绪；在表达自己的态度、感受、希望和动机等时存在困难，缺乏象征性的思维；思维具有功利性特点，总是过分关注外在事物不重要的细节；能够回忆的梦境较少且多陈旧而缺乏趣味；在对情绪状态和躯体感受的区分上存在困难；常出现姿态僵硬、缺乏面部表情的表现；共情能力和内省力有所受损。述情障碍的上述征对个体的人际交往能力和社会适应能力造成了严重的影响。

1.2.1.2　述情障碍的本质

述情障碍的概念最初由临床观察而来，但并非独立的精神障碍，也不属于精神疾病分类手册中的任何类别。述情障碍常见于心身疾病、神经症、物质滥用患者中，在健康正常人群中也有较高的发生率。当前对述情障碍本质的观点主要有两种：一是将述情障碍视为一种稳定的多维人格结构，即原发性述情障碍[5]，二是将述情障碍视为是对心理困扰和疾病的反应，即继发性述情障碍[6]。普遍达成共识的是：述情障碍是多种心身疾病和精神障碍的一个重要心理危险因素，使得个体容易患上高血压、胃溃疡、进食障碍、惊恐障碍及创伤后应激障碍等。此外，述情障碍者很难较好地表达自己的情绪情感，使得临床工作者难以正确了解病人病情，难于鉴别是躯体症状还是心理障碍，导致不必要的检查，显著降低了各种疾病的临床疗效。所以，述情障碍受到了心理学和临床医学等领域研究者的广泛重视。

1.2.1.3　述情障碍的发生率

国内对述情障碍开展的流行病学调查结果较不一致，可能与研究人员采用的工具、秉持的标准和涉及的人群不同有关，但已有研究结果都表明述情障碍在人群中的发生率相对较高。夏朝云等研究发现，10.15% 的大学生的述情障碍得分偏高[7]。张媛等研究发现，高述情障碍者在一般人群中的比例是 16.67%[8]。刘克俭等[9]研究发现，述情障碍在医学类大学生中的发生率达到 18.4%。张威[10]对服刑人员的研究发现，43.7% 的服刑人员述情障碍特征明显。郝学敏等[11]的调查研究发现，女性戒毒人员高述情障碍的比例达到 57.32%。

1.2.1.4 述情障碍的测量工具

在述情障碍概念提出的早期，述情障碍的诊断标准为临床观察结果的归纳总结。然而经验诊断对治疗师的专业水平和临床经验要求较高，并且不同的治疗师的诊断常常会出个体差异。因此，需要一种客观的诊断标准以适应研究和临床工作的开展。目前国际上对述情障碍的诊断使用最广泛的工具是多伦多述情障碍量表（Toronto Alexithymia Scale，TAS）。

1984 年，Taylor 等[12]编制了述情障碍量表 TAS-26（26-Item Toronto Alexithymia Scale），并于 1994 年对 TAS-26 进行了修订并发布了新版述情障碍量表 TAS-20（20-Item Toronto Alexithymia Scale）[13]。TAS-20 由 20 个条目构成，共包括 3 个因子：因子 1 是情感识别障碍（DIF）；因子 2 是情感描述障碍（DDF）；因子 3 是外向性思维（EOT）。量表采用 5 级评分，按描述的符合程度由 1 到 5 分别记为非常不同意、不同意、中立、同意、非常同意，量表中的反向计分题为第 4、5、10、18、19 题。量表最终得分越高，表明述情障碍的症状越严重。根据 Taylor 等提出的述情障碍划分方法，TAS ≤ 51 可视为非述情障碍，52 ≤ TAS ≤ 60 代表中等程度的述情障碍水平，TAS ≥ 61 表示述情障碍程度较重。国内朱熊兆等[14]对此作出修订，提出将述情障碍定义为低分组（≤ 40）、中分组（40—57）和高分组（≥ 57）。Parker 等[15]对述情障碍量表的信度和效度进行研究，并进行了跨文化研究[16]，都表明述情障碍具良好的信、效度。国内袁勇贵[17]、蚁金瑶[18]等的调查研究都表明述情障碍量表的中文版具有良好的信、效度。

Rieffe 等[19]根据儿童特点编制了述情障碍量表的儿童版，实测信、效度良好，凌宇等[20]对此进行了中文版的修订并验证了信、效度。

1.2.1.5　述情障碍的发生机制

（1）述情障碍的脑机制

神经生理研究的结果表明，情绪加工和调节的混乱可能是导致述情障碍的重要因素。主要有两种模型对此进行了阐释：一是情绪信息从大脑右半球经由胼胝体向左半球的传递失败造成了述情障碍；二是述情障碍分产生是由于个体因大脑右半球脑区的受损而导致情绪信息处理能力缺失。近年来有研究人员采用脑电图、功能性核磁共振等仪器进行研究，结果显示大脑多个脑区的异常都有可能导致述情障碍的发生。

（2）述情障碍的遗传因素

遗传是影响述情障碍形成的重要因素。2007 年，Jorgensen[21]以 8785 对被试的大数据样本的研究表明遗传在述情障碍的各个维度具有贡献性。Angelo Picardi 和 Corrado Fagnani[22]以 729 对双生子为被试对述情障碍的遗传基础进行了研究，研究结果表明遗传因素对述情障碍个体差异的贡献率为 42%，"非共享性环境"对述情障碍个体差异的贡献率为 58%。

（3）述情障碍的社会机制

述情障碍社会机制观点主要是从社会和发展心理学的角度出发，认为述情障碍的产生与个体的童年生活经历相关，述情障碍受到诸多社会因素和心理因素的影响。随着个体的逐渐成熟，述情障碍得到发展，并在社会文化和社会关系中得到强化。Le[23]、Montebarocci[24]、Honkalampi[25]等人的研究都表明了不良家庭功能、家庭环境、父母教养方式、社会文化、经济地位和环境等因素对述情障碍具有预测作用。

（4）述情障碍的认知机制

根据述情障碍的认知机制观点，述情障碍的个体在情绪认知加工上存在缺陷，述情障碍的外在特征是个体认知缺陷的体现[28]。

　　个体对情绪知识的表征称为情绪图式，研究者大多都从情绪图式缺陷的角度来检验和证明述情障碍者在情绪认知加工上的缺陷。Leahy 等[26] 提出情绪图式的缺陷会导致个体在情绪加工上的困难，表现出情感识别和描述的障碍，情绪图式包括非言语图式和言语图式，因而，述情障碍的情绪图式缺陷可以划分成情绪的非言语图式和言语图式缺陷。

　　情绪的非言语图式

　　情绪非言语图式缺陷方面的研究主要是考察述情障碍者对面部表情的感知和识别。图式缺陷会造成个体对刺激的敏感性降低，从而造成信息加工速度的减慢。Prkachin 等[27] 的研究要求被试对识别"高兴、悲伤、愤怒、厌恶、惊讶、恐惧"这 6 种基本情绪，结果发现述情障碍的个体在识别愤怒、悲伤等消极面部表情上显著低于非述情障碍者。蚁金瑶等[28] 的实验要求被试分别对 120 张情绪图片的愉悦度、唤醒度和优势度进行评分，结果表明与非述情障碍者相比，述情障碍者的非言语情绪表现（面部表情）的加工存在不足。述情障碍者由于非语言情绪图式存在缺陷而很难识别他人的情绪，从而导致其情绪管理调节等方面的困难。此外，对情绪感知的神经机制研究也显示了述情障碍者与非述情障碍者在非言语情绪图式上的差别。Franz 等[29] 采用 Odd-ball 范式研究被试对中性图片和厌恶图片的反应，结果表明述情障碍组被试察觉到了情绪信息，但受到的情绪影响较小，这或许是由于述情障碍者需要更多的认知资源来处理和加工情绪信息，述情障碍者情绪图式的缺陷并不是"全"或"无"式的缺陷。另外 Matsumoto 等[30] 的研究发现在加工情绪刺激时，述情障碍的个体对情绪信息的接收、传输、利用存在不足。两个研究从不同的视角出发，揭示了述情障碍个体存在非言语情绪图式上的缺陷，与非述情障碍者相比，述情障碍者对负性（消极）情绪图片信息加工更加困难。

　　情绪的言语图式

　　研究者主要通过考察被试对情绪词汇的评价、回忆和再认来研究情绪的言语图式缺陷。述情障碍的个体在情绪言语图式上的缺陷导致他们不能够很好地进行评价、回忆和再认涉及情绪词汇的刺激，进而造成加工情绪词汇的信息时的困难。宫火良等[31]的情绪 Stroop 任务，以大学生为实验被试，以各类颜色词为实验材料，实验结果表明高述情障碍的个体在信息选择上存在注意偏向，忽略情绪信息而更注重生理信息，这一结果符合 Taylor 等人关于述情障碍个体"外向性思维"特征的描述。

Luminet 等[32]在考察述情障碍者在语义（Semantic）、知觉（Perceptual）两个加工水平上的情绪认知能力的实验中发现，述情障碍者无意识地接收到了情绪词汇的信息，对情绪词汇表现出模糊的熟悉感，同时，述情障碍者对情绪词汇的记忆量较低，这提示述情障碍个体存在有意识的加工上的不足。Vermeulen 等[33]的后续研究在一定程度上支持了 Luminet 等的研究结论。

Meltzerp 等[34]的研究结果发现，在对消极情绪词进行回忆时，述情障碍者的回忆量明显少于非述情障碍者，而在对疾病相关词进行回忆时结果恰好相反。这说明述情障碍者在情绪语言图式上存在缺陷，并且提示我们述情障碍个体由于外向性思维的特征，而较少关注内心的情感体验，对躯体感觉有更多的关注，以至于容易混淆内外感受，扩大对躯体感受。躯体感觉扩大化使得述情障碍者面对疾病相关词时敏感性提高，进而导致回忆时疾病相关词的回忆量增多。

蚁金瑶等[35]以大学生作为被试，实验要求被试完成阈下情绪启动任务和阈上情绪启动任务，比较在对目标图片作出判断时两组被试的正确率和平均反应时之间是否存在差异。结果表明述情障碍者对情绪刺激的自动加工在无意识水平不存在缺陷，在意识水平存在明显缺陷。此后，蚁金瑶等[36]人从神经机制的角度进行了后续研究，对述情障碍者情绪启动中的ERPs（Event-related potentials）特征进行分析，进一步证实了述情障碍者对意识到的情绪刺激信息的自动加工存在着明显的缺陷，而在对无意识感知的情绪刺激信息的自动加工中并不存在缺陷。

Suslow 等[37]通过情绪启动效应范式的实验来探讨述情障碍者在情绪认知加工上的启动效应。结果表明情绪情境在情绪词之前出现时，述情障碍的个体对情绪词的识别存在着负启动效应，会出现一定的延迟。这提示述情障碍者的情绪图式存在缺陷且情感图式与认知图式间存在分离，二者未能很好地整合。宫火良[38]对大学生的实验也表明述情障碍者在情绪言语图式和非言语图示上存在缺陷。

以上研究虽然并未形成统一的观点，但都论证了述情障碍的个体在图式上的缺陷。同时，研究中也发现，述情障碍者的自动加工在意识层面缺陷明显，无意识的自动加工中述情障碍者的加工能力并未受损；述情障碍在情感图式与认知图式间存在分离，并未实现很好的整合。此外，述情障碍者对自身躯体感觉等相关的生理信息存在更多关注，验证了述情障碍者外向性思维这一特征。

1.2.1.6　述情障碍与物质滥用

Taylor 和 Bagby 等[38]认为述情障碍者在个体情感的认识、加工和调节上的损害，是一种物质滥用、饮食障碍、惊恐发作等疾病的潜在危险因素，并且造成临床疗效的降低，国内外有不少研究者证实了物质滥用与述情障碍存在一定的关系。

Taylor、Bagby 和 Parker[39]最先发现述情障碍和酒精成瘾存在相关性。Rick 和 De Ann[40]对 101 个酒精成瘾者进行了研究，探讨述情障碍、感知父亲支持以及依恋风格三者间的关系，结果表明述情障碍能够对酒精成瘾进行预测。Mircea[41]的研究也表明述情障碍是酒精成瘾的危险因素。

Paul R.Stasiewicz[42]指出述情障碍可以预测酒精成瘾，述情障碍者由于难以识别自己的感受而倾向于采用逃避回避的应对策略，而难于描述自己的情绪和感受致使他们较少采用寻求社会支持的应对策略。Michael Lyvers[43]的研究发现，述情障碍的得分可以预测大学生咖啡因的摄入量。Giovanna

Coriale[44]的研究证实述情障碍在回避应对策略和酒精成瘾中具有完全中介作用。

李雅忠等[45]对酒精依赖综合征患者和健康人群的对照研究发现，酒精依赖者存在明显的焦虑、抑郁情绪，而且在酒精依赖者中述情障碍的发生率为63.79%，酒精依赖的个体存在较为明显的述情障碍，酒精依赖的形成和发展与述情障碍有关。张宁等[46]对烟草依赖者和常人的对比研究发现，烟草依赖者的述情障碍较一般人群明显。另外，张长岭等[47]研究发现海洛因依赖者的述情障碍总分及各维度的因子分均显著高于正常人群对照组。李武等[48]人以女性海洛因依赖者为研究对象，认为述情障碍或许是成瘾群体素质特征的一种，并且这种素质特征与吸毒人员的家庭环境不良密切相关。黄瑛[49]在对海洛因依赖者的研究中也发现，海洛因依赖者的认知功能损害程度与其述情障碍程度有关，述情障碍越严重，认知功能的损害越明显。

1.2.1.7 述情障碍的治疗

由于述情障碍的特殊性，人们对其治疗方法也存在很多争议。已有的治疗方法主要集中在心理动力疗法、支持性心理疗法和艺术疗法三个方面。

（1）心理动力疗法

心理动力疗法的目标是强化患者的领悟能力和探索那些损害个体识别和表达情绪能力的防御机制。但研究者们发现领悟疗法对述情障碍价值有限，分析技术只对少数患者有效，建议、支持、宣泄则是较为有效的治疗方法。甚至，心理动力疗法会让高述情障碍者进一步紧张，加重他们的症状。

尽管述情障碍者与情感压抑者采用相似的方式对情绪刺激做出反应，但是二者的心理机制明显不同。压抑者采用智能性的防御方式将负性情绪排除在意识之外，而述情障碍者是因为对情绪的心理表征存在障碍而导致缺乏情感意识。因此，现在一般不主张采用心理动力疗法对述情障碍进行干预。

（2）支持性心理疗法

心理教育和技能训练是支持性心理疗法中的重要组成部分。实践中，支持性疗法的效果似乎较心理动力疗法更好一些。李萍等[50]对存在明显的述情障碍的哮喘患者的研究中，针对患者和患者家属采用了解释、说明等支持性心理治疗，同时采用个别和集中相结合的方式由研究人员带领患者进行放松和意象想象训练的团体心理治疗。结果发现心理干预能够改善研究对象的述情障碍，对哮喘患者的情绪改善明显。谭利娜等[51]在对首发精神分裂症患者进行心理干预时，采用解释、支持的心理治疗方法，根据患者实际情况在不同时期开展针对性的心理干预。结果证实了心理干预对首发精神分裂症患者述情障碍的改善作用。

（3）艺术疗法

述情障碍者不易识别自己和他人的情绪，在使用言语表达和描述自己的内心感受和情绪时存在困难，思维比较僵化、具体，缺乏象征性思维，很难恰当地表达自己的态度、感受。因而在对述情障碍的干预中言语疗法往往不能解决或难以解决问题，而艺术疗法作为非语言的治疗疗法在处理情绪问题时具有突出的特色。早在 1981 年 Torrance JC 已提出用非言语方式作为情绪障碍唯一的治疗或作为辅助辅导方式。当前已有研究者采用绘画疗法、放松疗法、生物反馈训练和运动疗法等非语言的艺术疗法对述情障碍的辅导或治疗，结果表明艺术治疗有利于述情障碍症状的消除。

Taylor[52]以心肌梗死病人为研究对象进行了为期 4 个月的"集体治疗"，治疗包括放松训练、角色扮演等。随访中发现，集体心理治疗能够减轻述情障碍，并且这种治疗效果至少能够维持 2 年。Soonja Kim 和 Junghee Ki[53]采用创造性艺术治疗和行走冥想的方法对神经衰弱的青少年进行干预，有效改进了其情感表达。IrinaG. Malkina-Pykh[54]采用运动疗法对述情障碍者进行干预也取得了较好的效果。

赵子慧[55]在对药物滥用者的研究中采用将艺术疗法与个体咨询二者结合，结果发现对有述情障碍的药物滥用者的治疗中艺术疗法能起到良好的效果，艺术疗法具有应用价值。顾晨龙[56]等在对患有述情障碍的青少年的研究中采用团体辅导和团体箱庭的方法，进行为期两个月的干预，研究结果表明团体辅导和团体箱庭对青少年述情障碍都有一定的效果。

综上，述情障碍是物质滥用、惊恐障碍等的潜在危险因素，对个体的人际交往和社会适应能力造成了严重影响，并且影响治疗的临床功效。已有研究多集中在对述情障碍的流行病学调查和发生机制的探讨，发现述情障碍在人群中的发生率较高且述情障碍与个体的认知损伤有关。在对述情障碍的治疗方面，国外先后采用多种治疗技术进行过尝试，并且发现支持性心理疗法、艺术疗法在述情障碍的治疗方面效果较好。国内已有学者采用支持性疗法、绘画治疗、沙盘等对述情障碍的治疗进行过尝试并取得一定成效，但各种方法间的效果差异仍不明确。

1.2.2 绘画疗法

言语疗法在认知矫正方面有较好的疗效，但在处理以情绪情感困扰为主要症状的心理问题（如情绪障碍、创伤体验等）时效果并不理想[57]。不同机构和组织对绘画艺术疗法有不同的定义，但都认为绘画有助于个体的心理健康和自我实现。目前国内绘画艺术疗法研究已经开展了一些绘画治疗的相关研究，但还不够完善，仍值得继续研究。

1.2.2.1 绘画疗法的概念

"绘画治疗或绘画疗法"是在中国使用最普遍的一个概念，不同的研究者理解的定义存在差异，但无本质区别，都认为是"以绘画为中介来进行治疗的，故称绘画疗法[58]"。当前应用中的所谓绘画疗法多是围绕着患者的绘画表现，利用绘画高度的信息性，理解其背后的心理面为中心，按照具体情况再加上语言交流的一种治疗体系[59]。

绘画疗法的优势在于：①不受患者特异性特征的限制；②不受时空限制；③治疗方式灵活；④宣泄方式较为安全，使患者的焦虑冲突等可以得到缓解，心灵得以升华；⑤治疗过程中阻抗较小，有利于信息的收集；⑥测验的重复使用对诊断准确性的影响较小[60]。

1.2.2.2　绘画疗法的理论基础

（1）大脑偏侧化理论

心理咨询一般以言语为主要交流媒介，但是言语疗法在处理情绪障碍、创伤等方面问题时常显得无能为力，而绘画艺术疗法在处理这类问题的时候则具有突出的特色。绘画艺术疗法起作用的生理机制是大脑的半侧化机制。美国神经生理学家 Roger W.Sperry 的裂脑实验证实，大脑的左半球主管的是言语化的思维（Verbal thinking），左半球同抽象思维、象征性关系及对细节的逻辑分析有关，在一般功能方面主要是执行分析功能，具有语言（包括书写）的、理念的、分析的、连续的和计算的能力。大脑右半球与知觉和空间定位有关，主管图像化的知觉（Imagistic perception），具有音乐的、绘画的和综合的几何空间鉴别能力。一般认为，人脑左半球从事抽象思维，右半球从事空间定位、图形识别和色彩欣赏等形象思维。左右脑分管着个体不同的任务，左脑主要进行抽象思维、逻辑分析、语言、理性思考等，右脑主要对知觉、空间、艺术、情绪等进行掌管。我们常说的"感受难以用语言描述"就是当用人们语言来描述情感受的时候，在传递过程中丢失了很多的信息。而绘画过程本身就是形象或符号的直接呈现，它能够越过语言而直接将感情表达出来。

（2）投射（Projection）

投射是指个体把自己难以接受的、不为社会道德所认同的本能欲望、冲动、态度、观念等归咎于其他的人或事物，故而又称为外投。通常个体的这些欲望、冲动等是不为超我所肯定的，所以个体往往会通过投射来推诿责任。实现个体内心的不安与痛苦的降低或者消除。在心理干预或辅导中对投射的恰当使用可以帮助来访者规避更为严重的冲突，有利于维护患者的心理的平衡，保证个体人格的正常发展。

绘画在心理辅导中能够被治疗师所运用，是由于它作为一种较为特殊的语言，可以以投射的方式将来访者内心的各种冲突、体验、感受、想法等以意象或符号的形式表达出来。在心理咨询中，来访者一幅画隐含的信息可能会远远超过咨询师从几次以言语为主的面谈中所获得的关于来访者的信息总量。此外，绘画作品通过投射表达出来的画面或者内容不为时间和空间所限定，可以跨越过去、现在和未来，有时甚至可以从个体的绘画中表现集体潜意识的反映。当前的很多绘画测验工具也正是运用绘画中的投射的原理来对来访者的心理状况进行测量。绘画颜色的选择、绘画中线条的走向、笔触压力的轻重、用墨着色的深浅等元素背后都有着有深厚的心理学含义，将作画的来访者内心世界展露无遗。当前应用较为广泛的采用心理投射技术进行分析的罗夏墨迹测试和主题统觉测试，经过多年应用，已被证明是科学有效的心理测量工具。

（3）升华（Sublimation）和移置（Displacement）

移置又称为置换、转移、替代等，是指当个体无法直接表达对某种对象的欲望、情感等时，会把这种欲望和情感转移到其他对象上，或者个体通过改变驱力，使得欲望、情感等得到发泄，从而减轻因欲望的"不满足"所造成的精神负担。当个体在发泄欲望、情感时以社会道德允许的方式进行，就称之为升华。弗洛伊德认为这是一种积极而富有建设性的自我防御机制。通过升华的作用，个体以创造价值的形式使自身未满足的性本以合乎社会道德和情理的方式得到了发泄。绘画艺术创作是脱离现实痛苦的重要途径，当内心的冲突，尤其是原始的本能、欲望、冲动等难以被社会认可的、引发给个体焦虑的元素投诸画面上的时候，个体就完成了一次升华的历程。

1.2.2.3　绘画疗法的作用机制

绘画心理治疗师 Robin 曾经对绘画疗法的作用机制做过较为全面的分析[57]：（1）人们的思维大多数是视觉的、记忆可能由于是前语言的而被禁锢、创经验伤等可能由于被压抑而无法用语言进行提取，从而难于治疗。许多情绪体验的内容由于本身就是前语言的而无法用语言描述，因而无从治疗。（2）阴暗面的表达更容易以绘画艺术的形式来表达。绘画艺术本身是符号的和价值中立的，对情绪、欲望、冲突等的表达具有隐蔽性。个体在表达自己的愿望和问题时比较自由，没有社会道德标准等方面的顾忌。个体日常生活中那些不被社会道德伦理所接受的思想、情感和冲动，在绘画中可能被个体所觉察和接受进而把毁灭性的能量移置升华为建设性能量。（3）绘画心理治疗的过程包括两个平行的过程。除了心理治疗之外，绘画创作的过程也为个体提供了一种崭新的看待自己所面临问题的方式或角度。通过比较研究后 Robin 认为，与其他言语疗法相比，绘画疗法具有许多独到的优势[57]：第一，绘画艺术为个体提供了特有的表达的可能，人们可以绘画作品中实现不同时间空间的事件的融合和冲突情感的组合。第二，绘画治疗的操作灵活多面，对不同人群都适用，具体实施中也可以在不同的地点进行。第三，绘画疗法可以使心理治疗常态化，即可以在人们的所有日常生活情境中开展。第四，绘画等艺术方法可以安全地释放毁灭性力量，使心灵得到升华。

1.2.2.4　国外绘画艺术疗法的应用研究

以言语为媒介实施现代心理治疗在矫正非理性认知与思维上有较好疗效，而在处理情绪障碍、创伤体验等以情绪困扰为主要症状的心理问题时就显得无能为力，脑科学研究情绪和艺术（绘画、音乐等）都同时由右半球所控制，因此即使是临床经验极丰富的言语治疗师也不轻视绘画在处理情绪困扰上的卓越功效。国外关于用右半球运行的艺术方式来处置情绪障碍已有大量研究证明[61]。

（1）绘画艺术疗法对自我认知改善和人际社交技能提升的作用

Conn[62]对 1 例 20 岁具有抑郁、自杀和贪食行为症状的青年应用自发性绘画和投射绘画的治疗方法，鼓励患者审视自我，通过自我探索促进其情感的成长和应对方式由消极向积极的转变，使其自我形象得到改变。Pagon[63]、Keve[64]的研究都发现绘画疗法可缓解儿童青少年的压力，增强来访者自我概念。Strazisar[65]采用个体和团体绘画对儿童进行干预，结果表明在绘画治疗中儿童与同伴通过人际互动，促进社交技巧发展，最终提高个体自尊。Wester[61]的研究为绘画对个体自尊的提高提供了生理学上的依据。人类的生命依赖于运动，而有效的优雅运动能使得个体产生满足感。绘画艺术提供的训练恰恰能够产生充满美感的优雅技能运动，从而给个体带来积极反馈，增强个体的自尊。

绘画可以有效提升人际交往中的社交技巧。Kanareff[66]对4例孤独症儿童进行共38期两周一次的团体绘画心理治疗，结果提高了他们的社交技能。Hammond[67]对两名情绪障碍的学生，进行个体和团体的绘画心理治疗，发现绘画帮助学生增强自我意识，改善了情绪管理技巧和社会化技能，进而帮助他们获得较为持久的友谊和社会支持。

（2）房树人绘画测验等绘画投射技术在心理测验中的应用

从20世纪40年代至今心理学家还发展出多种绘画投射技术用于心理治疗与测验，但基本上可以将绘画投射技术分为三类，即自由绘画、规定内容的绘画和介于两者之间的绘画技术。第一类是自由绘画技术。自由绘画对来访者给出的刺激仅仅是纸与笔，以最大的自由度给来访者表现其最希望或期待表现的内心世界。但这一技术需要分析者有广泛的心理学知识背景和丰富的绘画分析经验，效果评估上难量化，难保信度与效度；第二类是规定了内容的绘画技术。房树人绘画测验是当前绘画研究最全面且应用最为广泛的典型代表，给出标准的指导语，对内容、工具、位置等都有一定规定，更有利于经验推广和应用于实验研究；第三种介于二者之间，它给出一定的刺激，但同时并不规范以什么内容作画。此外这种技术最终的分析也不是针对被试的绘画内容，而是被试在给定的刺激上做了什么性质的改动。

（3）绘画艺术疗法促进语言的发展与认知功能的改善

国外很多研究证明了绘画活动与语言的联系。绘画是包括大脑若干区域协同工作的过程。绘画中物体的细节修复在左半球，而右半球掌控轮廓的描绘（Gardner，1982）。脑科学家Frith和艺术家Law使用正电子发射断层扫描技术记录被试在空间画形状时的大脑活动，探索了绘画动作的脑机制。结果表明，画图激活了与物体识别（与语言有关）有关的脑区域，激活了与物体位置（影响手部灵巧）有关的大脑区域。他们认为即使是最简单的画图活动，也依赖大脑多个系统之间复杂的交互作用[2]。在绘画促进语言发展上，Eubanks认为绘画艺术作为一种视觉性的语言在学龄儿童言语性语言的发展中有很大帮助，个体在绘画中有机会去寻找新的与情绪有关的词汇，这对于在语言获得上存在困难的人而言帮助更大。

1.2.2.5 国内绘画疗法的应用研究

国内与绘画艺术治疗相关的心理科学研究起步较国外晚一些，对绘画疗法的尝试始于20世纪90年代，而与绘画治疗相关的学术论文多在2000年之后发表。前期论文内容主要是对国外绘画治疗领域相关研究进行翻译和介绍，后期国内学者开始将绘画疗法应用在对各类人群的辅导或治疗中。目前，在心理障碍诊断与治疗、特殊人群辅导、危机干预、心理教育及团体心理辅导方面，国内绘画心理治疗已经取得了一定的应用研究成果。

2003年，闫俊、崔玉华[68]的研究《一次集体绘画治疗的尝试》在《中国临床康复》发表，认为来访者的绘画内容与他们的心理状态之间保持一致性，并且来访者"通过绘画过程抒发了自己的情绪，实现了情感上的宣泄，进而达到了心理治疗的目的"。

2004年，李仁鸿、罗俊明、吕明春[69]以海洛因依赖者为研究对象，对海洛因依赖者的绘画内容从心理治疗的角度进行了分析，以了解吸毒人员的心理行为状态，对心理戒毒工作的开展起到了协助的作用。2007年魏芳艳、孙长友等人[70]发表了以精神病人为研究对象的文章，绘画治疗后精神病人的精神状况得到了显著的提高，认为绘画治疗的方法应作为一种辅助治疗手段在医疗界进行推广。此后以青少年学生等正常人群为研究对象的研究结果纷纷发表[71-74]。陶琳瑾[75]的研究指出绘画治疗方法可以在安全的环境下帮助学生分层逐步地暴露自己的问题并从绘画分析中挖掘自身的强项。

程翠、张振新等人[76]的研究表明绘画治疗对儿童情绪障碍的治疗中能够提升儿童的自我概念社交技能，显著提高了儿童的心理健康水平。张雯等采用绘画疗法对特殊儿童进行干预也取得了较好的治疗效果。严虎等人从理论和作用机制、临床应用现状及应用前景等方面对绘画疗法进行了阐述，并将房树人测验应用于对青少年的心理评估[77-81]。张灿锐等人[82-83]介绍了曼陀罗绘画心理治疗的理论、应用及研究进展，并以大学生为研究对象，发现曼陀罗绘画具有改善情绪的功能。2014年，李科生等人[84]运用团体绘画心理辅导对工读学生进行干预，发现绘画辅导能够降低工读生针对他人的攻击性水平。2015年丛玉明等人[85]在对服刑人员的心理矫治中结合绘画治疗的特点着重分析了绘画治疗在心理矫治中应用的优势及作用。

1.2.2.6　绘画疗法的研究展望

（1）绘画疗法中的心理功能康复问题

绘画艺术治疗活动本身对来访者的心理机能的康复有着至关重要的作用，而当前的研究中，艺术治疗师往往更多地将绘画疗法作为一种评估手段或者干预的辅助手段，而忽视了绘画本身就是治疗。未来对绘画疗法的研究中，将绘画治疗作为主要手段会是一个趋势。

（2）绘画疗法的操作标准化问题

在心理辅导和心理治疗中，绘画疗法的应用非常广泛，但绘画疗法操作的标准化问题一直是困扰绘画疗法推广应用的难题，这在未来研究中是一个可以尝试的方向。

（3）绘画疗法研究的实验设计问题

从查阅的大量绘画疗法研究报告来看，在将绘画疗法作为主要干预手段的实验中，实验设计存在的问题主要有：一、被试样本小。很多研究是个案报告，只有一个或者两三个被试，这导致研究结果往往在统计上得不到显著性差异的证据，无法从统计上说明研究方法的有效性；二、研究多采用前后测设计，缺乏对照。无法说明症状的改善是绘画治疗干预的结果。有鉴于此，在未来的研究中，更科学的实验设计方案是必然趋势。

综上，绘画疗法通过投射、宣泄、移置、升华等方式实现对个体的治疗效果。已有研究中多是将绘画作为评估手段进行使用，如罗夏墨迹测验、房树人测验等都是比较成熟的绘画投射测验。将绘画作为治疗手段的研究仍然较少，且多见于国外报道。

国内关于绘画治疗的研究多是将绘画作为辅助治疗手段使用，已有研究在绘画方式上虽然并不统一，但都表明绘画治疗能较好地降低被试的防御，在解决情绪情感困扰方面具有较好的效果。在未来的研究中，绘画治疗的操作标准、实验设计、结果量化分析等问题必将受到越来越多的关注。

1.3　研究方法

1.3.1　实验研究

实验采用 2×2 析因设计。因素 A 心理健康课程包括 A1（有）、A2（无）两个水平，因素 B 绘画辅导包括 B1（有）和 B2（无）两个水平。实验中包含 2×2 个实验处理的结合，在符合纳入标准的女性戒毒人员中随机抽取80人作为被试，并随机分配到四个组，每组在所内常规管理的基础上接受一种实验处理的结合。

因变量指标包括：多伦多述情障碍量表（Toronto Alexithymia Scale，TAS-20）、特质应对方式问卷（Trait Coping Style Questionnaire，TCSQ）、综合型房树人绘画测验（Synthetic house-tree-person drawing test，SHTP）。

1.3.2　质性研究

研究采用深度访谈法，在符合纳入标准的女性戒毒人员中选择 15 名进行半结构式访谈。了解女性戒毒人员绘画辅导体验和效果。

1.4 数据来源与处理

1.4.1 实验研究数据

测量资料：实验前、实验后、实验后一个月三个时点对被试进行心理测验。问卷回收后剔除无效问卷，将有效问卷统一编号。采用 Epidata 对编号后的问卷数据进行录入，采用 SPSS19.0 对数据进行处理。统计方法包括方差分析、重复测量方差分析等。

绘画资料：实验前、实验后对被试进行绘画测验，问卷回收后剔除无效问卷，将有效问卷统一编号。由经过专业绘画治疗培训的研究人员对绘画形式特征进行赋值，采用 Epidata 对数据进行录入，采用 SPSS19.0 对数据进行处理。统计方法包括方差分析、重复测量方差分析等。

1.4.2 质性研究资料

访谈结束后 24 小时内，研究人员将访谈录音、访谈记录等原始资料逐字逐句转录为文本格式并输入 NVivo 8，采用扎根理论的方法对资料进行三级编码，自下而上由原始的田野资料建构理论。

2 心理健康课程和绘画辅导对戒毒人员述情障碍干预效果的实验研究

2.1 研究目的

探讨心理健康课程和绘画辅导对女性戒毒人员述情障碍的干预效果，并探索两种方法的效果差异。

2.2 研究设计

2.2.1 实验对象

纳入标准：具有小学以上文化程度；脱毒治疗六个月以上，无明显躯

体戒断症状；无既往精神病史；述情障碍程度中等及以上（TAS-20 得分
>40）[14]；右利手；未接受过心理咨询或辅导。

在符合标准且自愿参加实验研究的女性戒毒人员中采用完全随机抽样
的方法抽取 80 人。

2.2.2 实验设计

结合戒毒所内教育和心理矫治工作的实际情况，实验采用 2×2 析因设
计对女性戒毒人员的述情障碍进行干预。因素 A 心理健康课程包括 A1(有)、
A2（无）两个水平，因素 B 绘画辅导包括 B1（有）和 B2（无）两个水平。
实验中包含 2×2 个实验处理的结合，在符合纳入标准的女性戒毒人员中随
机抽取 80 人作为被试，并随机分配到四个组，每组在所内常规管理基础上
接受一种实验处理的结合。

A1B1 组（课程—绘画组）在常规管理基础上参加 8 周心理健康课程和
9 周绘画辅导；

A1B2 组（课程组）在常规管理基础上参加 8 周心理健康课程；

A2B1 组（绘画组）在常规管理基础上参加 9 周绘画辅导；

A2B2 组（空白组）只接受常规管理。

2.2.3 实验材料

2.2.3.1 测量工具

本研究测量工具采用多伦多述情障碍量表、特质应对方式问卷、综合
型房树人绘画测验。

（1）多伦多述情障碍量表包括三个因子：缺乏识别情感的能力（Difficulty
Identifying Feelings，DIF），缺乏描绘情感的能力（Difficulty Describing
Feelings，DDF），外向性思维（Externally-Oriented Thinking，EOT），量
表总得分越高表明述情障碍越严重[86]。本研究使用 DIF、DDF、EOT 和

TAS-20 总分四个指标反映研究对象的述情障碍水平，各分量表重测相关系数为 0.687—0.893，Cronbach α 系数 0.581—0.739，量表具有很好的跨时间稳定性，条目与各分量表测试内容一致性较好[16, 17, 86]。

（2）特质应对方式问卷由积极应对（positive coping，PC）和消极应对（negative coping，NC）两部分组成，各条目内容以针对情绪应对为主，共 20 个条目，每部分 10 个条目；问卷采用级计分，NC、PC 得分均在 10—50 之间，分数越高表明积极应对或消极应对的水平就越高；该问卷 NC 和 PC 的 Cronbach α 系数分别为 0.69 和 0.70；TCSQ 适用于与健康和疾病相关的课题研究，在 TCSQ 中，NC 的病因学意义大于 PC，NC 的跨情境一致性也优于 PC[87-88]。

（3）综合型房树人绘画测验。HTP 是一种心理投射绘测验，本研究采用综合型房树人测验进行团体施测。经过培训的实施者给每位被试提供 A4 纸一张、橡皮一块、铅笔一支。要求被试在指导语下进行测试。指导语为："请将纸横放，在上面画房子、树和人，要包括这三样东西，其他东西可以任意添加，注意人不能画成火柴人和漫画人。有疑问，可以举手示意。时间为 15 分钟。"结束后收集图画及材料。

SHTP 的分析包括形式分析和内容分析。早在 1968 年 Swensen 就指出：对绘画主题、统合性、远近感、主体感、协调性等整体形式评价项目比对具体绘画内容的评价项目意义更大[89]。本研究主要对绘画形式进行分析。根据张同延教授的研究，包括测验时间、描绘顺序、画面的一般表达、画面远近感（适当、过分远离）、画面大小（过大、过小）、画面位置、图形切断、笔画压力（过轻、过重）与线条（刻板不连贯、柔软杂乱）、完整性（细节缺失、细节添加）、影子和阴影[90]。根据测验实施的实际情况和与研究的相关性，选择完整性、画面远近感、画面大小、笔画压力、线条五种绘画形式特征作为分析指标。

2.2.3.2 实验材料

一、心理健康教育课程

心理健康教育课程的主题根据强制隔离戒毒人员在康复期的心理需求来确定，以支持、鼓励和建议为准则。课程提纲见表2-1。

课程持续8周，每周六下午进行，每次2小时。

课程授课老师及助手由接受过培训的应用心理学研究生、心理咨询师担任。

表2-1 课程提纲

时 间	主 题	主要内容
第1周	相识	任课教师与戒毒人员自我介绍，发放课本、笔记本
第2周	心理与心理健康	了解影响心理健康的因素
第3周	正确认识自我	正确认识自我、接纳自我、发展自我
第4周	学会正确归因	了解归因中的常见偏差，学会正确归因
第5周	培养积极情绪	了解情绪，学会调节情绪的简单方法
第6周	建立和谐人际关系	了解影响人际关系的积极因素和消极因素，寻找支持系统
第7周	主动寻求帮助	正确认识心理咨询，学会主动寻求帮助
第8周	做自己的心理咨询师	康复期、回归期常见心理冲突及自我调适，对前面8周内容总结回顾

二、绘画辅导

1.画笔、画纸和绘画类型的选择

（1）根据戒毒场所相关安全规定，筛选出水彩笔、铅笔、彩色铅笔、签字笔、蜡笔（油画棒）5种画笔；

（2）根据戒毒人员生活环境，选出A3、A4、B4三种画纸大小；

（3）根据以往心理戒毒康复工作经验，从常用的绘画类型中选择涂鸦画、自由绘画、限定主题绘画、彩绘曼陀罗、绘制曼陀罗 5 种。

（4）从某大队随机抽取的 20 名戒毒人员，要求戒毒人员自主选择画笔、画纸和绘画类型进行绘画。绘画完成后进行访谈，了解其绘画感受。

综合考虑根据戒毒人员的选择情况、画材的安全性、方便性等因素，最终确定画笔选择彩色铅笔，画纸选择 A4 画纸，绘画类型选择自由绘画、曼陀罗绘画相结合的方式。根据戒毒人员绘画需求，画纸采用绘画区、记录区、文字区相结合的设计。

2.绘画辅导时间及绘画类型排序

戒毒人员在康复期（入所 3—21 个月）要进行习艺劳动，因此每天的绘画干预时间不宜过长，以免影响习艺劳动。单次绘画主要应用于测量领域，而将绘画作为治疗手段一般应持续数周或数月。

综合以上因素，最终确定绘画辅导采用每次 10—15 分钟，每周 7 次，持续 9 周的时间安排。每周一发放一本画册，每本 7 张不同画纸。绘画类型及时间安排见表 2-2。

表 2-2 绘画治疗提纲

时　　间	绘画形式	画纸设计
第 1 周	自由绘画	图 2-3
第 2 周	自由绘画	图 2-3
第 3 周	彩绘曼陀罗	图 2-4
第 4 周	彩绘曼陀罗	图 2-5
第 5 周	绘制曼陀罗	图 2-6
第 6 周	彩绘曼陀罗	图 2-7
第 7 周	彩绘曼陀罗	图 2-8
第 8 周	自由绘画	图 2-3
第 9 周	自由绘画	图 2-3

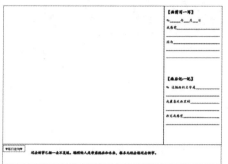

图 2-1　画册封面

图 2-2　画纸设计

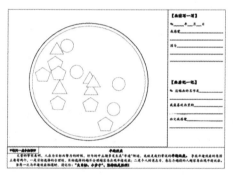

图 2-3　自由绘画画纸（部分）

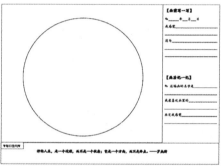

图 2-4　彩绘曼陀罗画纸（部分）

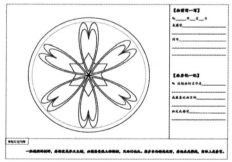

图 2-5　彩绘曼陀罗画纸（部分）

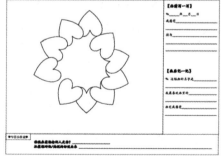

图 2-6　绘制曼陀罗画纸（部分）

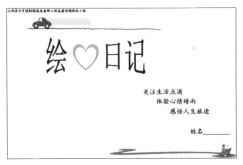
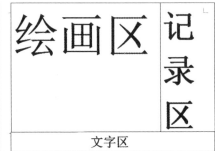

图 2-7　彩绘曼陀罗画纸（部分）　　　图 2-8　彩绘曼陀罗画纸（部分）

2.2.4　质量控制

（1）测量工具规范权威。本研究所采用的多伦多述情障碍量表、特质应对方式问卷、综合型房树人测验被国际国内学者同行广泛认可和应用，具有权威性。

（2）测量程序规范统一。在正式测验前进行预调查，对不合理的部分进行修订。主试为研究者本人和经过培训的专业人员，测试按照标准化程序进行，统一测试地点、统一指导语、统一发放问卷，要求被试按要求独立完成问卷，当场收回问卷并剔除无效问卷，保证测验的准确性。

（3）实验材料和实验程序科学规范。实验中采用的心理健康课程和绘画辅导画册均在心理学专家和专业戒毒工作人员指导下，结合女性戒毒人员心理特征制定。在正式实验前进行预实验，针对发现的问题及时对实验材料和实验程序进行调整。

（4）实验的主试、指导者、助手等均为接受过专业培训的心理学研究生和心理咨询师。干预过程中严格按照计划时间执行，以使理论效应最大化。

（5）数据录入和处理规范。采用 EpiData3.1 建立数据库，数据录入采用双录入，并由专人进行校验、核对。

（6）课题得到山西省某强制隔离戒毒所的支持与参与，可保证数据的来源和质量。

2.3 实验程序

2.3.1 前测

实验开始前签订知情同意书并对被试进行前测。

测验地点：山西省某强制隔离戒毒所心理矫治中心心理测量室。

测验项目：多伦多述情障碍量表、特质应对方式问卷、综合型房树人绘画测验。

测验主试：经过统一培训的应用心理学专业研究生。

测验方式：团体施测，现场发放问卷并回收。

2.3.2 实验

将 80 名被试随机分为 A1B1、A1B2、A2B1、A2B2 四组，四个组分别接受不同实验处理的结合：

A1B1 组（课程—绘画组）在常规管理基础上参加 8 周心理健康课程和 9 周绘画辅导；

A1B2 组（课程组）在常规管理基础上参加 8 周心理健康课程；

A2B1 组（绘画组）在常规管理基础上参加 9 周绘画辅导；

A2B2 组（空白组）只接受常规管理。

2.3.3 后测

实验结束后，对被试进行后测。

测验地点：山西省某强制隔离戒毒所心理矫治中心心理测量室。

测验项目、测验主试、测验方式均同前测。

2.3.4 延时后测

实验结束 1 个月后，对被试进行延时后测。

测验地点：山西省某强制隔离戒毒所心理矫治中心心理测量室。

测验项目：多伦多述情障碍量表、特质应对方式问卷。

测验主试、测验方式同前测。

2.3.5　技术路线图

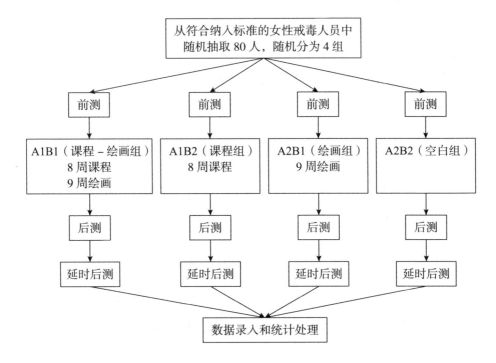

2.4　结果分析

实验过程中1名被试因病出所，1名被试减期出所，2名被试退出，最后进入处理的被试为76人。

2.4.1　实验前各测量指标的均衡性检验

采用单因素方差分析对四个处理组的述情障碍、特质应对方式、房树人测验的总分和各个维度进行均衡性检验，具体结果见表2-3。按照 $\alpha=0.05$ 水平，四个实验处理组戒毒人员的述情障碍、特质应对方式、房树人测验三个变量的总分和各维度分在实验前均无显著差异（$p>0.05$）。

表 2-3 实验前各指标均衡性检验

变 量	A1B1 组 （n=20）	A1B2 组 （n=19）	A2B1 组 （n=20）	A2B2 组 （n=17）	F	p
DIF	22.27 ± 5.28	22.74 ± 2.60	22.15 ± 4.02	22.71i3.16	0.109	0.955
DDF	15.50 ± 2.58	16.21 ± 3.14	16.05 ± 1.73	16.18 ± 2.98	0.325	0.807
EOT	22.14 ± 4.09	22.84 ± 3.11	22.75 ± 4.56	23.47 ± 2.24	0.426	0.735
TAS-20 总分	59.91 ± 9.81	61.79 ± 5.86	60.95 ± 7.34	62.35 ± 5.63	0.396	0.756
PC	32.82 ± 3.89	32.11 ± 3.68	33.60 ± 3.35	32.59 ± 3.48	0.579	0.630
NC	32.05 ± 2.82	31.58 ± 3.96	31.35 ± 3.03	31.18 ± 4.49	0.223	0.880
完整性	1.45 ± 0.51	1.42 ± 0.51	1.40 ± 0.50	1.47 ± 0.51	0.075	0.973
画面远近	1.55 ± 0.61	1.58 ± 0.61	1.55 ± 0.61	1.52 ± 0.62	0.021	0.996
画面大小	2.40 ± 0.61	2.42 ± 0.61	2.55 ± 0.61	2.53 ± 0.62	0.315	0.815
笔画压力	1.85 ± 0.85	1.89 ± 0.99	1.90 ± 0.99	1.82 ± 0.95	0.025	0.995
线条	1.20 ± 0.42	1.26 ± 0.45	1.25 ± 0.45	1.29 ± 0.47	0.074	0.974

2.4.2 述情障碍

2.4.2.1 即时后测结果

为考察实验的即时效果，对各组即时后测的述情障碍总分和各维度分进行差异性检验和方差分析。

（1）在"缺乏识别情绪的能力（DIF）"维度上，课程（$F=1.478$，$p>0.05$）和绘画（F=1.587，$p>0.05$）的主效应均不显著，心理健康课程和绘画辅导的交互作用不显著（$F=0.874$，$p>0.05$）；接受不同实验处理结合的戒毒人员在"缺乏识别情绪的能力"上的得分无显著差异，结果见表 2-5。进一步的差异分析见表 2-6。

（2）在"缺乏描绘情绪的能力（DDF）"维度上，课程（$F=0.010$，$p>0.05$）和绘画辅导（$F=1.188$，$p>0.05$）的主效应均不显著，心理健康课程和绘画辅导的交互作用不显著（$F=0.711$，$p>0.05$）；接受不同实验处理结合的戒毒人员在"缺乏描绘情绪的能力"上的得分无显著差异。具体结果见表2-5。

（3）"外向性思维（EOT）"上，课程（$F=0.878$，$p>0.05$）的主效应不显著，绘画辅导（$F=13.137$，$p<0.01$）的主效应非常显著，心理健康课程和绘画辅导的交互作用不显著（$F=0.711$，$p>0.05$）；是否接受心理健康课程在"外向性思维"上的得分无显著差异，是否接受绘画辅导在"外向性思维"上的得分差异显著，接受绘画辅导组的戒毒人员述情障碍得分低于不接受绘画辅导的戒毒人员。用单因素方差分析法对四组的 EOT 后测值进行差异性检验，结果表明不同实验处理后女性戒毒人员"外向性思维"差异具有统计学意义（$F=4.664$，$p<0.05$），具体结果见表2-4。为进一步了解到底是哪种实验处理之间存在着显著性差异，对四种实验处理结合下的戒毒人员 EOT 的后测结果进行 LSD 检验，发现同时接受课程和绘画的戒毒人员"外向性思维"显著低于只接受心理健康课程的组和空白组，只接受绘画辅导的戒毒人员"外向性思维"显著低于空白组戒毒人员，具体结果见表2-6。

（4）在"述情障碍总分（TAS-20）"上，课程（$F=1.435$，$p>0.05$）的主效应不显著，绘画辅导（$F=8.364$，$p=0.05$）的主效应显著，课程因素对述情障碍的单独影响差异不显著，绘画辅导因素对述情障碍的单独影响差异显著，接受绘画辅导的戒毒人员述情障碍得分低于不接受绘画辅导的戒毒人员；课程和绘画辅导的交互作用不显著（$F=1.176$，$p>0.05$），说明心理健康课程和绘画辅导两个因素相互独立，无交互影响。

用单因素方差分析法对不同实验处理结合组的 TAS-20 后测值进行差异性检验，结果表明不同实验处理结合后女性戒毒人员"述情障碍"差异具有统计学意义（$F=2.488$，$p<0.05$），具体结果见表2-4。为进一步了解到底是哪种实验处理之间存在着显著性差异，对四种实验处理的 TAS-20 后测结果进行 LSD 检验，结果表明同时参加课程和绘画的戒毒人员和只接受绘画辅导的戒毒人员的述情障碍显著低于空白组的戒毒人员，具体见表2-6。

表 2-4　不同实验处理下，不同时点述情障碍各维度的比较（x±s）

变　　量	A1B1 （n=20）	A1B2 （n=19）	A2B1 （n=20）	A2B2 （n=17）	F	p
DIF 后测	21.50 ± 5.38	21.79 ± 2.57	21.75 ± 2.94	23.71 ± 3.92	1.217	0.310
DIF 延时	20.27 ± 4.65	22.95 ± 2.53	19.30 ± 3.97	23.94 ± 3.61	6.198	0.001
DDF 后测	15.59 ± 3.08	15.74 ± 1.99	15.15 ± 2.30	16.29 ± 2.85	0.603	0.615
DDF 延时	15.00 ± 2.96	15.11 ± 2.16	14.25 ± 1.80	16.18 ± 1.88	2.196	0.096
EOT 后测	20.64 ± 4.34	22.95 ± 2.44	21.00 ± 2.45	23.94 ± 2.90	4.664	0.005
EOT 延时	21.14 ± 3.98	22.00 ± 4.04	20.10 ± 2.57	22.59 ± 2.83	1.854	0.145
TAS-20 后测	57.73 ± 9.77	60.47 ± 3.73	57.90 ± 5.38	63.94 ± 5.56	3.488	0.020
TAS-20 延时	56.41 ± 8.82	60.05 ± 5.58	53.65 ± 5.81	62.71 ± 4.96	6.804	<0.001

表 2-5　即时后测方差分析结果

变　　量	课程主效应		绘画主效应		交互作用	
	F	p	F	p	F	p
缺乏识别情绪的能力	1.478	0.228	1.587	0.212	0.874	0.353
缺乏描绘情绪的能力	0.010	0.922	1.188	0.279	0.711	0.402
外向性思维	0.878	0.352	13.137	0.001	0.189	0.665
述情障碍总分	1.435	0.235	8.364	0.005	1.176	0.282

表 2-6　各处理组间差异的即时后测 LSD 检验结果（I-J）

实验处理（I）	实验处理（f）	DIF	DDF	EOT	TAS-20
A1B1	A1B2	−0.289	−0.146	−2.311*	−2.746
A1B1	A2B1	−0.250	0.441	−0.364	−0.173
A1B1	A2B2	−2.206	−0.703	−3.305**	−6.214*
A1B2	A2B1	0.039	0.587	1.947	2.574
A1B2	A2B2	−1.916	−0.557	0.994	−3.467
A2B1	A2B2	−1.956	−1.144	−2.94	−6.041*

注：* 为 $p<0.05$，** 为 $p<0.01$。

课程的主效应不显著，绘画辅导在外向性思维和总分上主效应显著，心理健康课程和绘画辅导的交互作用不显著。在实验的即时效果上，课程因素对述情障碍的单独影响差异不显著，绘画辅导对述情障碍的单独影响在外向性思维和总体述情障碍上差异显著。心理健康课程和绘画辅导之间相互独立，无交互影响。参加心理健康课程的组述情障碍得分低于不参加心理健康课程组，但二者差异不显著。绘画辅导组的述情障碍得分显著低于非绘画辅导组。四组之中，同时参加心理健康课程和绘画辅导的组得分最低。

2.4.2.2 延时后测结果

（1）在"缺乏识别情绪的能力"维度上，延时后测各处理组间主效应检验结果显示，课程的主效应不显著（$F=0.001$，$p>0.05$），绘画辅导的主效应极其显著（$F=17.749$，$p<0.001$），说明是否参加心理健康课程在"缺乏识别情绪的能力"上的得分无显著差异，是否接受绘画辅导在"缺乏识别情绪的能力"上的得分存在显著差异，心理健康课程和绘画辅导的交互作用不显著（$F=1.282$，$p>0.05$），具体结果见表2-7。用单因素方差分析法对不同实验处理组的DIfff值进行差异性检验，结果表明四组女性戒毒人员"缺乏识别情绪的能力"差异具有统计学意义（$F=6.198$，$p<0.05$），具体结果见表2-4。为进一步了解到底是哪些组之间存在着显著性差异，对四组的DIF延时后测结果进行LSD检验，结果见表2-8。由表2-8可知，接受心理健康课程—绘画辅导的戒毒人员"缺乏识别情绪的能力"显著低于只接受心理健康课程的组和空白组的戒毒人员，只接受绘画辅导的戒毒人员"缺乏识别情绪的能力"显著低于只接受心理健康课程的组和空白组的戒毒人员，接受心理健康课程组的戒毒人员"缺乏识别情绪的能力"显著低于空白组的戒毒人员。

（2）在"缺乏描绘情绪的能力"上，课程的主效应不显著（$F=0.001$，$p>0.05$），绘画辅导的主效应达到边缘性显著水平（$F=3.825$，$p=0.054$），说明是否参加心理健康课程在"缺乏描绘情绪的能力"上的得分无显著差异，是否接受绘画辅导在"缺乏描绘情绪的能力"上的得分存的差异达到边缘性显著水平，为进一步了解到底是哪几组之间存在着显著性差异，对四种实验处理的 DDF 延时后测结果进行 LSD 检验，发现只接受绘画辅导的戒毒人员"缺乏描绘情绪的能力"显著低于空白组的戒毒人员，具体结果见表 2-8。

（3）在"外向性思维"维度上，课程（$F=0.082$，$p>0.05$）的主效应不显著，绘画辅导（$F=4.563$，$p<0.05$）的主效应显著，课程和绘画辅导的交互作用不显著（$F=3.073$，$p>0.05$）。在课程和绘画辅导两个因素相互独立，无交互影响。LSD 检验结果显示，接受绘画辅导的戒毒人员在延时后测时"外向性思维"显著低于空白组的戒毒人员，具体结果见表 2-8。

（4）在述情障碍总分（TAS-20）上，课程（$F=0.001$，$p>0.05$）的主效应不显著，绘画辅导（$F=17.866$，$p<0.001$）的主效应显著，绘画辅导组述情障碍得分低于非绘画辅导组。课程和绘画辅导的交互作用不显著（$F=3.245$，$p>0.05$）。用单因素方差分析法对四组的 TAS-20 延时后测值进行差异性检验，结果表明接受不同实验处理结合后女性戒毒人员"述情障碍"差异具有统计学意义（$F=6.804$，$p<0.001$），具体结果见表 2-4。为进一步了解到底是哪几组之间存在着显著性差异，对四组的 TAS-20 延时后测结果进行 LSD 检验，结果表明：同时接受心理健康课程—绘画辅导的戒毒人员述情障碍显著低于只接受心理健康课程的组和空白组的戒毒人员；绘画辅导组的戒毒人员的述情障碍显著低于接受心理健康课程组和空白组的戒毒人员，具体结果见表 2-8。

表 2-7　延时后测方差分析结果

变　　量	课程主效应		绘画辅导主效应		交互作用	
	F	p	F	p	F	p
缺乏识别情绪的能力	0.001	0.990	17.749	<0.001	1.282	0.261
缺乏描绘情绪的能力	0.096	0.758	3.825	0.054	3.073	0.084
外向性思维	0.082	0.776	4.563	0.036	1.072	0.304
述情障碍总分	0.001	0.972	17.866	<0.001	3.245	0.076

表 2–8　各处理组间差异的延时后测 LSD 检验结果（I–J）

实验处理（I）	实验处理（J）	DIF	DDF	EOT	TAS–20
A1B1	A1B2	−2.675*	−0.105	−0.864	−3.644
A1B1	A2B1	0.973	0.75	1.036	2.759
A1B1	A2B2	−3.668**	−1.176	−1.452	−6.297**
A1B2	A2B1	3.645**	0.855	1.9	6.403**
A1B2	A2B2	−0.994	−1.071	−0.588	−2.652
A2B1	A2B2	−4.641**	−1.926**	−2.488*	−9.056**

注：* 为 $p<0.05$，** 为 $p<0.01$。

　　心理健康教育的主效应不显著，绘画辅导的主效应显著，心理健康课程和绘画辅导的交互作用不显著。在实验的延时效果上，课程因素对述情障碍的单独影响差异不显著，绘画辅导对述情障碍的单独影响在述情障碍总分及各维度上差异显著。课程和绘画辅导对述情障碍的调节效果相互独立，无交互影响。参加心理健康课程的组述情障碍得分低于未参加心理健康课程的组，但二者差异不显著。接受绘画辅导的组在述情障碍得分上显著低于未参加绘画辅导的组。

2.4.2.3　重复测量方差分析结果

　　（1）在"缺乏识别情绪的能力（DIF）"维度上，各组处理效应无统计学意义（$F=1.928$，$p>0.05$），时间效应（$F=4.695$，$p<0.05$）及处理效应与时间效应的交互作用（$F=5.677$，$p<0.05$）具有显著差异，实验处理的效应有随时间变化而变化的趋势。进一步 LSD 检验结果显示，前测与后测的 DIF 得分差异并不显著，延时后测与前测和后测的差异显著，见表 2–10，延时后测的 DIF 分值显著低于前测和后测。后测时，除空白组（A2B2）DIF 值升高，其他三组 DIF 都降低；延时后测中，空白组（A2B2）和心理健康课程组（A1B2）的 DIF 都呈上升趋势，绘画辅导组（A2B1）和心理健康课程—

绘画辅导组（A1B1）呈下降趋势，具体见图2-9。总体而言，在"缺乏识别情绪的能力（DIF）"维度上，A1B1组与A2B1效果优于A1B2组，A1B2组优于A2B2组。

（2）在缺乏描绘情感的能力（DDF）上，在实验处理与时间的重复测量方差分析中，各处理组间差异无统计学意义（$F=0.897$，$p>0.05$），时间效应（$F=4.991$，$p<0.05$）具有统计学意义，处理效应与时间效应的交互作用（$F=1.035$，$p>0.05$）不具有统计学意义。进一步LSD检验结果显示，前测与后测的DDF得分差异并不显著，延时后测与前测和后测的差异显著，见表2-10，延时后测的DDF分值显著低于前测和后测。后测时，空白组（A2B2）和心理健康课程—绘画辅导组（A1B1）DDF值基本维持不变，心理健康课程组（A1B2）和绘画辅导组（A2B1）DDF值降低；延时后测中，空白组基本维持不变，其余三组DDF值均降低。总体上在"缺乏描绘情绪的能力（DDF）"维度上，A2B1组优于A1B1组，A1B1组效果优于A1B2组，A1B2组优于A2B2组，具体变化趋势见图2-10。

（3）外向性思维（EOT）维度上，各组处理效应达到边缘性显著水平（$F=2.683$，$p=0.053$），时间效应（$F=4.960$，$p<0.05$）具有统计学意义，处理效应与时间效应的交互作用（$F=1.240$，$p>0.05$）不具有统计学意义。进一步LSD检验结果显示，后测与前测和延时后测的EOT得分差异并不显著，延时后测与前测的差异极其显著，延时后测的EOT分值显著低于前测，见表2-10。后测时，空白组（A2B2）和心理健康课程组（A1B2）呈上升趋势，心理健康课程—绘画辅导组（A1B1）和绘画辅导组（A2B1）EOT值降低；延时后测中，心理健康课程—绘画辅导组（A1B1）小幅回升，其余三组EOT值均降低，四组EOT值均低于前测。总体而言在"外向性思维（EOT）"维度上，A2B1组效果优于A1B1组，A1B1组效果优于A1B2组，A1B2组优于 A2B2 组，具体变化趋势见图 2-11。

表 2-9 实验处理结合与时间的重复测量方差分析结果

变　　量	处理效应		时间效应		处理效应 x 时间效应	
	F	p	F	p	F	p
缺乏识别情绪的能力	1.928	0.132	4.695	0.033	5.677	0.001
缺乏描绘情绪的能力	0.897	0.44	4.991	0.008	1.035	0.405
外向性思维	2.683	7	4.96	0.008	1.24	0.289
述情障碍总分	3.503	0.053	9.027	<0.001	2.708	0.016

表 2-10 不同时点 TAS-20 各维度差异的 LSD 检验结果（I-J）

time（I）	time（J）	DIF	DDF	EOT	TAS-20
前测	后测	0.28	0.291	0.669	1.24
前测	延时后测	0.851*	0.851*	1.344**	3.046**
后测	延时后测	0.571*	0.560*	0.675	1.806**

注：* 为 $p<0.05$，** 为 $p<0.01$。

（4）在述情障碍总分（TAS-20）上，各组间处理效应有统计学意义（$F=3.503$，$p<0.05$），A1B1 与 A2B 均显著低于 A2B2（$p<0.05$）；时间效应（$F=9.027$，$p<0.05$）显著，述情障碍总分整体呈下降趋势，延时后测与前测和即时后测的差异显著；实验处理与时间的交互作用（$F=2.708$，$p<0.05$）显著，有随时间变化而变化的趋势，见图 2-12。进一步 LSD 检验结果显示，前测与后测的述情障碍总分差异并不显著，延时后测与前测和后测的差异显著（$p<0.01$），延时后测的分值显著低于前测和后测，见表 2-10。后测时，除空白组（A2B2）有小幅上升外，其他三组均下降；延时后测中，四组值均降分均下降，空白组（A2B2）与前测值基本持平，

其他三组均低于前测值和后测值，其中绘画辅导组（A2B1）下降幅度最大。总体而言在"外向性思维（EOT）"维度上，A2B1 组效果优于 A1B1 组，A1B1 组效果优于 A1B2 组，A1B2 组优于 A2B2 组，具体变化趋势见图 2-12。

上述结果提示，空白组的戒毒人员，在实验后和延时后测中述情障碍的变化不显著；绘画辅导组、心理健康课程—绘画辅导组、心理健康课程组三组戒毒人员，在实验后述情障碍小幅下降，实验结束一个月后述情障碍进一步下降，且在下降幅度上绘画辅导组大于心理健康教育—绘画辅导组大于心理健康课程组。

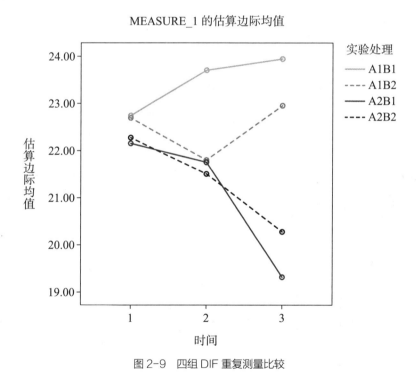

图 2-9　四组 DIF 重复测量比较

MEASURE_1 的估算边际均值

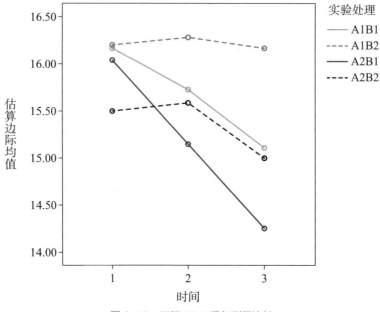

图 2-10　四组 DDF 重复测量比较

MEASURE_1 的估算边际均值

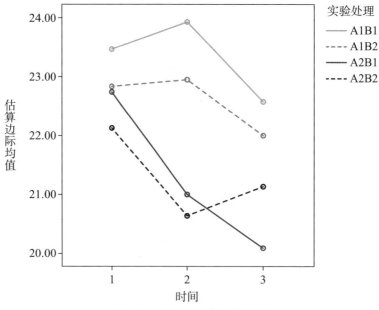

图 2-11　四组 EOT 重复测量比较

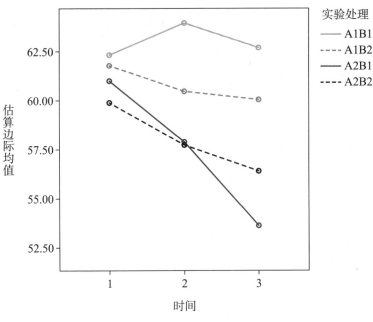

图 2-12　四组 TAS 总分重复测量比较

2.4.3　特质应对方式

2.4.3.1　即时后测结果

为考察实验对特质应对方式的即时干预效果，对各组即时后测的消极应对和积极应对分别进行差异性检验和方差分析。

表 2-11　不同实验处理下，不同时点特质应对方式各维度的比较（$\bar{x} \pm s$）

变　量	A1B1 （n=20）	A1B2 （n=19）	A2B1 （n=20）	A2B2 （n=17）	F	p
NC 后测	31.91+3.10	32.32+2.96	31.35+5.27	32.53 ± 4.61	0.307	0.820
NC 延时	31.41 ± 2.54	31.63 ± 3.52	30.35 ± 5.26	32.88 ± 5.07	1.272	0.290
PC 后测	33.82 ± 4.91	33.05 ± 4.86	34.95+2.67	33.71 ± 4.18	0.668	0.574
PC 延时	33.86 ± 5.91	33.00 ± 5.89	34.80 ± 3.99	34.59 ± 2.24	0.536	0.659

表 2-12　即时后测方差分析结果

变　量	课程主效应		绘画辅导主效应		交互作用	
	F	p	F	p	F	p
NC（消极应对）	0.035	0.853	0.732	0.395	0.174	0.678
PC（积极应对）	0.846	0.361	1.073	0.304	0.061	0.806

即时后测结果显示：

（1）在消极应对（NC）维度上，课程（$F=0.035$，$p>0.05$）和绘画辅导（$F=0.732$，$p>0.05$）的主效应均不显著，课程和绘画辅导的交互作用不显著（$F=0.174$，$p>0.05$）；接受不同实验处理结合的戒毒人员在消极应对上的得分无显著差异。用单因素方差分析法对四组女性戒毒人员的 NC 后测值进行差异性检验，结果表明不同实验组后女性戒毒人员"消极应对"差异不显著（$F=0.307$，$p>0.05$），具体结果见表 2-11。

（2）在积极应对（PC）维度上，课程（$F=0.846$，$p>0.05$）和绘画辅导（$F=1.073$，$p>0.05$）的主效应均不显著，课程和绘画辅导的交互作用不显著（$F=0.061$，$p>0.05$）。

2.4.3.2　延时后测结果

（1）在消极应对（NC）上，课程的主效应不显著（$F=0.846$，$p>0.05$），绘画辅导的主效应不显著（$F=1.073$，$p>0.05$），说明是否接受心理健康教育课程在"消极应对"上的得分无显著差异，是否接受绘画辅导在"消极应对"上的得分无显著差异。心理健康课程和绘画辅导的交互作用不显著（$F=0.061$，$p>0.05$）。用单因素方差分析法对接受不同实验处理结合的戒毒人员的 NC 延时后测值进行差异性检验，结果表明四组女性戒毒人员"消极应对"在实验结束一月后差异不显著（$F=1.272$，$p>0.05$），具体结果见表 2-13。

（2）在积极应对（PC）上，课程的主效应不显著（$F=0.846$，$p>0.05$），绘画辅导的主效应不显著（$F=0.237$，$p>0.05$），说明是否接受心理健康教育课程在"积极应对"上的得分无显著差异，是否接受绘画辅导在"积极应对"上的得分无显著差异。课程和绘画辅导的交互作用不显著（$F=0.087$，$p>0.05$）。

表 2-13　延时后测方差分析结果

变　　量	课程主效应		绘画辅导主效应		交互作用	
	F	p	F	p	F	p
NC（消极应对）	0.001	0.983	2.331	0.131	1.671	0.200
PC（积极应对）	1.309	0.256	0.237	0.627	0.087	0.769

2.4.3.3　重复测量方差分析结果

为了解不同时点下，被试的特质应对方式的变化趋势，运用重复测量方差分析对积极应对和消极应对进行统计分析。

（1）在消极应对（NC）维度上，各组间处理效应无统计学意义（$F=0.431$，$p>0.05$），时间效应（$F=1.133$，$p>0.05$）及处理效应与时间效应的交互作用（$F=1.399$，$p>0.05$）均无统计学意义。进一步 LSD 检验结果显示，前测、后测、延时后测三者间差异均不显著。变化的趋势见图 2-13。

（2）在 PC（积极应对）维度上：各组间处理效应无统计学意义（$F=0.717$，$p>0.05$），时间效应（$F=5.415$，$p<0.05$）显著，积极应对有随时间变化而升高的趋势，见图 2-14。处理效应与时间效应的交互作用（$F=0.215$，$p>0.05$）不显著。为了解究竟哪些时点下 PC 存在差异，进一步 LSD 检验结果显示，前测与后测和延时后测的差异显著。四组的后测和延时后测值均显著高于前测。

表 2-14　实验处理与时间的重复测量方差分析结果

变量	处理效应		时间效应		处理效应 x 时间效应	
	F	p	F	p	F	p
NC	0.431	0.732	1.133	0.325	1.339	0.243
PC	0.717	0.545	5.415	0.005	0.215	0.971

表 2-15　不同时点 TCSQ 各维度差异的 LSD 检验结果（I-J）

time（I）	time（J）	NC	PC
前测	后测	-0.488	-1.104**
前测	延时后测	0.007	-1.285**
后测	延时后测	0.495	-0.181

注：* 为 $p<0.05$，** 为 $p<0.01$。

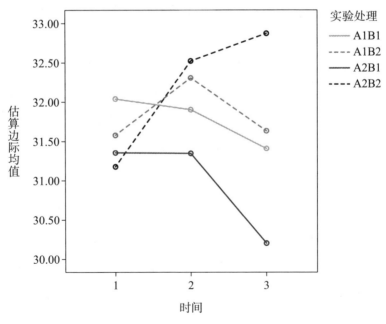

MEASURE_1 的估算边际均值

图 2-13　四组 NC 重复测量比较

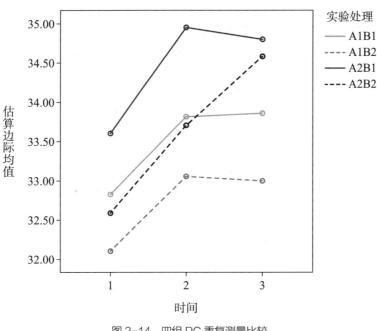

MEASURE_1 的估算边际均值

图 2-14　四组 PC 重复测量比较

在 TCSQ 中，NC 的病因学意义大于 PC，NC 的跨情境一致性也优于 PC[87-88]。研究结果显示，实验后四组戒毒人员的积极应对方式均有显著提高，时间效应显著；消极应对方式上空白组呈上升趋势，课程组呈先上升后下降，绘画组和课程—绘画组总体呈下降趋势，但各组在不同时点下的差异不显著。

2.4.4　房树人测验

采用完整性、画面远近感、画面大小、笔画压力、线条五种绘画形式特征作为综合型房树人测验（SHTP）的分析指标，赋值表见表 2-16。均衡性检验结果显示，实验前四组在绘画形式特征上无显著差异，绘画形式特征上表现为：画面细节上存在一定缺失，不够完整；画面远近上房树人距离略远，画面互动性略差；画面大小上整体偏大；笔画压力上略浅；线条整体偏杂乱无序，具体见表2-3。

表2-16 赋值表

变量	因子	赋值	定　义
完整性	细节缺失	1	房树人中重要细节缺失
	完整	2	房树人细节完整
	细节丰富	3	细节描绘细致或有添加画
画面远近感	分离	1	房树人中两者或三者距离较远
	整合	2	三者位置适中
	互动	3	三者有联结
画面大小	过小	1	画面小于画纸 ¼
	适中	2	画面大小适中
	过大	3	画面占画纸 ¾ 或以上
笔画压力	过轻	1	笔画浅淡
	适中	2	笔画力度浓淡适中
	过重	3	笔画浓重
线条	杂乱	1	线条交错杂乱
	适中	2	线条适中
	刻板	3	线条刻板机械

实验后结果分析显示：

（1）在"完整性"特征上，方差分析结果显示，课程的主效应不显著（$F=1.346$，$p>0.05$），绘画辅导的主效应显著（$F=7.233$，$p<0.05$），课程和绘画辅导的交互作用不显著（$F=0.004$，$p>0.05$）。采用单因素方差分析法对四组戒毒人员的完整性特征后测值进行差异性检验，结果表明四组女性戒毒人员在"完整性"这一特征上差异并不显著（$F=2.192$，$p>0.05$）。进一步进行 LSD 检验发现，接受过绘画辅导（A1B1 组和 A2B1 组）的戒毒人员在绘画细节完整性上与空白组差异显著，其他组间差异不显著，具体结果见表 2-19。前后测差异性检验显示空白组的前后测差异不显著；绘画辅导组、心理健康课程组、心理健康课程—绘画组三组的前后测差异显著（$p<0.01$），实验后细节完整性得分显著高于实验前。

（2）在"画面远近感"特征上，课程的主效应不显著（$F=0.205$，$p>0.05$），绘画辅导的主效应显著（$F=7.832$，$p<0.05$），课程和绘画辅导的交互作用不显著（$F=0.014$，$p>0.05$）。对接受不同实验处理结合的戒毒人员的"远近"特征后测值进行差异性检验，结果发现四组女性戒毒人员在"动态"这一特征上差异显著（$F=3.604$，$p<0.05$），进一步进行 LSD 检验发现：接受过心理健康课程和绘画辅导（A1B1）的戒毒人员在"动态"特征上与心理健康课程组（A1B2）和空白组（A2B2）的戒毒人员差异显著。

绘画辅导组（A2B1）的戒毒人员与空白组（A2B2）差异显著，具体结果见表 2-19。差异性检验显示空白组和心理健康课程组的前后测差异不显著，绘画辅导组、心理健康课程—绘画辅导组的前后测差异显著（$p<0.01$），实验后"画面远近"得分显著高于实验前。

表 2-17 方差分析结果

变 量	A1B1 （$n=20$）	A1B2 （$n=19$）	A2B1 （$n=20$）	A2B2 （$n=17$）	F	p
完整性前测	1.45 ± 0.51	1.42 ± 0.51	1.40 ± 0.50	1.47 ± 0.51	0.075	0.973
完整性后测	2.25 ± 0.72	1.89 ± 0.81	2.20 ± 0.62	1.7H0.85	2.192	0.096
画面远近前测	1.55 ± 0.61	1.58 ± 0.61	1.55 ± 0.61	1.52 ± 0.62	0.021	0.996
画面远近后测	2.25 ± 0.64	1.74 ± 0.65	2.10 ± 0.64	1.65 ± 0.70	3.604	0.017
画面大小前测	2.40 ± 0.61	2.42 ± 0.61	2.55 ± 0.61	2.53 ± 0.62	0.315	0.815
画面大小后测	2.10 ± 0.31	2.32 ± 0.48	2.20 ± 0.41	2.53 ± 0.51	0.340	0.024
笔画压力前测	1.85 ± 0.85	1.8910.99	1.90 ± 0.99	1.82 ± 0.95	0.025	0.995
笔画压力后测	2.00 ± 0.46	1.95 ± 0.78	2.05 ± 0.51	1.82 ± 0.88	0.381	0.767
线条前测	1.20 ± 0.42	1.26 ± 0.45	1.25 ± 0.45	1.29 ± 0.47	0.074	0.974
线条后测	1.80 ± 0.41	1.53 ± 0.51	1.65 ± 0.49	1.29 ± 0.47	3.761	0.014

表2-18　实验前后各组绘画特征的组间比较（x±s）

实验处理（Ⅰ）	实验处理（J）	完整性	远近	大小	压力	线条
A1B1	A1B2	0.355	0.513*	−0.216	0.053	0.274
A1B1	A2B1	0.050	0.150	−0.100	−0.050	0.150
A1B1	A2B2	0.544*	0.603*	−0.429*	0.176	0.506*
A1B2	A2B1	−0.305	−0.363	0.116	−0.103	−0.124
A1B2	A2B2	0.189	0.090	−0.214	0.124	0.232
A2B1	A2B2	0.494*	0.453*	−0.329*	0.226	0.356*

表2-19　实验后各处理组间差异的 LSD 检验结果（I–J）

变　量	课程主效应		绘画辅导主效应		交互作用	
	F	p	F	p	F	p
完整性	1.346	0.250	7.233	0.009	0.004	0.950
画面远近	0.205	0.652	7.832	0.007	0.014	0.906
画面大小	2.780	0.100	11.013	0.001	0.321	0.573
笔画压力	0.003	0.954	0.509	0.478	0.509	0.478
线条	2.369	0.128	8.876	0.004	0.315	0.565

注：* 为 $p<0.05$，** 为 $p<0.01$。

表2-20　试验前后各组绘画特征的组内比较（x 前 –x 后）

变　量	AIBI（$n=20$）	AIB2（$n=19$）	A2BI（$n=20$）	A2B2（$n=17$）
完整性	−0.786**	−0.474**	−0.800**	−0.235
画面远近	−0.702**	−0.158	−0.550**	−0.118
画面大小	0.300*	0.105	0.350*	0.059
笔画压力	−0.150	0.053	−0.150	0.000
线条	−0.600**	−0.263*	−0.400**	0.000

注：* 为 $p<0.05$，** 为 $p<0.01$。

（3）在"画面大小"特征上，课程的主效应不显著（$F=2.780$，$p>0.05$），绘画辅导的主效应显著（$F=11.013$，$p<0.05$），课程和绘画辅导的交互作用不显著。差异性检验结果显示四组女性戒毒人员在"画面大小"这一绘画特征上差异显著（$F=3.340$，$p<0.05$）。进一步进行 LSD 检验发现，接受过绘画辅导的戒毒人员（A1B1 组和 A2B1 组）在画面大小上显著小于空白组（A2B2 组）的戒毒人员。前后测差异性检验显示空白组和课程组的前后测差异不显著，绘画辅导组、心理健康课程－绘画辅导组的前后测差异显著（$p<0.05$），实验后"画面大小"得分显著低于实验前。

（4）在"笔画压力"特征上，课程（$F=0.003$，$p>0.05$）和绘画辅导（$F=0.954$，$p>0.05$）的主效应都不显著，课程和绘画辅导的交互作用不显著（$F=0.321$，$p>0.05$）。四组间差异无统计学意义。前后测差异性检验显示四组前后测差异不显著（$p>0.05$），实验前后"笔画压力"得分无显著差异。

（5）在"线条"特征上，课程的主效应不显著（$F=2.369$，$p>0.05$），绘画辅导的主效应显著（$F=8.876$，$p<0.05$），课程和绘画辅导的交互作用不显著（$F=0.315$，$p>0.05$）。A1B1 组（$p<0.05$）和 A2B1 组（$p<0.05$）与 A2B2 组差异显著。前后测差异性检验显示空白组前后测差异不显著，A2B1 组（$p<0.01$）、A1B2 组（$p<0.05$）、A1B1 组（$p<0.01$）的前后测差异显著，实验后"线条"得分显著高于实验前。

从以上结果可以看出，课程在各种绘画特征上主效应不显著，是否参加心理健康课程对被试绘画特征无显著影响。绘画辅导在除"笔画压力"之外的四种绘画特征上主效应显著。参加绘画辅导的戒毒人员在绘画特征上和未参加绘画辅导的戒毒人员差异显著。实验后四组被试在绘画特征上总体呈现出画面的大小和线条趋于适中、细节更为完整丰富、绘画内容的互动性增强的趋势，四组的变化程度为 A1B1 优于 A2B1 优于 A1B2 优于 A2B2，即效果最佳的是心理健康课程—绘画辅导组，其次是绘画辅导组和心理健康课程组，空白组在绘画特征改变方面不明显。

2.5 讨论

2.5.1 课程和绘画辅导对女性戒毒人员述情障碍的影响

在实验前述情障碍总分及各维度分上，四组之间无显著性差异，总体处于述情障碍高分组（TAS-20>59）。空白组的女性戒毒人员，在实验后和延时后测中述情障碍的变化不显著；接受绘画辅导组、心理健康课程—绘画辅导组、心理健康课程组三组戒毒人员，在实验后述情障碍小幅下降，实验结束一个月后三组的述情障碍均进一步下降，且在下降幅度上绘画辅导组大于心理健康课程—绘画辅导组大于心理健康课程组。这提示我们在所内常规管理下女性戒毒人员的述情障碍并未得到明显缓解，而心理健康课程和绘画辅导可以起到降低戒毒人员述情障碍的作用，绘画辅导的效果优于课程辅导，绘画辅导效果具有延时性。

述情障碍认知机制观点认为，述情障碍体现了个体在情绪认知加工上的缺陷，认知缺陷导致了述情障碍的外在特征[28]。建议、支持、宣泄是对述情障碍较为有效的治疗方法。心理健康课程的设计一般以建议、支持为主，而绘画疗法的设计一般以支持、宣泄为主。经过绘画辅导，女性戒毒人员的内省能力得到一定的提升，开始关注内心世界，对情绪的理解和体验增强，对情绪的表达有了一定的提高，接受绘画辅导或课程辅导有助于减轻女性戒毒人员的述情障碍症状，这与李萍[50]、赵子慧[55]等人的研究结果一致。

实验中的心理健康课程主要为女性戒毒人员提供心理健康相关的知识和技能辅导，戒毒人员通过学习与情绪等心理健康相关的知识，对自己有更多的认识和思考，面对情绪问题和冲突时有更多的知识储备来应对。

实验采用的标准绘画在设置上将绘画、绘画记录、文字反馈三者结合在一起，绘画本身能够起到较好的宣泄作用，而绘画记录和文字反馈较好地起到了支持的作用。被试通过记录事件提取情绪，然后在绘画过程中宣泄或转化情绪，体验情绪情感的变化，在绘画后的记录过程中对情绪进行再次体会和分析理解，同时返回文字记录进行再理解，这样的过程持续9周，相当于进行9周的情绪识别和表达训练，因而最终对述情障碍的症状能够较好地缓解。

实验结果发现绘画辅导在降低女性戒毒人员述情障碍症状上的效果优于心理健康课程。课程效果不够明显的可能原因有：（1）课程虽然采用互动式教学，并在课程中设置多种趣味环节，但课程仍然主要是以言语为主，而述情障碍者本身存在认知缺陷，课程形式的支持性疗法并不适用于对述情障碍的干预。（2）8节课由8位老师授课，戒毒人员每次要适应不同老师的授课风格，影响课程效果。（3）女性戒毒人员的文化水平普遍不高，多为小学和中学，加之述情障碍者本身存在一些认知损伤，课程内容可能超出了戒毒人员学习能力。

这提示我们在对述情障碍的女性戒毒人员进行心理辅导或干预时，情绪的宣泄和释放或许是应该优先解决的问题，在绘画辅导的基础上配合心理健康教育可能效果更好一些。

2.5.2 课程和绘画辅导对女性戒毒人员特质应对方式的影响

特质应对方式主要是测定个体对与情绪相关的事件的应对，Paul R.Stasiewicz等人的研究认为述情障碍与应对方式之间存在一定的关系，述情障碍者一般更倾向于采用回避等消极的应对方式，较少采用寻求社会支持等积极的应对方式[42-44]。

实验结果

显示空白组戒毒人员的消极应对方式呈持续上升趋势，课程组呈现出先上升后下降的趋势，绘画组和课程—绘画组总体呈下降趋势。但四组的消极应对方式的变化幅度都较小，差异并不显著。积极应对方式在后测时显著升高且效果持续到延时后测，但接受不同干预的女性戒毒人员的积极应对方式差异并不显著，不能说明积极应对方式分的升高与干预有关。总体上课程、绘画辅导对女性戒毒人员的积极应对和消极应对方式的改变并不明显。

可能的原因有：（1）特质应对方式主要是测定个体对与情绪相关的事件的应对，但应对方式的选择与个体的个性特征、身心健康和知识储备等相关，课程和绘画虽然使得个体对情绪的体验和识别更为细腻丰富，对情绪的表达增加，但并未涉及情绪应对的技巧技能，因此，可能存在个体有改变应对的意愿，但无改变应对的方法和技能，在实际应对中仍然采用原来固有的应对策略的情况。（2）被试的述情障碍症状虽然有所减轻，但仍然处于相对较高的水平，症状的减轻可能尚不足以引起应对方式的显著变化。当面对于情绪相关的问题时，戒毒人员仍然倾向于采用已有的应对方式。（3）压力性重大事件的影响。一般认为在高压力性事件的影响下，个体趋向于采用消极的应对方式[91-95]，实验的最后两周和后测阶段，戒毒所习艺劳动任务加重，加之天气炎热，戒毒人员比较疲劳，容易烦躁，身心状况受到很大影响。可能存在辅导效果被负性事件影响所抵消的情况。

2.5.3 课程和绘画辅导对女性戒毒人员绘画特征的影响

在实验前四组之间绘画特征无显著性差异，总体呈现画面存在细节缺失、房树人距离较远缺少互动、画面偏大、笔画压力略轻、线条杂乱的特点。实验后空白组的戒毒人员在绘画特征上基本维持不变，其他组总体上在完整性、远近、大小和线条上与绘画前有较大差异，细节更为完整、距离减小、画面大小上有所减小，线条由杂乱向适中转变。其中绘画辅导组和心理健康课程—绘画辅导组的戒毒人员在绘画特征转变上较课程组更为明显，绘画辅导和心理健康课程教育对女性戒毒人员绘画特征的影响都较为明显，其中绘画的效果较心理健康教育更好一些，而绘画辅导与心理健康课程的结合可以使得影响效果最大化。

一般认为绘画中任何元素的两极化都代表着缺失或需求，构图的大小往往代表人对空间的实际占有或需求[96]，而本研究中的被试生活环境一致，因此大小可能与被试对空间的需求有关。焦虑、无序、冲突等造成对空间的需求，在绘画中往往表现为构图过大。随着述情障碍程度的降低，被试对情绪的识别、表达和应对得到一定的提升，焦虑、冲突有所降低，空间需求下降，在绘画中表现为构图向适中靠拢。

在房树人测验中，房、树、人分别对应个体的现实生活、潜意识自我和意识层面的自我，故而我们认为在画面中三者的距离和互动象征个体对自我的不同层面的思考和互动[97]。三者的分离往往代表个体对自我和人际关系的回避有关。被试在戒毒期间生活的环境单一压抑，较少表露内心真实想法，因而在绘画中更多地呈现出房树人的分离。实验采用的绘画干预将绘画（识别）与表达（描述）相结合，被试在生活中压抑的情绪情感得以提取和表达，对自己内心世界的关注增加，在绘画上表现出由分离向整合、互动发展的趋势。

绘画中的细节的缺失往往与回避有关[90]。这种回避可能是有意识的，也可能是无意识的。女性戒毒人员由于其经历的特殊性，往往比较自卑，对自己的过往经历很难接纳，对很多事情往往采用回避、逃避的方式，不愿提及。在绘画特征上往往表现为房树人中一种或几种图像细节的缺失。而经过心理辅导后，戒毒人员对自己有了更多的思考和认识，能更客观地评价自己。在绘画上表现为细节趋向完整和丰富。

线条的杂乱往往与个体内心冲突不安有关[90]。述情障碍者由于情感表达方面的问题而往往采用回避、压抑等应对策略，而绘画的宣泄作用可以较好地释放压力缓解冲突，从而降低个体内心焦虑[98]，在绘画的线条特征上则表现出由线条杂乱向适中转变。

2.6 小结

1.心理健康课程和绘画辅导都能够降低女性戒毒人员的述情障碍症状，绘画辅导的效果优于心理健康课程辅导。

2.绘画和课程并未明显改变女性戒毒人员的特质应对方式，行为上的改变可能有赖于进一步的行为训练。

3.随着述情障碍症状的降低，女性戒毒人员在绘画形式特征上表现为画面的大小和线条趋于适中、细节更为完整丰富、绘画内容的互动性增强，四组中同时接受心理健康课程教育和绘画辅导的戒毒人员在绘画特征的改变上最为明显。

3 绘画辅导对女性戒毒人员辅导效果的质性研究

3.1 研究目的

从女性戒毒人员的视角，基于戒毒人员自身体验，了解绘画辅导对女性戒毒人员的辅导效果。

3.2 研究内容

3.2.1 研究对象

本研究以接受实验研究的山西省某强制隔离戒毒所女性戒毒人员为研究对象。

（1）纳入标准

具有小学以上文化程度；脱毒治疗六个月以上，无明显躯体戒断症状；无精神病史；无明显语言表达障碍；述情障碍中等程度及以上（TAS–20得分 >40）；右利手；接受 9 周标准绘画辅导；自愿参加质性访谈研究且签订知情同意书。

（2）抽样方法

本研究以深度访谈的方式收集资料，访谈对象的抽取遵循质性研究中"目的性抽样"原则中的"校标抽样"的具体策略[99]。采用目的抽样法，当资料收集饱和后即停止抽样。

根据以上纳入标准和抽样方法，抽取预访谈对象 3 名，在与预访谈对象的访谈中了解研究设置的适用性，及时发现问题并调整。按照 Lincoln 和 Guba 的观点，访谈的样本数量应大于 12 人。本研究在正式访谈时共获得了 15 个有效样本，符合质性研究对样本的要求。

3.2.2　研究方法

本研究采用一对一深度访谈的方法收集资料，访谈采用半结构式访谈。在资料处理上采用扎根理论的方法，通过不断的"比较"，由下而上逐级编码，最终形成理论。

3.2.3　研究程序

本研究的研究程序包括：编制访谈提纲、预访谈、正式访谈、整理和分析访谈资料。

（1）编制访谈提纲

访谈开始前，研究者收集受访者的基本人口学资料，如年龄、受教育程度、婚姻状况、入所时间、吸毒种类、吸毒年限、是否接受过心理健康课程、TAS-20 得分等。

访谈采用半结构式访谈，拟定的问题都是开放式问题。例如：①你觉得最近的生活怎么样？②能跟我说说你的画吗？③刚开始画跟现在比有什么不同吗？根据受访者的描述进行追踪提问及探测性提问，鼓励受访者进行更全面的描述。例如：①能不能具体讲讲？②那接下来呢？③比如说？

（2）预访谈

正式访谈前选取 3 名戒毒人员进行预访谈，根据预访谈的情况对访谈环境、访谈提纲等进行调整。最终确定的访谈地点为心理矫治中心功能室，访谈提纲由原来的问题改为主题。例如，原来的问题"你觉得最近的生活怎么样？"改为主题"生活状况"，问法根据来访者情况灵活选择。例如，由"队里最近情况怎么样？"展开关于"生活状况"的叙述，根据来访者的描述进行追踪提问，鼓励受访者进行更全面的描述，对事件等进行澄清。例如：①能不能具体讲讲？②那接下来呢？③比如说？

（3）正式访谈

正式访谈前充分告知来访者咨询中的权利义务，研究人员与来访者签订访谈知情同意书和录音知情同意书。

访谈采用一对一面谈，在心理矫治中心个体咨询室或音乐治疗室进行。每次访谈时间 50 分钟左右。

（4）整理和分析访谈资料

研究者在访谈结束后及时（一般 24 小时内）将访谈中获得的信息逐字、逐句以文本格式转录并输入分析软件 NVivo 8。

采用扎根理论的操作程序对资料进行分析。质性研究中扎根理论的分析思路主要是"比较"，比较在"资料和资料""理论和理论"之间不断进行，然后根据"资料"与"理论"之间的关系凝练、提取出有关的类属（Category）及类属的属性[100]。扎根理论的"比较"通常有四个步骤：①一级编码：这一步研究者根据概念的种类对研究的原始资料（转录稿）进行比较，对原始资料进行编码（登录）并将资料归类到尽可能多的概念类属下，之后将已经编码过的原始资料在各种概念类属中间进行比较，为每一个概念类属找到属性；②二级编码：将有关概念的类属与它们的属性进行整合，对这些概念类属进行比较，分析各个类属之间存在的关系，并将这些"关系"用一定的方式联系起来；③三级编码：根据一二级编码的结果勾勒出初步呈现的理论，确定该理论的内涵和外延，将"初步理论"返回到原始资料中进行检验，同时不断地优化现有理论，使之更为丰富和精细；④对得到的扎根理论进行陈述，将已经掌握的原始资料、概念类属、各个类属的特性及概念类属之间的各种关系一层层地描述出来，作为对研究问题的回答[101-103]。

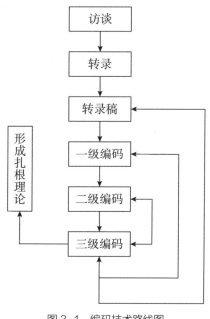

图 3-1　编码技术路线图

3.2.4　质量控制

（1）研究人员

在质性研究中，研究者是研究的重要工具。研究者本人在课题开始前两年即以心理咨询师身份进入研究对象生活环境，与戒毒所民警职工和戒毒人员有较好的沟通和了解，对女性戒毒人员这一人群的生存环境和心理状况有较为全面的了解，能够与研究对象建立较好的信任关系，获取更为真实、丰富的信息。

研究者在述情障碍和绘画治疗方面具有较好的知识储备。研究者本人全程参与 9 周标准绘画辅导材料的研发，熟悉每周画册的设置。研究者自 2013 年进入心理戒毒研究课题组，开始阅读与述情障碍相关的文献和书籍。

研究者具有较为丰富的个体访谈、咨询经验。研究者本人于研究期间在戒毒所、戒毒康复医院进行过个体访谈 200 余人次，个体咨询 50 余人次。在研究过程中能够较好地与研究对象交流互动，捕捉信息。

（2）研究环境

由于强制隔离戒毒环境的特殊性，各大队工房、宿舍、会议室、教室等环境都不利于研究对象的放松。本研究得到戒毒所心理矫治中心的支持，访谈在专门的心理咨询功能室进行。环境稳定放松、安全性、私密性较好。有利于研究的开展。

（3）资料保存

征得研究对象的同意对访谈过程进行录音，并记录访谈过程中研究对象的面部表情和肢体语言。访谈结束后一并转录为文字资料，确保获得的信息能够及时完整地保存。

3.2.5 伦理原则

（1）知情同意

研究开始前将研究的总体目标、设计要点、可能带来的风险和收益告知受访者。明确告知研究对象拥有中途退出的权力。征得研究对象同意后签订知情同意书。

（2）保密原则

对研究对象提供的资料进行严格保密。在资料的转录过程中注意对研究对象信息的保密，征得来访者（Client）同意后对访谈内容进行录音或文字记录，录音仅限于本课题研究组使用，由研究者本人保管，不外流，研究结束后销毁。整理后的文稿及其他资料采用化名或者代码，不得出现来访者真实姓名、地址等个人资料。对研究对象标识性的个人资料严格保密，不能对外披露。如果研究需要对外发表一些具有潜在识别性的个人资料，必须征得研究对象的知情同意，必要时需要在不改变主要意义的情况下更改信息表现形式，但需要研究者对研究对象具备广泛的知识。

（3）不伤害原则

在确定主题、设计、访谈情境、转录、分析、验证、报告这七个阶段，不伤害原则应贯穿始终。研究者应保证研究对象的安全。在访谈实施过程中注意访谈主题设置、访谈实施环境的安全性，避免对研究对象造成伤害；在研究过程中充分尊重对方的自主性，不强制、不诱导研究对象配合研究。当出现影响研究对象安全的突发事件时，应及时终止访谈并予以心理干预等相关支持，最大程度减少对研究对象的伤害。

3.3 研究结果

3.3.1 研究对象基本情况

本研究预访谈了 3 人，正式访谈了 15 名参加绘画治疗的女性戒毒人员，研究对象基本情况见表 3-1 和表 3-2。

表 3-1 预访谈对象基本情况

案例	年龄	教育程度	吸毒种类	吸毒年限	婚姻状况	TAS-20	课程
Y1	19	初中	冰毒	1	未婚	58	参加
Y2	33	高中	冰毒	3	离异	55	不参加
Y3	45	小学	海洛因	8	已婚	69	参加

表 3-2 正式访谈对象基本情况

案例	年龄	教育程度	吸毒种类	吸毒年限	婚姻状况	TAS-20	课程
C1	19	初中	冰毒	1	未婚	53	参加
C2	33	初中	冰毒	5	已婚	58	参加
C3	45	小学	海洛因	10	已婚	67	不参加

续表

案例	年龄	教育程度	吸毒种类	吸毒年限	婚姻状况	TAS-20	课程
C4	22	初中	冰毒	2	已婚	62	参加
C5	38	小学	冰毒	2	离异	55	不参加
C6	24	初中	海洛因	3	未婚	65	不参加
C7	26	初中	海洛因	1	离异	63	参加
C8	30	初中	海洛因	8	离异	59	参加
C9	44	小学	海洛因	12	离异	71	不参加
CIO	25	初中	冰毒	2	已婚	64	不参加
Cll	27	高中	海洛因	4	未婚	56	参加
C12	31	初中	海洛因	2	离异	61	不参加
C13	23	初中	冰毒	2	未婚	55	不参加
C14	40	初中	冰毒	3	已婚	69	参加
C15	34	高中	海洛因	8	离异	65	参加

3.3.2 一级编码结果

一级编码又称为开放式登录，这一阶段的编码过程中研究人员应尽量保持"中立"或以"一无所知"的态度对资料按其本身所呈现出来的状态进行"开放式"的、没有"偏见"和"定见"的登录[103]。一级编码是将研究收集到的资料"打散"，赋予初始概念（即初始登录），然后以新的方式重新组合起来形成概念（登录）的操作化过程。这一过程需要尽可能的细致，开始时登录范围较宽，随后范围不断缩小，直至初始概念饱和。

本研究访谈后将录音资料进行整理，转录为文本，通过对转录稿的反复阅读和推敲共对534个有意义单元进行了开放式编码，见表3-3，从初始概念中提取出表达情绪情感、记录生活事件、未来期望、戒毒信念、表达人际困惑、回忆过往、认识情绪、辨别情绪、感受积极情绪、感受消极情绪、感受情绪变化、放松、宣泄、释放、整理心情；绘画与情绪一致、绘画与状态一致、绘画引起回忆、自我形象、自我批评、自我否定、自我肯定、他人评价、毒友相处、所内交往、家庭矛盾、未来生活、戒毒方法、复毒原因、心瘾、自我认识、人际关系、戒毒方法、心瘾控制、高危情境、习艺技能、寻求帮助、寻求咨询、读书读报、收集信息、主动交流等共计 41 个概念，具体结果见表 3-4。

表 3-3　开放式编码举例

特别新奇，挺有意思的，能有自己的空间记自己的事情。出完工把画册拿出来，每天整理自己的心情，没以前那么麻烦了。高兴的时候画完了觉得好像开心的事情又经历了一次，不高兴的时候画完了好像把心里的气都撒出来了，心里舒服多了。 以前日子都一样，出工、出工、出工……别的好像就没啥了，其实哪可能一样呢？以前事情过去就过去了，压着，不去想，顶多就是晚上睡觉的时候觉得麻烦得不行，现在每天想想发生了啥事情，也知道自己为啥高兴、为啥不高兴了。 有时候画完心情反倒更差了……主要是画了画想起来好多不愿意想的事儿。其实早晚都得面对，出去怎么办？工作怎么办？又遇见毒友咋办？想"溜冰"了怎么办？绝对不能再碰（毒品）了，我（对毒品）又恨又怕。都说"一日吸毒，终身戒毒"，这么多被抓的，能戒的没几个，出去就怕自己经不住诱惑。我也怕，怕自己又跟着人上道了……听说出所前都能去心理（心理矫治中心）做戒毒的训练，也不知道什么时候能轮到我过去。心里烦，胡	a1 新奇 a2 有意思 a3 有自己的空间 a4 记录自己的事 a5 整理心情 a6 高兴时画完再次体验到高兴 a7 把气撒出来 a8 发泄后感到放松 a9 回想发生的事情 a8 思考发生的事情 a9 知道自己心情的原因 a10 想起不愿意想的事情 a11 心情变差 a12 担心未来生活 a13 害怕见毒友 a14 担心想"溜冰" a15 期待戒毒训练 a16 缠在一起的线和心情一样乱 a17 想找 a18 找不到头绪 a19 黑的和心情一样累 a20 要活出个样 a21 活在阳光下 a22 不当"料子鬼"	A1 感受情绪变化（a8、a11）、积极情绪（a1、a2、a6、a8） A2 表达人际困惑（a13） A3 记录生活（a5） A4 绘画表达情绪情感（a16、a19、a31） A5 绘画表达愿望（a2、a3、24） A6 绘画引起回忆（a10）

续表

乱画了好多线，都缠在一块，就跟我心情一样，一团乱麻。想找又找不到头绪。 我发现自己画的都乌漆墨黑的，跟我的心一样，太累了。画里就是她（妈妈），拿手指着我，嘴里黑的都是她（在）骂我。她总是觉得我不像样，干啥都不成，她就没相信过我（眼圈发红，没哭出来）。我要活出个样来，让她看看我不是"料子鬼"（流泪……长时间停顿，深吸气）就跟我画的（自己）一样，活在阳光下，我不是见不得光，我也能好好的。 这样涂完了我总觉得缺点什么，我就想我能不能添点东西，这个圈像个笼子圈着我，不舒服。然后我就画了这个小草，我觉得小草就跟我现在一样，现在在圈圈里，但是会长出来，爬出去。我不能一直这样混下去，（如果）两年（强戒时间是两年）再两年，那就真完了。 我当时气得不行，直接就吵了，可自己画的时候就觉得这样真难看，我们两个都特别丑，嘴里是黑的，脸也是扭（曲）的，而且画着画着我气就消了。我在记的时候（注：记录区）就想其实犯不着啊，天太热了，大家都心烦，她也不是针对我，是我自己心里有火，人家一点我就炸了。第二天出工我主动给她打招呼，这事儿就过去了，都不憋气了，一天心情都很美丽，所以我就花了朵花，觉得像鲜花一样美。	a23 想要变成画里的样子 a24 画里的小草和自己一样 a25 不想再吸毒 a26 害怕自己禁不住诱惑 a27 不知道怎么办 a28 画完画气消了 a29 记录、分析和反思发生的事情 a30 主动打招呼 a31 心情好画了花 a32 画了花觉得心情好	

3.3.3　二级编码结果

二级编码又称为关联式登录或轴心登录（Axial Coding），这一阶段研究者需要努力寻找一级编码中所得到的概念之间的联系，将相同系统的编码联系起来，将相异资料区分开来。这些关系之间的关系多种多样，包括时间先后关系、语义关系、因果关系、差异关系、结构关系、功能关系、过程关系、策略关系、对等关系、类型关系、情境关系及相似关系等[102-105]。经过不断地分析、整理、归类和浓缩，二级编码从 41 个概念中得到"副范畴"10 个，分别为记录内容、表达主题、情绪区分、情绪体验、调节情绪、绘画思考、绘画分析、学习内容、改变意愿、改变行为。从 10 个"副范畴"中归纳出5 个"主范畴"，分别是：记录和表达、感知和体验、调节情绪、思考和分析、学习和改变，详见表 3-4。

表 3-4　编码层次表

三级编码	二级编码		一级编码
	主范畴	副范畴	概　念
绘画体验辅导效果	记录和表达、感知和体验、调节情绪、思考和分析、学习和改变	记录内容、表达主题、情绪区分、情绪体验、调节情绪、绘画思考、绘画分析、学习内容、改变意愿、改变行为	表达情绪情感、记录生活事件； 未来期望、戒毒信念、表达人际困惑、回忆过往、认识情绪、辨别情绪； 感受积极情绪、感受消极情绪、感受情绪变化； 放松、宣泄、释放、整理心情； 绘画与情绪一致、绘画与状态一致、绘画引起回忆； 自我形象、自我批评、自我否定、自我肯定、他人评价、毒友相处、所内交往、家庭矛盾、未来生活、戒毒方法、复毒原因、心瘾； 自我认识、人际关系、戒毒方法、心瘾控制、高危情境、习艺技能； 寻求帮助、寻求咨询； 读书读报、收集信息、主动交流

3.3.4 三级编码结果

三级编码又称为选择式登录，编码的过程是一个发现核心类属的过程。核心类属具有统领其他类属的能力，是对概念类别进行系统化的归纳和总结中提炼而成，核心类属需要频繁地出现在原始材料中，能够对原始材料由于条件变化而出现不同现象进行解释，本研究中将核心类属定义为绘画体验和辅导效果，对二级编码中的5个主范畴起统领作用。具体层次见表3-4。以这一理论为框架，返回到原始资料进行进一步的分析后得出5个扎根理论：（1）绘画辅导帮助女性戒毒人员记录生活和表达信念；（2）绘画辅导帮助女性戒毒人员感知和体验情绪；（3）绘画辅导帮助女性戒毒人员调节情绪；（4）绘画辅导帮助女性戒毒人员思考和分析；（5）绘画引发女性戒毒人员学习意愿并实现行为改变。

3.4 讨论

3.4.1 绘画辅导帮助女性戒毒人员记录生活和表达信念

归属于"记录和表达"范畴的副范畴包括"记录内容"和"表达主题"，这两个副范畴下的概念包括：表达情绪情感、记录生活事件、未来期望、戒毒信念、表达人际困惑、回忆过往等。"记录和表达"范畴内的副范畴在接受常规教育和接受心理健康课程的戒毒人员中出现频率基本一致。

戒毒人员在强戒期间对自我情绪情感的表达较少，这不仅与强制戒毒环境的压抑、安全感不足等有关，也与戒毒人员情绪表达能力缺陷相关。戒毒人员的情绪表达"不能"问题上，既有表达能力上的"不能"，也存在表达意愿上的"不能"。戒毒人员的羞耻感较高而亲密度较低，安全感较差[106]，在日常生活当中往往不愿意或者不敢表达自己内心的真实想法，而恰如受访者所言，绘画辅导使得戒毒人员"能有自己的空间记自己的事情"，画册像日记一样为戒毒人员提供了一个比较私密的表达途径，而绘画本身由于"个人特征"显著，他人很难单纯只从绘画推断出绘画作品具体代表的情绪或事件，因而更具私密性，使得戒毒人员在画册的使用上更具有安全感。而绘画本身的提取作用可以将个体压抑的事件、情绪、想法等提取出来，使个体的内心的情绪、冲突得以表达。

在绘画辅导中戒毒人员常常以绘画的形式记录生活中发生的重要事件，并以此来表达情绪、情感、期望、信念等。例如：C6"画里就是她（妈妈），拿手指着我，嘴里黑的都是她（在）骂我。她总是觉得我不像样，干啥都不成，她就没相信过我（眼圈发红，没哭出来）。我要活出个样来，让她看看我不是'料子鬼'（流泪……长时间停顿，深吸气）就跟我画的（自己）一样，我不是见不得光，我也能好好的"。C14"我心里麻烦死了。想我儿子了，不知道他现在跟着奶奶过得怎么样。挺……担心他的，怕他学坏，也怕他被人家瞧不起，说他有个吸毒的妈……我对不起他（流泪），挺内疚的，我不是个好妈妈"。

3.4.2　绘画辅导帮助女性戒毒人员感知和体验情绪

归属于"感知和体验"范畴的副范畴包括"情绪区分"和"情绪体验"，这两个副范畴下的概念包括：认识情绪、辨别情绪、感受积极情绪、感受消极情绪、感受情绪变化。"感知和体验"范畴内的副范畴在接受常规教育和接受心理健康课程的戒毒人员中出现频率基本一致。

（1）情绪区分

研究对象对情绪的区分、识别更准确。戒毒人员对情绪的描述常见为将积极情绪情感描述为高兴、美丽，将消极情绪情感描述为麻烦、不美丽。进一步的区分则比较困难。而述情障碍者常常难以区分情绪与躯体感觉，将二者混淆，在临床中常将情绪问题报告为躯体症状。例如，戒毒人员常将焦虑、紧张带来的胸闷、心慌看做是生理功能上的问题，认为是吸毒的后遗症或者是身体出现问题。在绘画的过程中研究对象可以对自己的内在情感和想法有更多的关注和思考，体验自己情绪的差别。例如 C3 "这些天就快忙死累死了，心里麻烦得不行，我们组里有个手慢的，还得天天帮她做片片，老觉得胸口闷得慌，堵得难受……生气，我不想帮她，不帮又连累全组，为难死了。想让她快点她又快不了，着急火燎的"。

（2）情绪体验

绘画使得研究对象的情绪体验更为细腻丰富。绘画为研究对象提供了一个描绘自己情绪的机会，"写、画、记"的设置让研究对象能够去体会情绪的变化。绘画起到宣泄情绪的作用，将心中的愤怒不满等消极情绪以较为安全的方式发泄出来，而绘画的升华作用可以让个体将消极、毁灭的力量转化为积极、创造的力量。通过绘画，戒毒人员的压力得到一定释放，焦虑减少，身心得到放松，体验到放松、平静等中性情绪。例如：C13 "我想起这个事情的时候特别气，画这个的时候就特别用力，心里蛮畅快的，画完了觉得好像也没那么气了，心里那个劲儿……不劲儿劲儿的了（笑）"。

3.4.3 绘画辅导帮助女性戒毒人员调节情绪

归属于"调节情绪"范畴的副范畴包括"调节情绪"，这一副范畴下的概念包括：放松、宣泄、释放、整理心情等。"调节情绪"范畴内的概念在接受常规教育和接受心理健康课程的戒毒人员中出现频率基本一致。

负性情绪是戒毒人员吸毒或者复吸过程中的重要影响因素[107]，许多戒毒人员在对自己的吸毒或复吸经历进行回忆时都提到自己的吸毒与无聊、郁闷、愤怒、悲伤等情绪状态有关。由于消极的情绪无处排解，虽然知道吸毒无异于饮鸩止渴，但仍然选择以吸毒的方式来"排解"苦闷。例如 C14 "那时候想，有什么用呢，反正不被理解，抽上一口吧。我知道都是假的，但飘起来就啥也忘了"。

在绘画过程中戒毒人员通过绘画的宣泄作用释放压力和情绪，压力和焦虑降低，达到平和心境、平衡心态的效果。如 C9"高兴难受也不用那的（像以前那样）压着，写写记记画上几笔，心里也没那么麻烦了"。也有戒毒人员在面对消极情绪或事件时选择画一些积极优美的事物，通过绘画的升华作用将破坏性的力量转化为积极的建构的力量。例如 C11 "有时候画个漂亮的东西就觉得自己心情也好了"。

3.4.4　绘画辅导帮助女性戒毒人员思考和分析

归属于"思考和分析"的副范畴包括"绘画思考"和"绘画分析"，概念包括：绘画与情绪一致、绘画与状态一致、绘画引起回忆、自我形象、自我批评、自我否定、自我肯定、他人评价、毒友相处、所内交往、家庭矛盾、未来生活、戒毒方法、复毒原因、心瘾等。"思考和分析"范畴内的副范畴在接受常规教育的戒毒人员中出现频率略低于接受心理健康课程的戒毒人员。

述情障碍者一般存在外向性思维的特点，缺乏幻想和内省能力。戒毒人员由于经历的特殊性，往往比较自卑，无法接纳自己过去和现状，思维极端化，非此即彼，非好即坏。常常认为自己一无是处、没有希望。绘画辅导"写、画、记"的设置使得戒毒人员在绘画过程中及至绘画结束后都会对绘画产生一些思考，大部分戒毒人员都会提到绘画的内容与自己的情绪或者自己的状态是一致的，这种"一致"使得戒毒人员从绘画这一全新视角来"审视"并思考问题。在对戒毒人员的心理矫治工作中，戒毒人员的认知转变及内隐认知的改变是心理戒毒工作的重要突破口[108]，女性戒毒人员的绘画主题常常与所内生活、自我、戒毒、心瘾、人际关系等相关，由此带来的思考和分析也多与自我认识、人际交往、未来生活、复吸、心瘾等相关。经过一段时间的绘画辅导，戒毒人员通过思考、对比和分析，对自我的认知有了一定的改变，如：C8 "我当时气得不行，直接就吵了，可自己画的时候就觉得这样真难看，我们两个都特别丑，嘴里是黑的，脸也是扭（曲）的，而且画着画着我气就消了。我在记的时候（注：记录区）就想其实犯不着啊，天太热了，大家都心烦，她也不是针对我，是我自己心里有火，人家一点我就炸了"。

3.4.5 绘画辅导引发女性戒毒人员学习意愿并实现行为改变

归属于"学习和改变"的副范畴包括"学习内容""改变意愿"和"改变行为"，概念包括：自我认识、人际关系、戒毒方法、心瘾控制、高危情境、习艺技能、寻求帮助、寻求咨询、读书读报、收集信息、主动交流。"学习和改变"范畴内的"改变行为"副范畴在接受常规教育的戒毒人员中出现频率低于接受过心理健康课程的戒毒人员。

应对方式对戒毒人员的心理健康水平和社会适应能力有着重要的影响[109]，戒毒人员在面对问题时往往采用逃避等消极应对方式，而较少采用寻求帮助和支持等积极应对策略。经过绘画辅导，女性戒毒人员对自我认识、人际关系、戒毒、心瘾等产生较多的思考和分析，对自我的关注和了解增加，对自己当下的生活和未来有了更多的想法，往往期望改变现状，寻求改变和突破。此时，戒毒人员希望开始新生活，但与此同时又对改变的方法和方向比较迷茫，有所担忧。例如：C10"这样涂完了我总觉得缺点什么，我就想我能不能添点东西，这个圈像个笼子圈着我，不舒服。然后我就画了这个小草。我觉得小草就跟我现在一样，现在在圈圈里，但是会长出来，爬出去。我不能一直这样混下去，（如果）两年（强戒时间是两年）再两年，那就真完了"。

行为意愿是行为的准备阶段，面对心瘾、复吸、人际关系困难等，戒毒人员寻求转变的愿望较强，但由于文化知识水平等的限制，戒毒人员在知识和方法上往往储备不足，想要改变，但不知做什么、怎么做，有时较为迷茫。在面对问题和冲突的时候，想要改变和应对，但不清楚方式方法，不知道该如何"行动"，因而学习和获取知识的愿望较为强烈。为了改变现状或解决问题，戒毒人员多会主动寻求专业帮助，如申请心理咨询、参加团体辅导、看书看报等。例如：C12"绝对不能再碰（毒品）了，我（对毒品）又恨又怕。都说'一日吸毒，终身戒毒'，这么多被抓的，能戒的没几个，出去就怕自己经不住诱惑。我也怕，怕自己又跟着人上道了……听说出所前都能去心理（心理矫治中心）做戒毒的训练，也不知道什么时候能轮到我过去。"而参加过心理健康课程的戒毒人员在寻求转变、进行规划时往往除了能够主动寻求专业帮助，如向大队申请心理咨询、主动借阅心理矫治中心书籍等，还能够运用在课程中学到的知识进行一些努力和尝试。例如：C15"大家都不容易，谁都有个心情不好的时候，她也不是针对我。我先让一步，这事也就过去了"。"主动跟队长打个招呼，做好自己，利利索索的，不给别人添麻烦，人家也不会闲着没事来着我麻烦。谁还会一直那眼睛盯着我"。C2"咱就是做错了，吸毒了，人凭啥就一定得信我，都知道吸毒的人不好，坑蒙拐骗，我没吸的时候也这样（觉得），所以没啥委屈的"。

总体而言，女性戒毒人员有改变意识和意愿，也有一定的改变行动，接受过心理健康课程的戒毒人员会进行更多的尝试，但在方式方法上仍比较迷茫。此时需要专业心理戒毒工作人员的介入，为戒毒人员提供与防复吸相关的认知和行为辅导。

3.5　小结

本研究采用质性分析的方法揭示了15名女性戒毒人员的真实绘画体验。绘画辅导中，女性戒毒人员通过绘画记录、描述和表达自己的情绪情感和信念，情绪体验更为丰富，对情绪的区分和识别能力也有所提高。基于对绘画内容的思考，女性戒毒人员在自我认识、人际关系、戒毒等问题上有了更多的思考和认识，内省能力得到提升，分析能力增强、评价更为客观，对个人戒治生活的思考增加，改变和学习的意愿较强，在应对方法上也有一些改变的努力，对戒治方法的学习需求和主动性有所提高，其中参加过心理健康课程的戒毒人员在行为改变上有更多的尝试，但在方式方法上仍比较迷茫。心理戒毒康复工作中应在这一阶段对戒毒人员展开与防复吸相关的认知和行为辅导。

4 结论与讨论

4.1 研究结论

结合实验研究和质性分析的研究结果，本研究得出以下结论：

1. 在减轻女性戒毒人员的述情障碍症状方面，绘画辅导的效果优于心理健康课程。在对女性戒毒人员述情障碍进行干预时，将心理健康课程和绘画辅导相结合能够取到最优的干预效果。

2. 绘画辅导在减轻女性戒毒人员述情障碍症状的基础上能够增强戒毒人员学习意愿，有利于防复吸等后续心理戒毒康复工作的开展；心理健康课程能够为戒毒人员提供知识储备，有助于述情障碍症状减轻后的行为转变。

4.2 对策（建议）

（1）加大对述情障碍干预的重视

戒毒人员普遍存在述情障碍，述情障碍不但影响个体的心身健康，也影响心理戒毒康复工作的推进和进展。在心理康复阶段，通过绘画辅导对女性戒毒人员的述情障碍进行辅导有利于降低女性戒毒人员的述情障碍症状，提高戒毒人员对情绪的识别和表达能力，增强其理解能力和内省能力。述情障碍的降低有助于戒毒人员更好地接受其他以言语为主的心理干预，为戒毒人员接受戒毒和防复吸辅导奠定了基础。因此，在心理戒毒康复工作中，在进行心理戒毒和防复吸辅导前，可将绘画辅导和心理健康教育相结合对女性戒毒人员的述情障碍进行干预。

（2）进一步推广课程和绘画辅导

本课题实验中绘画辅导所采用的 9 周标准绘画材料基本实现了操作和分析的标准化，设计较为贴近戒毒人员心理需求，操作简单灵活，私密性强，可以克服时空限制。较好地提高了心理戒毒康复工作者的工作效率。未来可根据各戒毒所实际情况修订后推广应用，为更多的戒毒人员提供心理帮助。

（3）及时进行戒毒和防复吸辅导

在课程和绘画辅导下，戒毒人员对个人戒治生活的思考增加，改变和学习的意愿较强，在应对方法上也有一些改变的努力，对戒治方法的学习需求和学习主动性有明显提高。根据戒毒人员这一时期的心理特点和心理需求及时开展与戒毒和防复吸有关的心理辅导工作，既能够巩固前期干预效果，也有助于心理戒毒康复工作的进一步深入。

4.3　研究不足与展望

（1）无关变量的影响

本研究在实验后期及后测时间段内，戒毒所内正处于习艺劳动最繁重的阶段，戒毒人员普遍较为疲劳，心理压力较大，对后测及延时后测的结果都有一定影响，影响实验效果评价。虽然采用了质性分析作为效果评价的补充，但仍有不足。实验结果显示不同实验处理结合下各组的干预效果具有后效应，但干预效果的"后效应"是由于干预作用本身的"滞后"，还是重大压力事件的"抵消"影响消除后显示出的延时效应仍难以厘清。未来可通过深度访谈、他评等方式及时了解重大压力事件对戒毒人员心理健康状况的影响。

（2）研究对象的同质性

由于戒毒场所实际情况的限制，参加实验的被试述情障碍程度不一，既有高述情障碍者，也有中等程度述情障碍者。在后续研究中可以考虑根据被试的述情障碍程度调整辅导方案，了解不同治疗方法对不同程度述情障碍者的干预效果，为实际心理戒毒工作提供更具针对性的辅导方案。

参考文献

［1］Sifneos P E. The prevalence of 'alexithymic' characteristics in psychosomatic patients［J］. Psychotherapy and psychosomatics，2010，22（2-6）: 255-262.

［2］Taylor G J，Bagby R M，Parker J D A. Disorders of affect regulation: Alexithymia in medicaland psychiatric illness［M］. Cambridge University Press，1999.

［3］Frawley W，Smith R N. A processing theory of alexithymia［J］. Cognitive Systems Research，2001，2（3）: 189-206.

［4］Taylor G J. Recent developments in alexithymia theory and research［J］. The Canadian Journal of Psychiatry/La Revue canadienne de psychiatrie，2000.

［5］Espina Eizaguirre A，Asunción Ortego Saenz de Cabezón，Iñigo Ochoa de Alda I. Alexithymia and its relationships with anxiety and depression in eating disorders［J］. Personality and individual differences，2004，36（2）: 321-331.

［6］Lumley M A，Neely L C，Burger A J. The assessment of alexithymia in medical settings: implications for understanding and treating health problems［J］. Journal of Personality Assessment，2007，89（3）: 230-246.

［7］夏朝云 . 述情障碍量表对我国部分大中专生的测定与分析［J］. 心理学探新，1991，04: 61-64+60.

［8］张媛，郑全全，刘方珍 .TAS-R 中文版的信、效度分析［J］. 中国心理卫生杂志，2005，01: 38-41.

［9］刘克俭，谭皓，郑红燕 . 医学生行为类型与情感难言症的调查研究

［J］. 医学与社会，2003，06：48-50.

　　［10］张威，刘邦惠，李哲，李合慧，杨锐娜 . 服刑人员述情障碍及其与人格特征的关系［J］. 心理研究，2009，04：53-58.

　　［11］郝学敏，姜峰，杨遇林，侯晓娟，王凤兰，阎晓丽 . 女性戒毒人员述情障碍与自我接纳的相关分析［J］. 中国社会医学杂志，2016，03：226-228.

　　［12］Taylor G J. Alexithymia：Concept，measurement，and implications for treatment［J］. The American Journal of Psychiatry，1984，141（6）：725-732.

　　［13］Bagby R M，Parker J D A，Taylor G J. The twenty-item Toronto Alexithymia Scale—I. Item selection and cross-validation of the factor structure［J］. Journal of psychosomatic research，1994，38（1）：23-32.

　　［14］Zhu X，Yi J，Yao S.Cross-cultural validation of a Chiese translation of the 20-item Toronto Alexithymia Scale［J］. Compr Psychiatry，2007，48：489-496.

　　［15］Parker J D A，Taylor G J，Bagby R M. The 20-item Toronto Alexithymia Scale-III. Reliability and factorial validity in a community population［J］. Journal of psychosomatic research，2003，55（3）：269-276.

　　［16］Parker JD，Shaughnessy PA，Wood LM，Majeski SA，Eastabrook JM.Cross-cultural alexithymia validity of the 20-item Toronto Alexithymia Scale in North American aboriginal populations［J］J Psychosom Res，2005，58：83-88.

　　［17］袁勇贵，沈鑫华，张向荣 . 多伦多述情障碍量表（TAS-20）的信度和效度研究［J］. 四川精神卫生，2003，16（1）：25-27.

　　［18］蚁金瑶，姚树桥，朱熊兆 .TAS-20 中文版的信度，效度分析［J］. 中国心理卫生杂志，2003，17（11）：763-767.

［19］Rieffe C, Oosterveld P, Terwogt M M. An alexithymia questionnaire for children：Factorial and concurrent validation results［J］. Personality and Individual Differences, 2006, 40（1）: 123-133.

［20］凌宇, 蚁金瑶, 章晨晨. 少儿述情障碍问卷中文版的信, 效度［J］. 中国心理卫生杂志, 2009, 23（4）: 294-298.

［21］Jorgensen MM, Zachariae R, Skytthe A, Kyvik K. Genetic and environmental factors in alexithymia：a population-based study of 8785 Danish twin pairs［J］. Psychother Psychosom, 2007, 76, 369-375.

［22］Angelo Picardi, Corrado Fagnani, Antonella Gigantesco. Genetic influences on alexithymia and their relationship with depressive symptoms［J］. Psychosomatic Research, 2011, 71, 256-263.

［23］Le H N, Berenbaum H, Raghavan C. Culture and alexithymia：Mean levels, correlates and the role of parental socialization of emotions［J］. Emotion, 2002, 2（4）: 341.

［24］Montebarocci O, Codispoti M, Baldaro B. Adult attachment style and alexithymia［J］. Personality and Individual Differences, 2004, 36（3）: 499-507.

［25］Honkalampi K, Koivumaa-Honkanen H, Antikainen R. Relationships among alexithymia, adverse childhood experiences, sociodemographic variables, and actual mood disorder：A 2-year clinical follow-up study of patients with major depressive disorder［J］. Psychosomatics, 2004, 45（3）: 197-204.

［26］Leahy R L. A model of emotional schemas［J］. Cognitive and Behavioral Practice, 2002, 9（3）: 177-190.

［27］Prkachin G C, Casey C, Prkachin K M. Alexithymia and perception of facial expressions of emotion［J］. Personality and Individual Differences,

2009, 46（4）: 412-417.

［28］蚁金瑶，钟明天，罗英姿，凌宇，姚树桥. 述情障碍者的情绪认知与认知性调节特征［J］. 中国心理卫生杂志，2009，02：118-122.

［29］Franz M, Schaefer R, Schneider C. Visual event-related potentials in subjects with alexithymia: Modified processing of emotional aversive information?［J］. American Journal of Psychiatry, 2004, 161（4）: 728-735.

［30］Matsumoto A, Ichikawa Y, Kanayama N. Gamma band activity and its synchronization reflect the dysfunctional emotional processing in alexithymic persons［J］. Psychophysiology, 2006, 43（6）: 533-540.

［31］宫火良，郑希付. 高述情障碍者的信息选择特征［J］. 心理科学，2010（3）: 593-595.

［32］Luminet O, Vermeulen N, Demaret C. Alexithymia and levels of processing: Evidence for an overall deficit in remembering emotion words［J］. Journal of Research in Personality, 2006, 40（5）: 713-733.

［33］Vermeulen N, Luminet O. Alexithymia factors and memory performances for neutral and emotional words［J］. Personality and individual differences, 2009, 47（4）: 305-309.

［34］Meltzer M A, Nielson K A. Memory for emotionally provocative words in alexithymia: A role for stimulus relevance［J］. Consciousness and cognition, 2010, 19（4）: 1062-1068.

［35］蚁金瑶，罗英姿，钟明天. 述情障碍者的情绪启动效应特征［J］. 中国心理卫生杂志，2007，21（5）: 302-306.

［36］蚁金瑶，钟明天，凌宇. 述情障碍者情绪启动效应的ERPs特征［J］. 中国临床心理学杂志，2012，20（001）: 25-28.

［37］Suslow T, Junghanns K. Impairments of emotion situation priming in alexithymia［J］. Personality and individual differences, 2002, 32（3）: 541-

550.

［38］宫火良.高述情障碍者的情绪图式特征［J］.心理学报，40（12）：1250-1257.

［39］Bagby, R.M, Taylor, GJ. Affect dysregulation and alexithymia. In: Taylor, GJ., Bagby, R.M., Parker, J.D.A.（Eds.），Disorders of Affect Regulation ［M］. Cambridge University Press, Cambridge, 1997, MA, pp.26-45.

［40］Rick De Ann, Vanheule Stijn. The relationship between perceived parenting, adult attachment style and alexithymia in alcoholic inpatients［J］. Addictive Behaviors, 2006, 31, 1265-1270.

［41］Mircea A. BIRT. Alexithymia, A risk factor in alcohol addiction? A brief research report on Romanian population［J］. Journal of Cognitive and Behavioral Psychothempies, 2008, 8（2），217-225.

［42］Paul R. Stasiewicz, Clara M. Bradizza, Gregory D. Gudleski. The relationship of alexithymia to emotional dysregulation within an alcohol dependent treatment sample［J］. Addictive Behaviors, 2012, 37, 469-476.

［43］Torrance JC. A Review of the Alexithymia Concept［J］. Psychosomatic Medicine, 1981, 43（6）：531-541.

［44］Giovaima Coriale, Elena Bilotta, Luigi Leone. Avoidance coping strategies, alexithymia and alcohol abuse: A mediation analysis. Addictive Behaviors, 2012, 37, 1224-1229.

［45］李雅忠，王树阳.酒精依赖综合征患者的述情障碍分析［J］.四川精神卫生，2006，19（2）：113.

［46］张宁，王焕林，孙剑.烟草依赖者的心理状况调查分析［J］.中国心理卫生杂志，1994，8（6）：245.

［47］张长岭，张建球.海洛因依赖患者的行为与述情障碍［J］.中国心理卫生杂志，1999，13（2）：103.

［48］李武，郝伟，苏中华.女性海洛因依赖者述情障碍与家庭环境特征［J］.中国心理卫生杂志，2005，03：159-161.

［49］黄瑛，朱熊兆，姚树桥，周世雄.海洛因依赖者的述情障碍及其认知功能［J］.中国临床心理学杂志，2005，02：217-218.

［50］李萍，孙宏伟.心理干预对哮喘患者情绪状态的影响［J］.中国健康心理学杂志，2009，17（6）：760-762.

［51］谭利娜，张海玲，张耀东.心理干预对首发精神分裂症患者述情障碍的影响［J］.广东医学，2008，29（12）：2032-2033.

［52］Taylor GJ. Recent developments in alexithym ia theory and research［J］. Can J Psychiatry, 2000, 45: 134.

［53］Soonja Kim, Junghee Ki. A case study on the effects of the creative art therapy with stretching and walking meditation—Focusing on the improvement of emotional expression and alleviation of somatization symptoms in a neurasthenic adolescent［J］. The Arts in Psychotherapy, 2014, 411: .

［54］Irina G. Malkina-Pykh. Effectiveness of rhythmic movement therapy: Case study of alexithymia［J］. Body, Movement and Dance in Psychotherapy, 2013, 83.

［55］赵子慧.艺术情感治疗法在药物滥用者心理康复中的应用及效果［J］.中国药物滥用防治杂志，2005，04：207-209.

［56］顾晨龙，朱春燕，章鸣明，汪凯.团体辅导和团体箱庭干预青少年述情障碍效果分析［J］.中国学校卫生，2013，03：313-316.

［57］孟沛欣，郑日昌.精神分裂症患者团体绘画艺术干预［J］.心理学报，2005，37（3）：403-412.

［58］赵婉黎，刘云艳.绘画疗法——心理治疗的艺术途径［J］.社会心理科学，2006，21（2）：63.66.

［59］陆小佐等译.当代心身疗法临床与自疗［M］.天津：天津科技翻

译出版公司，1992，11.

［60］周丽.关于"绘画心理疗法"独特作用的综述［J］.江苏社会科学，2007：61.63.

［61］魏源.国外绘画心理治疗的应用性研究回顾［J］.中国临床康复，2004，8（27）：46-47.

［62］Conn S E. Art Therapy As a Psychiatric Counseling Modality in the Treatment of the Hospitalized Bulimic［M］. USA：Ursuline Collage，1991：405-409.

［63］Pagon BK. Insight-oriented art therapy with hospitalized adolescents［M］. MA：Ursuline college，1991.

［64］Keve KB.Art therapy in the public schools：Primary prevention for children at risk［M］. PHD：The Union Institute，1994.

［65］Starazisar K C. A comparison of individual VS group art therapy for a student diagnosed with Attention-deficit hyperactivity disorder［M］. MA：Ursuline College，1994.

［66］Kanareff R L. Utilizing group art therapy to enhance the social skills of children with autism and Down syndrome［M］. MA：Ursuline College，2002.

［67］Hammond M S. The benefits of expressive art therapy with socially outcast，potentially violent Adolescents［M］. MA：Ursuline College，2001.

［68］闫俊，崔玉华.一次集体绘画治疗尝试［J］.中国临床康复，2007.7（30）：160-161.

［69］李仁鸿，罗俊明，吕明春.绘画治疗在海洛因依赖者心理康复中的临床应用［J］.中国药物依赖性杂志，2004，02：124-126.

［70］魏方艳，孙长友，魏爱荣，陈强庆，胡培芳.男性住院精神病患者绘画疗法效果分析［J］.中国民康医学，2006，05：219-220.

［71］苏明朝，王学义，李玉霞.儿童心理障碍1例心理治疗过程报告［J］.

中国临床康复，2005，9（44）：75–77.

［72］王梦龙，静进，黄旭.ADHD儿童在钟表绘画测验中的执行功能特征［J］.中国心理卫生杂志，2007，21（1）：14–16.

［73］郝振君，曹燕瑛.低年级智力残疾儿童美术艺术治疗的初步尝试［J］.中国特殊教育，2004，5（47）：27–30.

［74］潘润德.绘画治疗在情绪障碍中学生的临床应用［J］.中国健康心理学杂志，2008，16（7）：749.

［75］陶琳瑾.绘画治疗与学校心理咨询：一种新视野下的整合效应［J］.中国组织工程研究与临床康复，2007，17：3393–3396.

［76］张雯，顾昭明.自闭症儿童多因素调查分析及绘画艺术治疗干预［D］.太原：山西医科大学，2009.

［77］严虎，陈晋东.绘画艺术疗法在临床应用中的广阔前景［J］.医学与哲学（临床决策论坛版），2011，10：56–57.

［78］严虎，陈晋东.画树测验在一组青少年抑郁症患者中的应用［J］.中国临床心理学杂志，2012，02：185–187.

［79］严虎，陈晋东.农村留守儿童与非留守儿童房树人测验结果比较［J］.中国临床心理学杂志，2013，03：417–419.

［80］严虎，杨怡，伍海姗，陈晋东.房树人测验在中学生自杀调查中的应用［J］.中国心理卫生杂志，2013，09：650–654.

［81］严虎，于慧慧，陈晋东.房树人测验在中学生抑郁状态调查中的应用［J］.中国临床心理学杂志，2014，05：842–844+848.

［82］陈灿锐，周党伟，高艳红.曼陀罗绘画改善情绪的效果及机制［J］.中国临床心理学杂志，2013，01：162–164.

［83］陈灿锐，高艳红，郑琛.曼陀罗绘画心理治疗的理论及应用［J］.医学与哲学（A），2013，10：19–23.

［84］李科生，阳鑫，高鹏程，佘丽珍，袁悦，曹中平.团体绘画心

理辅导对工读学生攻击性的干预［J］.中国临床心理学杂志，2014，06：1133-1136.

［85］丛玉明，李灵，高阳，姜海丽.绘画治疗在服刑人员心理矫治中的作用探析［J］.心理技术与应用，2015，01：37-40.

［86］张作记.行为医学量表手册［M］.北京：中华医学电子音像出版社册，2005：235-236.

［87］姜乾金，祝一虹.特质应对问卷的进一步探讨［J］.中国行为医学科学，1999，8：167-169.

［88］张作记.行为医学量表手册［M］.北京：中华医学电子音像出版社册，2005：255-256.

［89］谢丽亚，叶秀红.精神分裂症患者统合型"房树人绘画测验"测试结果分析［J］.中国心理卫生杂志，1994，06：250-252+286.

［90］张同延，张涵诗.房、树、人绘图心理测验［M］.北京：中国文联出版社，2007：280-295.

［91］傅俏俏，叶宝娟，温忠麟.压力性生活事件对青少年主观幸福感的影响机制［J］.心理发展与教育，2012，05：516-523.

［92］夏扉，叶宝娟.压力性生活事件对青少年烟酒使用的影响：基本心理需要和应对方式的链式中介作用［J］.心理科学，2014，06：1385-1391.

［93］叶理丛，孙庆民，夏扉，周斌.压力性生活事件与大学生病理性互联网使用的关系：应对方式的中介作用［J］.心理学探新，2015，06：548-552.

［94］叶宝娟，易娟，杨强，陈启山，张领弟.感觉寻求对工读生毒品使用的影响：有中介的调节效应［J］.心理科学，2013，01：150-156.

［95］常向东，马丹英，胡静雅.未成年犯生活事件与应对方式的调查［J］.中国健康心理学杂志，2013，06：883-886.

［96］李雪，曹白丹，杨文，齐军慧，刘靖，王玉凤.高功能孤独症儿

童的统合型房树人绘画测验特征 ［J］. 中国心理卫生杂志，2014，04：260-266.

［97］马红霞，程淑英，傅楚巧，郑海英，张聪颖，武雪娇. 康复期精神分裂症患者心理健康状况与房树人绘画特征的关系研究 ［J］. 中国全科医学，2013，25：2293-2295.

［98］陈侃，宋斌，申荷永. 焦虑症状的绘画评定研究 ［J］. 心理科学，2011，06：1512-1515.

［99］刘礼艳，刘电芝，严慧一，黄顾，高岚，牛智慧，戴惠. 优秀贫困大学生心理弹性与保护性因素分析 ［J］. 现代大学教育，2013，03：66-73.

［100］陈向明. 社会科学质的研究 ［M］. 台北：五南，2002.

［101］孟娟. 心理学扎根理论研究方法 ［J］. 吉首大学学报（社会科学版），2008，03：170-174+176.

［102］田霖. 扎根理论评述及其实际应用 ［J］. 经济研究导刊，2012，10：224-225+231.

［103］王锡苓. 质性研究如何建构理论？——扎根理论及其对传播研究的启示 ［J］. 兰州大学学报，2004，03：76-80.

［104］孙晓娥. 扎根理论在深度访谈研究中的实例探析 ［J］. 西安交通大学学报（社会科学版），2011，06：87-92.

［105］费小冬. 扎根理论研究方法论：要素、研究程序和评判标准 ［J］. 公共行政评论，2008，03：23-43+197.

［106］易春丽，周婷，陈凌隽，崔忧. 吸毒者与一般对照人群的家庭环境、羞耻感、自尊、社会期望及抑郁水平的比较 ［J］. 中国药物依赖性杂志，2008，05：362-366.

［107］杨玲，马丽，赵鑫，张更生. 毒品成瘾者情绪加工及应对方式的特点：基于负性情绪的视角 ［J］. 心理科学，2015，02：482-489.

［108］高鹏程，杨梅，刘雄文，李科生，李瑞，肖水源.从吸毒到戒毒：强制隔离戒毒人员吸戒毒心理过程的定性研究［J］.中国临床心理学杂志，2014，05：812-815.

［109］张婷，刘新民，韦克诚，金明琦，李桦，徐东彪，滕永升，周黎红，刘涛，杨玉祥.强制戒毒模式下戒毒者应对方式与心理因素的相关性分析［J］.中国药物依赖性杂志，2013，01：34-37.

附　录

附录一　量表

多伦多述情障碍量表（TAS-20）

请标明下面 20 个陈述句在何种程度上符合您的情况。

您可在选择一项，请在相应的数字上画圈。

题目	很不同意	不同意	部分同意	同意	很同意
1. 我常常搞不清自己有什么样的感受。	1	2	3	4	5
2. 我感到难以用恰当的词语来描述我的感受。	1	2	3	4	5
3. 我有一些即使是医生也不能理解的身体感受。	1	2	3	4	5
4. 我能容易地描述出自己的感受。	1	2	3	4	5
5. 我更喜欢分析问题而不仅仅是描述它们。	1	2	3	4	5
6. 当我心里难受时，我不知道究竟是悲伤、害怕，还是恼怒。	1	2	3	4	5
7. 我常常被我身体的一些感觉所困惑。	1	2	3	4	5
8. 我偏向于任何事情发生，而不是去了解它们为何会发展成那样。	1	2	3	4	5
（略）					

特质应对方式问卷（TCSQ）

当您平日里遇到的各种困难或不愉快时（也就是遇到各种生活事件时），您往往是如何对待的？请在符合您情况的选项上打上√。

题目	肯定是	是	不一定	不是	肯定不是
01 尽快地将不愉快忘掉	5	4	3	2	1
02 易陷入对时间的回忆和幻想之中而不能摆脱	5	4	3	2	1
03 当做事情根本未发生过	5	4	3	2	1
04 易迁怒于别人而经常发脾气	5	4	3	2	1
05 通常向好的方面想，想开些	5	4	3	2	1
06 不愉快的事很容易引起情绪波动	5	4	3	2	1
07 喜欢将情绪压在心底不让其表现出来，但又忘不掉	5	4	3	2	1
08 通常与类似的人比较，就觉得算不了什么	4	4	3	2	1
（略）					

综合型房树人测验（SHTP）

测量材料： A4 纸一张、橡皮一块、铅笔一支

指导语为： "请将纸横放，在上面画房子、树和人，要包括这三样东西，其他东西可以任意添加，注意人不能画成火柴人和漫画人。有疑问，可以举手示意。时间为15分钟。"

为保护戒毒人员隐私，下列图片均经过处理隐去姓名等个人信息。

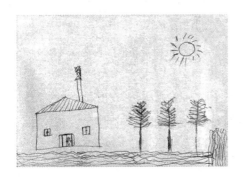
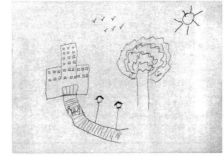

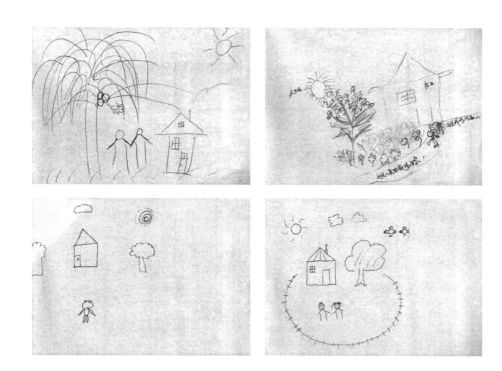

附录二　心理健康课程提纲

时　间	主　题	主要内容
第1周	相识	任课教师与戒毒人员自我介绍，发放课本、笔记本
第2周	心理与心理健康	了解影响心理健康的因素
第3周	正确认识自我	正确认识自我、接纳自我、发展自我
第4周	学会正确归因	了解归因中的常见偏差，学会正确归因
第5周	培养积极情绪	了解情绪，学会调节情绪的简单方法
第6周	建立和谐人际关系	了解影响人际关系的积极因素和消极因素，寻找支持系统
第7周	主动寻求帮助	正确认识心理咨询，学会主动寻求帮助
第8周	做自己的心理咨询师	康复期、回归期常见心理冲突及自我调适，对前面8周内容总结回顾

附录三　常用缩写词中英文对照表

英文缩写	英文全名	中文译名
TAS	Toronto Alexithymia Scale	多伦多述情障碍量表
DIF	Difficulty Identifying Feelings	情感识别障碍
DDF	Difficulty Describing Feelings	情感描述障碍
EOT	Externally–Oriented Thinking	外向性思维
TCSQ	Trait Coping Style Questionnaire	特质应对方式问卷
PC	Positive Coping	积极应对
NC	Negative Coping	消极应对
SHTP	Synthetic House–tree–person Drawing Test	综合型房树人绘画测验

附录四　绘画辅导手册（部分）

山西省女子强制隔离戒毒所心理戒毒课题绘画小组

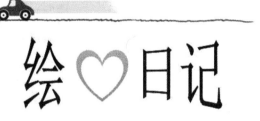

绘 ♡ 日记

关注生活点滴
体验心情晴雨
感悟人生旅途

姓名_____

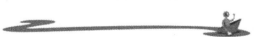

我手绘我心

绘友你好！

　　"绘♥日记"不是比赛，对绘画基础没有要求，画什么都可以，没有好坏之分，只是用画画的方式记录每天的生活。

　　每天一张画纸，画纸的使用方法如下：

　　①画之前在右侧【画前写一写】记下绘画的日期、画画之前的心情、为什么会有这样的心情。

　　②开始画画。

　　③画完以后，在右侧【画后记一记】给你的画起一个名字，记下你最喜欢画里的哪一部分，画完是什么感觉。

　　注意事项：

　　①请按照"画前写一写→画画→画后记一记"的顺序使用这个绘本。

　　②"绘心日记"是用来记录你自己的生活、心情和感悟的，请独立完成。

【画前写一写】

✎ ____年__月__日

我感觉_____

因为_____

_____

_____

【画后记一记】

✎ 这幅画的名字是_____

_____

我最喜欢画里的_____

_____

画完我感觉_____

_____

♥每日佳句♥　　过去的事已经一去不复返。聪明的人是考虑现在和未来，根本无暇去想过去的事。

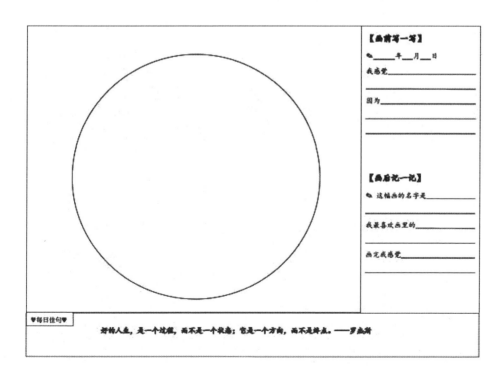

【画前写一写】

✎＿＿＿年＿＿月＿＿日

我感觉＿＿＿＿＿＿＿＿＿＿＿＿

因为＿＿＿＿＿＿＿＿＿＿＿＿＿＿
＿＿＿＿＿＿＿＿＿＿＿＿＿＿＿＿
＿＿＿＿＿＿＿＿＿＿＿＿＿＿＿＿

【画后记一记】

✎ 这幅画的名字是＿＿＿＿＿＿＿
＿＿＿＿＿＿＿＿＿＿＿＿＿＿＿＿

我最喜欢画里的＿＿＿＿＿＿＿＿

画完我感觉＿＿＿＿＿＿＿＿＿＿
＿＿＿＿＿＿＿＿＿＿＿＿＿＿＿＿

♥每天小故事♥　一把坚实的大锁挂在大门上，一根铁杆费了九牛二虎之力，还是无法将它撬开。钥匙来了，他瘦小的身子钻进锁孔，只轻轻一转，大锁就"啪"地一声打开了。铁杆奇怪地问："为什么我费了那么大力气也打不开，而你却如此轻而易举地把它打开了呢？"钥匙说："因为我最了解他的心。"

【画前写一写】

✎＿＿＿年＿＿月＿＿日

我感觉＿＿＿＿＿＿＿＿＿＿＿＿

因为＿＿＿＿＿＿＿＿＿＿＿＿＿＿
＿＿＿＿＿＿＿＿＿＿＿＿＿＿＿＿
＿＿＿＿＿＿＿＿＿＿＿＿＿＿＿＿

【画后记一记】

✎ 这幅画的名字是＿＿＿＿＿＿＿
＿＿＿＿＿＿＿＿＿＿＿＿＿＿＿＿

我最喜欢画里的＿＿＿＿＿＿＿＿

画完我感觉＿＿＿＿＿＿＿＿＿＿
＿＿＿＿＿＿＿＿＿＿＿＿＿＿＿＿

♥每日佳句♥　　好的人生，是一个过程，而不是一个状态；它是一个方向，而不是终点。——罗素特

来对本周的生活做一个简单小结吧！

_____
_____
_____
_____
_____
_____
_____
_____
_____
_____

附录五　绘画作品彩图（部分）

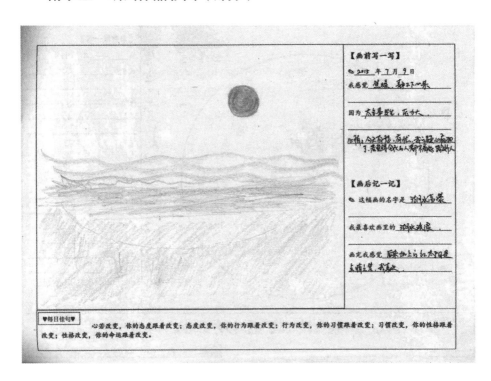

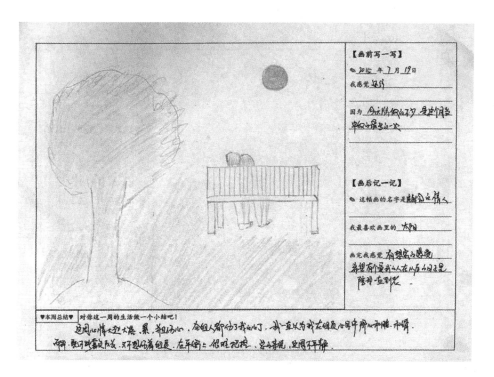

【画前写一写】

● 2015 年 7 月 19 日

我感觉 轻松

因为 现在脱离份心了。是这个月来
中心的最忘的一天。

【画后记一记】

● 这幅画的名字是 幽静的情人

我最喜欢画里的 太阳

画完我感觉 有想家的感觉
希望有个爱我的人在以后的日子里
陪着 直到老 .

♥本周总结♥ 对你这一周的生活做一个小小结吧！
这周心情大起大落。累，希望好心。令组人都为了我们门，我一直以为我在组里心里中所心不雅。不情。
不然，配可此款以成。又不然份着细夏。在平衡上.很旺观视。学会表现。更周年轻。

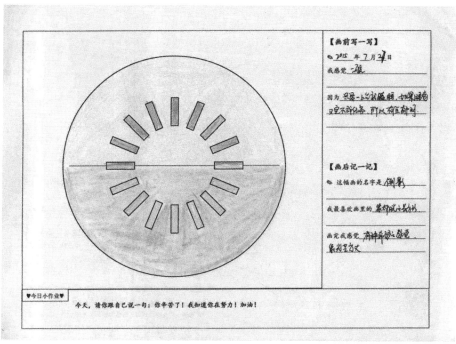

【画前写一写】

● 2015 年 7 月 21 日

我感觉 一般

因为 只要一上就脑睡。如果明白
又是不断化务。所以，有压命闷。

【画后记一记】

● 这幅画的名字是 倒影

我最喜欢画里的 聚得成的长力针

画完我感觉 有神奇的感觉
聚得呈为久 .

♥今日小作业♥ 今天，请你跟自己说一句：你辛苦了！我知道你在努力！加油！

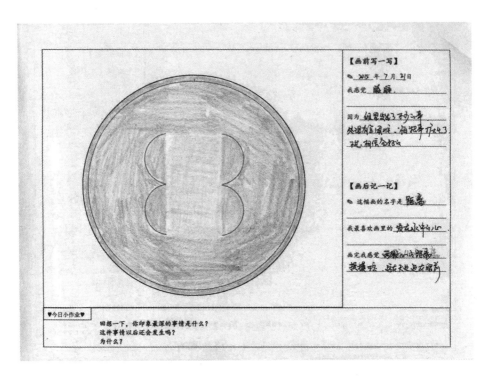

【画前写一写】
2015 年 7 月 31 日
我感觉 暖暖

因为 组里坚持了不少之年
终很有点困难，相识半年了之43
班，相信会好的。

【画后记一记】
这幅画的名字是 距离

我最喜欢画里的 发在水平心

画完我感觉 天聚在一起距离 挺远哦，远在天边近在眼前

♥今日小作业♥
回想一下，你印象最深的事情是什么？
这件事情以后还会发生吗？
为什么？

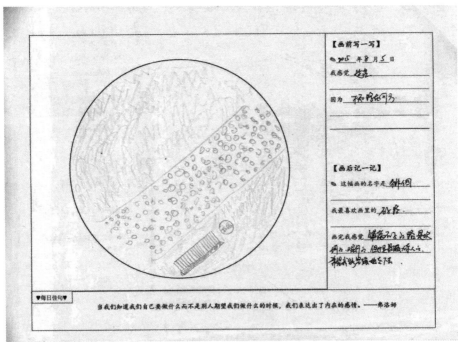

【画前写一写】
2015 年 8 月 5 日
我感觉 好点

因为 孩子的名同了

【画后记一记】
这幅画的名字是 斜阳

我最喜欢画里的 砖瓦

画完我感觉 踏路不怕山路是火焰山水口路么，但是路是给炼练人心。相信我的坚强地走下去

♥每日佳句♥
当我们知道我们自己要做什么而不是别人期望我们做什么的时候，我们表达出了内在的感情。——弗洛姆

286

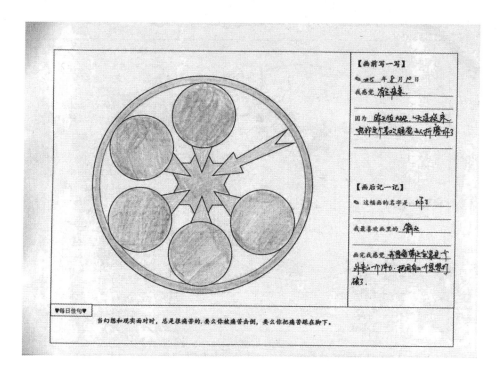

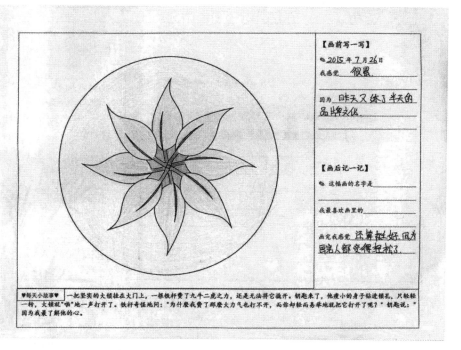

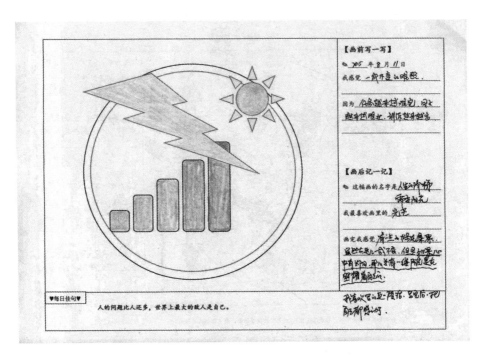

【画前写一写】

2015 年 8 月 11 日

我感觉 一成不变的睡眠。

因为 任务越来越难完成，自己起步团睡觉，训练越来越累。

【画后记一记】

❀ 这幅画的名字是 人生的浮沉 雨后阳光

我最喜欢画里的 光芒

画完我感觉 虽然生活一天天，虽然在这儿一天了张，但是如果心中有对向，那么前一提阳光更在望啊高尚远。

❤每日佳句❤
人的问题比人还多，世界上最大的敌人是自己。

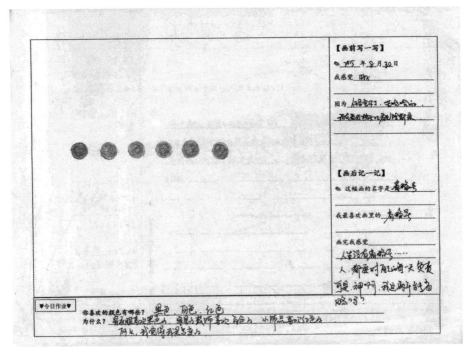

【画前写一写】

2015 年 8 月 30 日

我感觉 明天

因为 任务完了，去心会话，那么看明将来比看到冷都爽

【画后记一记】

❀ 这幅画的名字是 省略号

我最喜欢画里的 为略号

画完我感觉
人生没有省略号……
人 都要对自己每一天负责
可是 神啊，我还能再有略吗？

❤今日作业❤
你喜欢的颜色有哪些？ 黑色、灰色、红色
为什么？ 因为顺眼这里色，因为我喜欢白色，从师点喜欢红色
所以，我觉得我是多变。

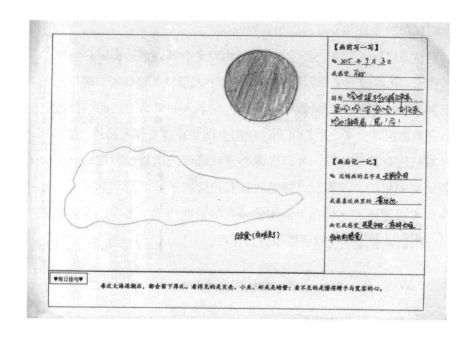

附录六　实验研究知情同意书

欢迎您参加心理戒毒课题研究。本项目由山西省科技厅科技攻关项目及教育部人文社会科学研究规划基金项目资助，以探讨不同心理辅导方法对戒毒人员述情障碍的调节效果为目的，通过实验来进行研究。参加本课题研究的对象暂定 80 人，均为山西省 ×× 强制隔离戒毒所已过脱毒期的女性戒毒学员。

研究分为四个阶段进行：第一阶段实验前问卷调查，第二阶段实验（即教育和心理辅导阶段），第三阶段实验后问卷调查，第四阶段延时问卷调查。研究的第一、第三、第四阶段，所有戒毒学员将对同样的问卷进行作答。实验的第三阶段，80 人将被分成四个组，您可能在其中的任意一组。第一组参加 8 周心理健康教育课程和 9 周绘画辅导；第二组参加 8 周心理健康教育课程；第三组参加 9 周绘画辅导；第四组两种活动都不需要参加。本次实验连续进行，每个阶段均需要您连续参加，但您有中途退出实验的权利。

安全：实验中安全原则为首要原则，课题组工作人员在选择实验方法或技术时以您的生理和心理健康为首要原则。

获益及风险：实验中您可全程接受由专业心理咨询师提供的辅导。

保密：在本研究中课题组都将对您的个人资料严格保密，确保您的个人信息和实验中提供的测量数据不外泄，您本人如果对自己的测验数据感兴趣，在数据统计完毕之后您可到课题组查询并获得专业人员的科学解释。

如您还有其他疑问，可以咨询心理戒毒课题组成员。如您已了解了本课题研究的目的、流程、可能的收益和风险以及您的权利和义务，并且确定参加本课题研究，请在下面实验研究知情同意书上签字。本同意书一式两份，由被试和心理戒毒课题组分别保存。

知情同意书

我自愿参加由山西医科大学和山西省 ×× 强制隔离戒毒所共同开展的心理戒毒实验研究，同时按照实验的研究方法认真负责、诚实守信地完成本次研究。

被试：　　　　　　　　　　　　心理戒毒课题组

___年___月___日　　　　　　　___年___月___日

附录七　质性研究录音授权书

质性研究录音授权书

学员您好！

首先感谢您对本研究的积极参与和支持。在正式访谈前，请仔细阅读以下内容，确保您对本次研究的目的、流程具有充分的了解。为了对访谈内容进行更好的整理和分析，在访谈过程中，我们会对访谈进行录音和记录。我们会对录音内容严格保密，在录音结束后 24 小时之内将录音内容转换成文字稿，并且将录音销毁。为保证您的个人隐私不被泄露，对文字稿的处理和分析将由心理戒毒课题组的专业人员进行，文字稿中不会出现您的具体个人信息，当需要对文字稿内容进行报告时，我们会采用化名或编号等方式。此外，在研究过程中您有随时退出研究的权利。如果您确定了解了以上信息，愿意接受访谈并同意课题组对访谈内容录音和分析报告，请在受访者一栏签字。

本授权书一式两份，由受访者和心理戒毒课题组分别保存。

受访者：

咨询师：

心理戒毒课题组　　___年___月___日

已发表的论文

［1］郝学敏，姜峰，杨遇林，侯晓娟，王凤兰，阎晓丽.女性戒毒人员述情障碍与自我接纳的相关分析［J］.中国社会医学杂志，2016，03：226-228.

［2］郝学敏，姜峰，王凤兰，阎晓丽，张志强.绘画疗法在戒毒人员心理康复中的临床应用［J］.中国药物滥用防治杂志，2016，22（03）：161-162+171.

［3］郝学敏，姜峰，王凤兰，张志强.绘画疗法在述情障碍女性戒毒人员心理康复中的辅导效果——基于戒毒人员视角的质性研究［J］.中国药物滥用防治杂志，2016，22（06）：315-318+329.

［4］阎晓丽，王凤兰，郝学敏，杨遇林，姜峰，张志强."6+1"心理戒毒及防复吸干预模式的构建及实践——一项基于山西太原的实证研究［J］.中国药物滥用防治杂志，2016，01：38-40.

［5］郭秀丽，姜峰.87例女性劳教吸毒人员心理健康水平分析［J］.中国健康心理学杂志，2010，18（03）：313-315.

［6］曹婧，王凤兰，闫晓丽，姜峰.239例女性戒毒人员应对方式与自我接纳的相关分析［J］.中国社会医学杂志，2014，31（03）：190-192.

［7］王凤兰，杨遇林，阎晓丽，王敏，姜峰.积极心理学视角下女性强戒人员的心理行为矫治及防复吸教育探究［J］.中国药物滥用防治杂志，2016，22（02）：93-95.

文章发表于《中国社会医学杂志》2016，03：226-228.

女性戒毒人员述情障碍与自我接纳的相关分析

郝学敏¹　杨遇林¹　侯晓娟¹　王凤兰²　阎晓丽²　姜峰△³

【摘要】目的：了解女性戒毒人员述情障碍与自我接纳的特点及其关系。方法：运用自我接纳问卷（SAQ）、多伦多述情障碍量表（TAS-20）对山西省某强制隔离戒毒所女性戒毒人员进行调查并进行相关分析和多重线性回归分析。结果：戒毒人员自我接纳因子与自我接纳总分得分显著低于常模（$p<0.01$），高述情障碍者比例为57.32%，高于普通人群；自我接纳因子与述情障碍总分及各因子显著负相关；自我接纳低分组在述情障碍总分及F1、F2因子的得分显著高于自我接纳高分组；以述情障碍总分为因变量的多元逐步回归分析结果发现，戒毒次数、自我接纳因子进入方程，对方程的预测力为16.2%。结论：女性戒毒人员的自我接纳水平较低，述情障碍程度较高，自我接纳对述情障碍有一定预测作用。

1【资助项目】教育部人文社会科学研究规划基金项目（项目批准号14YJA190003）

　　山西省科技厅科技攻关项目（项目编号20130313023-1）

【作者单位】1.山西医科大学人文社会科学学院，山西太原，030001；

　　2.山西省女子强制隔离戒毒所，山西太原，030003；

　　3.山西医科大学公共卫生学院，山西太原，030001。

【作者简介】郝学敏（1989.02—　　），女，应用心理学硕士研究生，主要研究方向：心理健康教育、团体心理辅导和表达性艺术治疗。E-mail: sophia0326@126.com。

【通讯作者】姜峰，E-mail: jiang6011@163.com。

【关键词】戒毒；自我接纳；述情障碍

The Relationship between Alexithymia and Self-acceptance among Female Addicts HAO Xuemin, JIANG Feng，et al. School of Humanities and Social Science，Shanxi Medi-cal University, Taiyuan，030001，China

【Abstract】Objectives To explore the relationship between alexithymia and self-acceptanceamong female addicts. Methods 239 female addicts were randomly selected and tested with the Self-acceptance Questionnaire and the Toronto Alexithymia Scale. Results The level of self-acceptance and total score of self-acceptance were significantly lower than norm（p<0.01）. The proportion of alexithymia was 57.32%，higher than the general popula-tion；Self-acceptance factor with alexithymia scores and each factor significantly negative correlation；Low self-acceptance group in total scores of alexithymia, F1 and F2 are sig-nificantly higher than that of high self-acceptance group；With alexithymia total score as the dependent variable of the results of multiple stepwise regression analysis showed that self-acceptance factor and the number of drug-treatment into the equation, the equation of the predictive power of 16.2%. Conclusion Famale addicts have lower self-acceptance and higher alexithymia, and alexithymia is more likely emerge in famale addicts who have lower self-acceptance.

【Key words】Female addicts；Alexithymia；Self-acceptance

在对女性戒毒人员的心理咨询工作中我们发现，女性戒毒人员多存在盲目自信或自卑的情况，且具有较明显的情绪识别和表达困难，常将一些精神痛苦表达为躯体不适。在咨询和团体辅导中自我接纳较差的戒毒人员往往难以准确识别和表达自己与他人的情绪，常将情绪和躯体症状混淆，致使心理戒毒工作进展缓慢。目前我国专门针对女性戒毒人员述情障碍与自我接纳的研究较少。本研究旨在通过对山西省某强制隔离戒毒所的戒毒人员进行调查，了解女性戒毒人员自我接纳与述情障碍现状，探究自我接纳与述情障碍的关系，为心理戒毒工作提供新思路。

1 对象与方法

1.1 研究对象

本研究以山西省女子强制隔离戒毒所戒毒女性为研究对象。纳入标准：具有小学以上文化程度，脱毒治疗六个月以上，无明显躯体戒断症状，无精神病史，调查前自愿填写知情同意书。本次调查共发放问卷 264 份，回收有效问卷 239 份，问卷有效率为 90.53%。研究对象平均年龄 28.94 ± 7.14 岁，其中 18—30 岁占 70%；初中文化者占 59%，中专及以上占 14%，未婚者占 53%，无固定职业人员占 97%，吸食海洛因者占 76%，烫吸方式吸毒者占 89%，戒毒次数属于首次戒毒的占 53%，吸毒年限低于 5 年的占 79%。

1.2 研究工具

1.2.1 自编人口学量表。主要用于了解戒毒人员年龄、受教育程度、吸食毒品种类、吸食方式、吸毒年限、戒毒次数等。

1.2.2 自我接纳问卷[1]（The Self Acceptance Questionnaire，SAQ）。问卷分为自我接纳和自我评价两个维度，两个因子得分范围均为 8—32 分，总量表得分在 16—64 分，被试的分数越高，表明其自我接纳的程度越高。

1.2.3　多伦多述情障碍量表[2]（Toronto Alexithymia Scale，TAS-20）。由 20 个条目组成，采用 5 级评分，总分在 0—100 之间。量表包括三个因子：F1- 缺乏识别情感的能力，F2- 缺乏描绘情感的能力，F3- 外向性思维。量表总得分越高表明述情障碍越严重。Tayler 等[3] 提出 TAS 总分 ≤ 51 可视为非述情障碍组，国内朱熊兆等[4] 对此进行了修订，提出定义述情障碍低分组（ ≤ 40）、中分组（40—57）及高分组（ ≥ 57）。

1.2.4　统计分析。应用 SPSS 19.0 软件建立数据库，采用 t 检验、方差分析、相关分析、多元逐步回归进行统计分析。

2　结果

2.1　女性戒毒人员自我接纳、述情障碍得分情况

调查结果显示，女性戒毒人员自我接纳、述情障碍得分在不同年龄、不同文化程度、不同婚姻状况、有无职业、不同吸食类型、不同吸食毒品方式、不同吸毒年限组间均无显著差异（ $p>0.05$ ）。女性戒毒人员的自我接纳因子分（ 18.94 ± 4.13 ）和自我接纳总分（ 39.66 ± 6.09 ）显著低于大学生[1]（ $p<0.01$ ）。根据朱熊兆制定的 TAS-20 划界分，本次调查中述情障碍低分组为 6 人，占 2.51%；中分组 96 人，占总人数的 40.17%；高分组 137 人，占总人数的 57.32%。

2.2　不同自我接纳水平的女性戒毒者的述情障碍比较

经正态性检验，自我接纳总分服从正态分布，将 239 例女性戒毒者自我接纳总分按升序排列，把前 27% 的戒毒者作为自我接纳低分组（ 65 人），把后 27% 的戒毒者作为自我接纳高分组（ 65 人），比较两组在述情障碍上得分差异。结果见表 1。

表 1 不同自我接纳水平的女性吸毒者的述情障碍的比较（$\bar{x} \pm s$）

组　别	F1	F2	F3	述情障碍总分
自我接纳低分组	21.64 ± 4.80	15.81 ± 2.620	22.13 ± 3.66	59.58 ± 7.08
自我接纳高分组	19.84 ± 5.63	14.17 ± 3.18	21.63 ± 3.33	55.64 ± 9.51
t 值	1.981*	3.241**	0.822	2.732**

注：* 为 $p<0.05$，** 为 $p<0.01$。

2.3　女性戒毒人员自我接纳与述情障碍的相关分析

将 239 例女性戒毒者自我接纳与述情障碍的各维度做 Pearson 相关分析。表 1 显示，自我接纳因子与述情障碍各因子及总分显著负相关。

表 2 239 例女性戒毒人员自我接纳、述情障碍的 Pearson 相关分析

	自我接纳因子分	自我评价因子分	自我接纳总分
F1	−0.318**	−0.015	−0.142*
F2	−0.358**	−0.035	−0.190*
F3	−0.153*	0.156*	−0.035
TAS	−0.389**	0.068	−0.170**

注：* 为 $p<0.05$，** 为 $p<0.01$。

2.4　自我接纳与述情障碍的回归分析

以 TAS–20 总分为因变量，以 SAQ 中的各因子分及人口学变量为自变量，在 $a_入=0.05$，$a_出=0.10$ 的水平上进行多元逐步回归分析，经共线性检验后，结果表明，回归方程结果显著（$p<0.01$）。自我接纳和戒毒次数对述情障碍的预测力为 16.2%（$R^2=0.162$）。

表 3　述情障碍影响因素分析

变　　量	B	S.E	Bate	t
常　　量	72.856	2.314		31.602**
戒毒次数	−0.776	0.371	−0.126	−2.090*
自我接纳	−0.724	0.119	−0.366	−6.065**

注：* 为 $p<0.05$，** 为 $p<0.01$。

3　讨论

述情障碍（Alexithymia）又称"情感难言症"或"情感表达不能"，以不能适当地表达情绪，缺少幻想实用性思维为其特征[5]。它并非一种独立的精神疾病，可为一种人格特征，也可为某些躯体或精神疾病时较常见到的心理特点或为其继发症状，可出现于心身疾病、神经症、创伤后应激障碍及物质依赖等多种精神障碍中[6-7]。自我接纳是自我意识的重要组成部分，是个体自我客观化的前提，也是个体生存的社会性需要，是指个体对于自身所具有的所有的特征都愿意去了解和面对，并且无条件地接纳，承认其客观存在的、正面的价值，认可他，不会盲目地自傲和自卑，也不会因他人的毁誉而有所动摇。自我不接纳者人格成分间的矛盾和冲突使得大量心理潜能得不到充分发掘[8]。

此次调查结果显示，女性戒毒人员的自我接纳和述情障碍得分在人口学变量上无显著差异，自我接纳水平显著低于全国常模，而高述情障碍者占总人数的 57.32%，高于正常人群。这提示我们低自我接纳和高述情障碍是女性戒毒人员普遍存在的特征。蚁金瑶等人[9]的研究发现述情障碍者存在情绪认知和情绪调节缺陷。杨文辉、姚树桥[10]的研究发现高述情障碍者思维过于具体而僵化，内省性低，多采用不成熟的应对方式。曹婧等人的研究发现女性吸毒人员的自我接纳水平较低，采用的应对方式较为消极[11]。

Paul R.Stasiewicz 指出述情障碍者由于难以识别自己的感受而倾向于采用逃避回避的应对策略，而难于描述自己的情绪和感受致使他们较少采用寻求社会支持的应对策略[12]。这在戒毒人员中则具体表现为采常用吸毒等方式应对负性情绪和压力事件。

通过对不同自我接纳水平的戒毒人员的述情障碍得分进行比较，我们发现自我接纳低分组的戒毒人员得分显著高于高分组。这提示我们女性戒毒人员的述情障碍程度与其自我接纳相关。对自我接纳和述情障碍进行相关分析发现，自我接纳与述情障碍呈显著负相关，自我接纳程度越低的戒毒人员，述情障碍程度越高。这与我们在咨询工作中的发现一致。

逐步回归分析中发现，进入方程的因子包括戒毒次数和自我接纳，二者对方程的总预测力是16.2%。因此，我们认为，自我接纳对述情障碍有一定预测作用。在后续研究工作中，结合戒毒人员低自我接纳、高述情障碍的特点制定干预方案，提高其自我接纳水平，可能比当前普遍采用的单纯针对具体症状的干预效果更为持久，有助于心理戒毒工作的展开。

参考文献

［1］张作记.行为医学量表手册［M］.北京：中华医学电子音像出版社册，2005：188-189.

［2］蚁金瑶，姚树桥，朱熊兆.TAS-20中文版的信度、效度分析［J］.中国心理卫生杂志，2003，17（11）：763-767.

［3］Taylor GJ，Bagby RM. New trends in alexithymia research［J］.Psychother Psychosom, 2004, 73：68-77.

［4］Zhu Xiongzhao，Yi Jinyao，Yao Shuqiao，Ryder Andrew G，Taylor Graeme J，Bagby R Michael. Cross-cultural validation of a Chinese translation of the 20-item TorontoAlexithymia Scale.［J］. Comprehensive Psychiatry,

2007，48：489-496.

［5］Frawley W，Smith R N. A processing theory of alexithymia［J］. Cognitive Systems Research，2001，2（3）：189-206.

［6］Espina Eizaguirre A，Ortego Saenz de Cabezón A，Ochoa de Alda I，et al. Alexithymia and its relationships with anxiety and depression in eating disorders［J］. Personality and individual differences，2004，36（2）：321-331.

［7］Lumley M A，Neely L C，Burger A J. The assessment of alexithymia in medical settings：implications for understanding and treating health problems［J］. Journal of Personality Assessment，2007，89（3）：230-246.

［8］李闻戈. 对大学生自我接纳的现状及特点的研究［J］. 宁夏大学学报（人文社会科学版），2002，24（1）：112-114.

［9］蚁金瑶，姚树桥，朱熊兆，等. 述情障碍者的情绪认知与认知性调节特征［J］. 中国心理健康杂志，2009，23（2）：118-122.

［10］杨文辉，姚树桥. 大学生述情障碍特征与应对方式的关系［J］. 中华行为医学与脑科学杂志，2009，18（4）：365.

［11］曹婧，王凤兰，闫晓丽，姜峰. 239 例女性戒毒人员应对方式与自我接纳的相关分析［J］. 中国社会医学杂志，2014，03：190-192.

［12］Stasiewicz Paul R，Bradizza Clara M，Gudleski Gregory D，Coffey Scott F，Schlauch Robert C，Bailey Sydney T，Bole Christopher W，Gulliver Suzy Bird. The relationship of alexithymia to emotional dysregulation within an alcohol dependent treatment sample.［J］. Addictive Behaviors，2012，374：.

文章发表于《中国药物滥用防治杂志》
2016，22（03）：161-162+171.

绘画疗法在戒毒人员心理康复中的临床应用

郝学敏[1]，姜峰[2*]，王凤兰[3]，阎晓丽[3]，张志强[3]

【摘要】近年来，绘画疗法在我国心理戒毒领域得到了快速应用和发展，相关研究也取得了进展。在绘画治疗能够帮助治疗师了解戒毒人员心理状况、促进戒毒人员心理健康等方面达成了共识。科学、系统的的实验设计和效果评估是今后绘画治疗在心理戒毒领域的研究趋势。

【关键词】绘画疗法；戒毒；心理康复

1 引言

戒毒人员在生理脱毒完成后的心理康复阶段，由于其对情绪的识别和表达存在困难，常将情绪和躯体症状混淆，在以言语为主的心理咨询中阻抗

1 【资助项目】教育部人文社会科学研究规划基金项目（14YJA190003）
　　　　　　　山西省科技厅科技攻关项目（20130313023-1）

【作者单位】1.山西医科大学人文社会科学学院，山西太原，030001；
　　　　　　　2.山西医科大学图书馆，山西太原，030001；
　　　　　　　3.山西省女子强制隔离戒毒所，山西太原，030003。

【作者简介】郝学敏（1989.02—　　），女，应用心理学硕士研究生，主要研究方向：心理健康教育、团体心理辅导和表达性艺术治疗。E-mail: sophia0326@126.com。

【通讯作者】姜峰，E-mail: jiang6011@163.com。

较大，影响咨询效果[1]。绘画疗法能够越过语言将感情直接以图画的形象表达出来，在绘画的过程中，来访者可以通过投射、移置、升华等方式将情绪和内心的冲突进行宣泄和释放。绘画疗法操作灵活、占用时间少，可以克服传统言语咨询对时间空间的要求，大幅降低心理干预的成本，在当前专业心理戒毒康复工作者缺乏的情况下有助于心理康复工作的展开，具有较好的应用价值。本文综述近年来绘画治疗在我国戒毒领域的应用和进展情况，并指出未来可能的发展方向和趋势。

2 基层心理康复工作中存在的困难

戒毒人员由于其特殊生活经历，在咨询中心理防御较强，存在关系建立难、咨询深入难的问题。如何让戒毒人员放下防御是心理康复工作的一个难点。心理咨询必须在专业的心理咨询室中进行，由于戒毒环境的特殊性，咨询地点的专业性有时难以保证，会给戒毒人员造成不安全感和不信任感，使得心理咨询或辅导工作进展缓慢甚至停滞。言语疗法在矫正患者由错误认知或思维所引起的疾病方面有疗效，而在处理患者存在的情绪障碍、创伤体验等以情绪困扰为主要症状的心理问题时就无能为力[2]。在心理戒毒康复工作中，急需一种能够克服时间空间限制、方便操作，又具有私密性，可以带给戒毒人员安全感的干预方法。绘画由于其操作的灵活性和丰富的表现力作为心理测量和心理咨询的手段在戒毒领域的应用受到越来越多的重视，为越来越多的戒毒专家和学者所接受。

3 绘画疗法的作用机制

绘画疗法与言语治疗方法的不同在于绘画本身是符号的和价值中立的，戒毒人员可以在绘画中自由表达自己的愿望和问题。由于这种表达具有隐蔽性，没有社会道德标准等方面的顾忌，绘画过程中来访者很少会感到压力和威胁，因而阻抗较小，可以直接将潜意识中的想法和感受以图画的形式提取出来；绘画为来访者提供一种看待自己所面临问题的新方式。在绘画的过程中，来访者可以通过移置和升华将内心的冲突、焦虑等破坏性的力量进行转化，实现自我发展的健康完善。

绘画心理治疗师 Robin 对绘画疗法的优势进行了总结[3]：第一，艺术提供了特有的表达的可能，即来访者可以将发生在不同时间、不同地点的事件在一幅作品或系列作品上表现，也可以把不可调和的情感合成在一起。第二，绘画治疗是灵活的、多面性的，它适合不同年龄、不同疾病的患者，可以在不同地点实施。第三，绘画疗法可以使心理治疗常态化，即可以在人们的所有日常生活情境中开展。第四，绘画等艺术方法可以安全地释放毁灭性力量，使心灵得到升华。

4 绘画疗法在戒毒领域的应用

由于绘画疗法在情绪冲突等方面的显著作用，在对戒毒人员心理干预中，我国心理工作者进行了大量实践。

4.1 绘画疗法作为一种评价和测量手段的应用

绘画作为一种评价和测量手段，在我国戒毒领域的应用已久。早在 2004 年李仁鸿等人就采用自由绘画的方式对海洛因依赖者的绘画符号的象征内涵进行过探索，通过对 333 幅绘画作品的分析，提取出 70 多种象征符号，发现绘画治疗可起到了解戒毒人员心理状况，促进心理治疗的作用[4]。2007 年易春丽通过主题绘画的方式探讨药物滥用者在人际关系中存在的问题[5]。

常用的绘画测验包括自由绘画、限定主题绘画和统合性房树人测验等。绘画测验的应用主要包括两种：一是咨询师在个体咨询中将绘画测验得到的信息作为对戒毒人员心理评估的辅助手段；二是通过团体施测，收集绘画资料，了解戒毒人群的心理特征。二者都是通过分析绘画的意象来达到获取信息的目的。

4.2　绘画疗法作为干预手段的应用

2005 年，郑希付等人对戒毒心理辅导工作经验进行分析，概况总结了常用有效方法，认为纸笔绘画在戒毒心理康复工作中具有积极的成效[6]。在戒毒领域，绘画一般作为辅助方法与其他心理疗法相结合对戒毒人员进行干预。主要形式包括两种：一是与言语为主的心理疗法相结合。例如在团体心理辅导中设置主题绘画、小组绘画，在个体咨询中将绘画与咨询相结合等。赵子慧[7]在对药物滥用者心理康复的治疗中采用艺术疗法与个体咨询相结合的方式，发现艺术疗法对有述情障碍的药物滥用者的治疗能起到良好的效果，具有应用价值；李遵清等在对心境障碍的戒毒者进行干预时，采用行为矫治、健康信念模式教育、艺术疗法、生理舒适护理和社会家庭情感支持等临床综合干预，发现能改善戒毒者的负性情绪，促进其心理康复，具有一定的临床作用[8]。杨秋兰等运用健康教育和艺术疗法对冰毒滥用者进行干预，发现健康教育和艺术疗法能够矫治冰毒滥用者认知障碍，提高心理健康水平，对冰毒滥用者的心理康复具有良好的作用[9]。彭善民等在社区戒毒工作中将艺术治疗与生计发展结合，取得了较好的效果[10]；二是将绘画与其他表达性艺术治疗方法相结合。例如阎晓丽等在对女性戒毒人员的干预中将绘画与沙盘、音乐等多种表达性艺术治疗的方法进行了结合[11]。

5　未来研究趋势

5.1　实验设计的科学性

绘画治疗常常与其他方法结合作为干预手段使用，绘画在治疗中的效果难以评估和区分。将绘画作为主要干预方法的研究多为个案研究或经验总结，缺乏对照，难以进行统计处理和分析。绘画治疗效果的可靠性常常受到质疑。因此，在未来的研究中，更科学的实验设计是必然趋势。

5.2 治疗的可操作性

戒毒领域的实际应用中，心理工作者运用绘画疗法在心理评估、情绪处理、人际关系调节等方面进行了很多尝试并取得了较好的效果，但在绘画形式、绘画时间、绘画次数、绘画材料等的选择上扔仍较为随意，绘画治疗往往由于没有标准的操作步骤而难以实现实验结果的可重复性，绘画治疗的效果受到质疑。在未来的研究中，研究人员应更多关注绘画治疗中操作的标准化问题。

5.3 评估方法系统化和标准化

已有研究中绘画分析多停留在意象分析层面，对绘画的分析由咨询师进行，而咨询师的分析和评价很难避免个人经验和"先见"的影响。绘画治疗的效果往往因评估的主观性而受到诟病。在绘画治疗的评估中，未来可考虑采用多角度、多形式的评估视角和方法对绘画治疗的效果进行评估。

目前绘画疗法在戒毒人员心理健康水平的评定中应用较为广泛，在对情绪、社交、自尊的辅助治疗中也有较为显著的效果。绘画疗法操作灵活、占用时间少，可以克服传统言语咨询对时间空间的要求，大幅降低心理干预的成本，在当前专业心理戒毒康复工作者缺乏的情况下有助于心理康复工作的展开，具有较好的应用价值。绘画治疗在心理戒毒康复领域具有广阔的发展空间。

参考文献

［1］郝学敏，姜峰，杨遇林，等.女性戒毒人员述情障碍与自我接纳的相关分析［J］.中国社会医学杂志，2016，03：1-4.

［2］孟沛欣，郑日昌，等.精神分裂症患者团体绘画艺术干预［J］.心理学报，2005，37（3）：403-412.

［3］孟沛欣.精神分裂症患者绘画艺术评定与绘画艺术治疗干预［D］.北京师范大学博士论文，2004年4月.

［4］李仁鸿，罗俊明，吕明春.绘画治疗在海洛因依赖者心理康复中的临床应用［J］.中国药物依赖性杂志，2004，02：124-126.

［5］易春丽.从绘画中看药物滥用者人际关系的损害［J］.中国药物依赖性杂志，2007，05：363-366.

［6］肖星，吴耿义，郑希付.对戒毒者心理辅导的干预技术［J］.中国临床康复，2005，24：132-133.

［7］赵子慧.艺术情感治疗法在药物滥用者心理康复中的应用及效果［J］.中国药物滥用防治杂志，2005，04：207-209.

［8］李遵清，张凤全，刘建.对戒毒者心境障碍的临床综合干预效果［J］.中国药物依赖性杂志，2008，02：120-124.

［9］杨秋兰，李遵清.健康教育和艺术疗法对冰毒滥用者的康复效果研究［J］.中国药物依赖性杂志，2012，05：364-368.

［10］彭善民.篆刻艺术小组：戒毒社会工作的本土创新［J］.福建论坛（人文社会科学版），2010，07：146-151.

［11］阎晓丽，王凤兰，郝学敏，等."6+1"心理戒毒及防复吸干预模式的构建及实践———项基于山西太原的实证研究［J］.中国药物滥用防治杂志，2016，01：38-40.

文章发表于《中国药物滥用防治杂志》

2016，22（06）：315-318+329.

绘画疗法在述情障碍女性戒毒人员心理康复中的辅导效果——基于戒毒人员视角的质性研究[*]

郝学敏[1**]，姜峰[2△]，王凤兰[3]，张志强[3]

【摘要】研究从戒毒人员实际绘画体验入手，采用质性分析的方法对绘画疗法的辅导效果进行了探讨。结果发现绘画治疗在解决戒毒人员述情障碍症状的基础上引起戒毒人员的思考，进而激发学习意愿促进行为的改变，具体为：（1）绘画辅导帮助女性戒毒人员记录生活和表达信念；（2）绘画辅导帮助女性戒毒人员感知和体验情绪；（3）绘画辅导帮助女性戒毒人员调节情绪；（4）绘画辅导帮助女性戒毒人员思考和分析；（5）绘画引发女性戒毒人员学习意愿并实现行为改变。

【关键词】绘画疗法；戒毒康复；质性研究

---

1 *【基金项目】本文系教育部人文社会科学研究规划基金项目（14YJA190003）及司法部优势教育戒治项目（SFBJYJZXM2016003）的阶段性研究成果，属于第一作者硕士学位论文研究的重要组成部分。

【作者单位】1. 山西医科大学人文社会科学学院，山西太原，030001；

2. 山西医科大学图书馆，山西太原，030001；

3. 山西省女子强制隔离戒毒所，山西太原，030003。

**【作者简介】郝学敏（1989.02—　　），女，应用心理学硕士研究生，主要研究方向：心理健康教育、团体心理辅导和表达性艺术治疗。E-mail: sophia0326@126.com。

△【通讯作者】姜峰，E-mail: jiang6011@163.com。

1　引言

戒毒人员在生理脱毒完成后的心理康复阶段，由于其对情绪的识别和表达存在困难，常将情绪和躯体症状混淆，在以言语为主的心理咨询中阻抗较大，影响咨询效果[1]。近年来，绘画疗法在我国心理戒毒领域得到了快速应用和发展，在绘画治疗能够帮助治疗师了解戒毒人员心理状况、促进戒毒人员心理健康等方面达成了共识。但绘画疗法对戒毒人员的辅导效果究竟如何实现仍不得而知。研究采用质性分析的方法，从戒毒人员的视角，基于戒毒人员自身体验了解绘画疗法对女性戒毒人员述情障碍的辅导效果，以期为心理戒毒康复工作和戒毒人群教育问题提供借鉴。

2　对象与方法

2.1　研究对象

本研究以山西省某强制隔离戒毒所心理康复期女性戒毒人员为研究对象。

（1）纳入标准

具有小学以上文化程度；脱毒治疗六个月以上，无明显躯体戒断症状；无精神病史；无明显语言表达障碍；述情障碍中等程度及以上[2]（TSA-20得分 >40）；右利手；接受 9 周标准绘画辅导；自愿参加质性访谈研究且签订知情同意书。

（2）抽样方法

本研究以深度访谈的方式收集资料，访谈对象的抽取遵循质性研究中"目的性抽样"原则中的"校标抽样"的具体策略[3]。采用目的抽样法，当资料收集饱和后即停止抽样。

按照 Lincoln 和 Guba 的观点，访谈的样本数量应大于 12 人。本研究在正式访谈时共获得了 15 个有效样本，符合质性研究对样本的要求。

2.2 研究方法

本研究采用一对一深度访谈的方法收集资料，访谈采用半结构式访谈对参加 9 周标准绘画辅导的戒毒人员进行访谈。

访谈后 24 小时内将访谈中获得的录音、记录等信息转录为文字稿，在资料处理上采用扎根理论的方法，通过不断的"比较"，由下而上逐级编码，最终形成理论。

3 研究结果

3.1 研究对象基本情况

本研究正式访谈了 15 名参加绘画治疗的女性戒毒人员，研究对象基本情况见表 1。

表 1 访谈对象基本情况

案例	年龄	教育程度	吸毒种类	吸毒年限	婚姻状况	TAS-20
C1	19	初中	冰毒	1	未婚	53
C2	33	初中	冰毒	5	已婚	58
C3	45	小学	海洛因	10	已婚	67
C4	22	初中	冰毒	2	已婚	62
C5	38	小学	冰毒	2	离异	55
C6	24	初中	海洛因	3	未婚	65
C7	26	初中	海洛因	1	离异	63
C8	30	初中	海洛因	8	离异	59
C9	44	小学	海洛因	12	离异	71
C10	25	初中	冰毒	2	已婚	64
C11	27	高中	海洛因	4	未婚	56
C12	31	初中	海洛因	2	离异	61
C13	23	初中	冰毒	2	未婚	55
C14	40	初中	冰毒	3	已婚	69
C15	34	高中	海洛因	8	离异	65

3.2　一级编码结果

一级编码又称为开放式登录，这一阶段的编码过程中研究人员应尽量保持"中立"或以"一无所知"的态度对资料按其本身所呈现出来的状态进行"开放式"的、没有"偏见"和"定见"的登录[4]。一级编码是将研究收集到的资料"打散"，赋予初始概念（即初始登录），然后以新的方式重新组合起来形成概念（登录）的操作化过程。这一过程需要尽可能的细致，开始时登录范围较宽，随后范围不断缩小，直至初始概念饱和。

本研究访谈后将录音资料进行整理，转录为文本，通过对转录稿的反复阅读和推敲共对 534 个有意义单元进行了开放式编码，从初始概念中提取出 41 个概念：表达情绪情感、记录生活事件、未来期望、戒毒信念、表达人际困惑、回忆过往、认识情绪、辨别情绪、感受积极情绪、感受消极情绪、感受情绪变化、放松、宣泄、释放、整理心情、绘画与情绪一致、绘画与状态一致、绘画引起回忆、自我形象、自我批评、自我否定、自我肯定、他人评价、毒友相处、所内交往、家庭矛盾、未来生活、戒毒方法、复毒原因、心瘾、自我认识、人际关系、戒毒方法、心瘾控制、高危情境、习艺技能、寻求帮助、寻求咨询、读书读报、收集信息、主动交流。

3.3　二级编码结果

二级编码又称为关联式登录或轴心登录（Axial Coding），这一阶段研究者需要努力寻找一级编码中所得到的概念之间的联系，将相同系统的编码联系起来，将相异资料区分开来。这些关系之间的关系多种多样，包括时间先后关系、语义关系、因果关系、差异关系、结构关系、功能关系、过程关系、策略关系、对等关系、类型关系、情境关系及相似关系等[4-6]。经过不断地分析、整理、归类和浓缩，二级编码从 41 个概念中得到"副范畴"10 个，分别为记录内容、表达主题、情绪区分、情绪体验、调节情绪、绘画思考、绘画分析、学习内容、改变意愿、改变行为。从 10 个"副范畴"中归纳出 5 个"主范畴"，分别是：记录和表达、感知和体验、调节情绪、思考和分析、学习和改变，详见表 2。

3.4　三级编码结果

三级编码又称为选择式登录，编码的过程是一个发现核心类属的过程。核心类属具有统领其他类属的能力，是对概念类别进行系统化的归纳和总结中提炼而成，核心类属需要频繁地出现在原始材料中，能够对原始材料由于条件变化而出现的不同现象进行解释[4、7]，本研究中将核心类属定义为绘画体验和辅导效果，对二级编码中的 5 个主范畴起统领作用。具体层次见表 2。

以这一理论为框架，返回到原始资料进行进一步的分析后得出 5 个扎根理论：（1）绘画辅导帮助女性戒毒人员记录生活和表达信念；（2）绘画辅导帮助女性戒毒人员感知和体验情绪；（3）绘画辅导帮助女性戒毒人员调节情绪；（4）绘画辅导帮助女性戒毒人员思考和分析；（5）绘画引发女性戒毒人员学习意愿并实现行为改变。

表 2　编码层次表

三级编码	二级编码		一级编码
	主范畴	副范畴	
绘画体验辅导效果	记录和表达、感知和体验、调节情绪、思考和分析、学习和改变	记录内容、表达主题、情绪区分、情绪体验、调节情绪、绘画思考、绘画分析、学习内容、改变意愿、改变行为	表达情绪情感、记录生活事件、未来期望、戒毒信念、表达人际困惑、回忆过往、认识情绪、辨别情绪、感受积极情绪、感受消极情绪、感受情绪变化、放松、宣泄、释放、整理心情、绘画与情绪一致、绘画与状态一致、绘画引起回忆、自我形象、自我批评、自我否定、自我肯定、他人评价、毒友相处、所内交往、家庭矛盾、未来生活、戒毒方法、复毒原因、心瘾、自我认识、人际关系、戒毒方法、心瘾控制、高危情境、习艺技能、寻求帮助、寻求咨询、读书读报、收集信息、主动交流

4 讨论

4.1 绘画辅导帮助女性戒毒人员记录生活和表达信念

归属于"记录和表达"范畴的副范畴包括"记录内容"和"表达主题"，这两个副范畴下的概念包括：表达情绪情感、记录生活事件、未来期望、戒毒信念、表达人际困惑、回忆过往等。

戒毒人员在强戒期间对自我情绪情感的表达较少，这不仅与强制戒毒环境的压抑、安全感不足等有关，也与戒毒人员情绪表达能力缺陷相关。戒毒人员的情绪表达"不能"问题上，既有表达能力上的"不能"，也存在表达意愿上的"不能"。戒毒人员的羞耻感较高而亲密度较低，安全感较差[8]，在日常生活当中往往不愿意或者不敢表达自己内心的真实想法，而恰如受访者所言，绘画辅导使得戒毒人员"能有自己的空间记自己的事情"，画册像日记一样为戒毒人员提供了一个比较私密的表达途径，而绘画本身由于"个人特征"显著，他人很难单纯只从绘画推断出绘画作品具体代表的情绪或事件，因而更具私密性，使得戒毒人员在画册的使用上更具有安全感。而绘画本身的提取作用可以将个体压抑的事件、情绪、想法等提取出来，使个体的内心的情绪、冲突得以表达。

在绘画辅导中戒毒人员常常以绘画的形式记录生活中发生的重要事件，并以此来表达情绪、情感、期望、信念等。例如：C6"画里就是她（妈妈），拿手指着我，嘴里黑的都是她（在）骂我。她总是觉得我不像样，干啥都不成，她就没相信过我（眼圈发红，没哭出来）。我要活出个样来，让她看看我不是'料子鬼'（流泪……长时间停顿，深吸气）就跟我画的（自己）一样，我不是见不得光，我也能好好的"。

4.2 绘画辅导帮助女性戒毒人员感知和体验情绪

归属于"感知和体验"范畴的副范畴包括"情绪区分"和"情绪体验"，

这两个副范畴下的概念包括：认识情绪、辨别情绪、感受积极情绪、感受消极情绪、感受情绪变化。

绘画使得研究对象的情绪体验更为细腻丰富。绘画为研究对象提供了一个描绘自己情绪的机会，"写、画、记"的设置让研究对象能够去体会情绪的变化。绘画起到宣泄情绪的作用，将心中的愤怒不满等消极情绪以较为安全的方式发泄出来，而绘画的升华作用可以让个体将消极、毁灭的力量转化为积极、创造的力量。通过绘画，戒毒人员的压力得到一定释放，焦虑减少，身心得到放松，体验到放松、平静等中性情绪。例如：C13"我想起这个事情的时候特别气，画这个的时候就特别用力，心里蛮畅快的，画完了觉得好像也没那么气了，心里那个劲儿……不劲儿劲儿的了（笑）"。

研究对象对情绪的区分、识别更准确。戒毒人员对情绪的描述常见为将积极情绪情感描述为高兴、美丽，将消极情绪情感描述为麻烦、不美丽。进一步的区分则比较困难。而述情障碍者常常难以区分情绪与躯体感觉，将二者混淆，在临床中常将情绪问题报告为躯体症状[9]。例如，戒毒人员常将焦虑、紧张带来的胸闷、心慌看做是生理功能上的问题，认为是吸毒的后遗症或者是身体出现问题。在绘画的过程中研究对象可以对自己的内在情感和想法有更多的关注和思考，体验自己情绪的差别。例如C3"这些天就快忙死累死了，心里麻烦得不行，我们组里有个手慢的，还得天天帮她做片片，老觉得胸口闷得慌，堵得难受……生气，我不想帮她，不帮又连累全组，为难死了。想让她快点她又快不了，着急火燎的"。

4.3　绘画辅导帮助女性戒毒人员调节情绪

归属于"调节情绪"范畴的副范畴包括"调节情绪"，这一副范畴下的概念包括：放松、宣泄、释放、整理心情等。

负性情绪是戒毒人员吸毒或者复吸过程中的重要影响因素[10]，许多戒毒人员在对自己的吸毒或复吸经历进行回忆时都提到自己的吸毒与无聊、郁闷、愤怒、悲伤等情绪状态有关。由于消极的情绪无处排解，虽然知道吸毒无异于饮鸩止渴，但仍然选择以吸毒的方式来"排解"苦闷。在绘画过程中戒毒人员通过绘画的宣泄作用释放压力和表达情绪，随着压力和焦虑降低，达到平和心境、平衡心态的效果。如 C9 "高兴难受也不用那的（像以前那样）压着，写写记记画上几笔，心里也没那么麻烦了"。也有戒毒人员在面对消极情绪或事件时选择画一些积极优美的事物，通过绘画的升华作用将破坏性的力量转化为积极的建构的力量。例如 C11 "有时候画个漂亮的东西就觉得自己心情也好了"。

4.4 绘画辅导帮助女性戒毒人员思考和分析

归属于"思考和分析"的副范畴包括"绘画思考"和"绘画分析"，概念包括：绘画与情绪一致、绘画与状态一致、绘画引起回忆、自我形象、自我批评、自我否定、自我肯定、他人评价、毒友相处、所内交往、家庭矛盾、未来生活、戒毒方法、复毒原因、心瘾等。

述情障碍者一般存在外向性思维的特点，缺乏幻想和内省能力。戒毒人员由于经历的特殊性，往往比较自卑，无法接纳自己的过去和现状，思维极端化，非此即彼，非好即坏。常常认为自己一无是处、没有希望。绘画辅导"写、画、记"的设置使得戒毒人员在绘画过程中及至绘画结束后都会对绘画产生一些思考，大部分戒毒人员都会提到绘画的内容与自己的情绪或者自己的状态是一致的，这种"一致"使得戒毒人员从绘画这一全新视角来"审视"并思考问题。在对戒毒人员的心理矫治工作中，戒毒人员的认知转变及内隐认知的改变是心理戒毒工作的重要突破口[11]，女性戒毒人员的绘画主题常常与所内生活、自我、戒毒、心瘾、人际关系等相关，由此带来的思考和分析也多与自我认识、人际交往、未来生活、复吸、心瘾等相关。经过一段时间的绘画辅导，戒毒人员通过思考、对比和分析，对自我的认知有了一定的改变，如：C8 "我当时气得不行，直接就吵了，可自己画的时候就觉得这样真难看，我们两个都特别丑，嘴里是黑的，脸也是扭（曲）的，而且画着画着我气就消了。我在记的时候就想其实犯不着啊，天太热了，大家都心烦，她也不是针对我，是我自己心里有火，人家一点我就炸了"。

4.5　绘画辅导引发女性戒毒人员学习意愿并实现行为改变

归属于"学习和改变"的副范畴包括"学习内容""改变意愿"和"改变行为"，概念包括：自我认识、人际关系、戒毒方法、心瘾控制、高危情境、习艺技能、寻求帮助、寻求咨询、读书读报、收集信息、主动交流。

应对方式对戒毒人员的心理健康水平和社会适应能力有着重要的影响[12]，戒毒人员在面对问题时往往采用逃避等消极应对方式，而较少采用寻求帮助和支持等积极应对策略。经过绘画辅导，女性戒毒人员对自我认识、人际关系、戒毒、心瘾等产生较多的思考和分析，对自我的关注和了解增加，对自己当下的生活和未来有了更多的想法，往往期望改变现状，寻求改变和突破。此时，戒毒人员希望开始新生活，但与此同时又对改变的方法和方向比较迷茫，有所担忧。例如：C10"我觉得小草就跟我现在一样，现在在圈圈里，但是会长出来，爬出去。我不能一直这样混下去，（如果）两年（强戒时间是两年）再两年，那就真完了"。

行为意愿是行为的准备阶段，面对心瘾、复吸、人际关系困难等，戒毒人员寻求转变的愿望较强，但由于文化知识水平等的限制，在面对问题和冲突时，想要改变和应对，但不知道该如何"行动"，因而学习和获取知识的愿望较为强烈。为了改变现状或解决问题，戒毒人员多会主动寻求专业帮助，如申请心理咨询、参加团体辅导、看书看报等。例如：C12"绝对不能再碰（毒品）了，我（对毒品）又恨又怕。都说'一日吸毒，终身戒毒'，这么多被抓的，能戒的没几个，出去就怕自己经不住诱惑。我也怕，怕自己又跟着人上道了……听说出所前都能去心理（心理矫治中心）做戒毒的训练，也不知道什么时候能轮到我过去"。

总体而言，女性戒毒人员有改变意识和意愿，也有一定的改变行动，但在方式方法上仍比较迷茫，此时需要专业心理戒毒工作人员的介入，为戒毒人员提供心理健康和防复吸的心理辅导。

5　结论

本研究采用质性分析的方法揭示了 15 名女性戒毒人员的真实绘画体验。绘画辅导中，女性戒毒人员通过绘画记录、描述和表达自己的情绪情感和信念，情绪体验更为丰富，对情绪的区分和识别能力也有所提高。基于对绘画内容的思考，女性戒毒人员在自我认识、人际关系、戒毒等问题上有了更多的思考和认识，内省能力得到提升，分析能力增强、评价更为客观，对个人戒治生活的思考增加，改变和学习的意愿较强，在应对方法上也有一些改变的努力，对戒治方法的学习需求和主动性有所提高。在绘画辅导后对戒毒人员展开与心理戒毒和防复吸有关的心理辅导工作可能取到较好的辅导效果。

参考文献

［1］郝学敏，姜峰，杨遇林，等 . 女性戒毒人员述情障碍与自我接纳的相关分析［J］. 中国社会医学杂志，2016，03：226-228.

［2］Xiongzhao Zhu, Jinyao Yi, Shuqiao Yao, et al. Cross-cultural validation of a Chiese translation of the 20-item Toronto Alexithymia Scale［J］. Compr Psychiatry. 2007，48：489-496.

［3］刘礼艳，刘电芝，严慧一，等 . 优秀贫困大学生心理弹性与保护性因素分析［J］. 现代大学教育，2013，03：66-73.

［4］陈向明.扎根理论的思路和方法［J］.教育研究与实验，1999，04：58-63+73.

［5］石丹理，韩晓燕，邓敏如.社会工作质性评估研究的回顾（1990-2003）对中国社会工作的启示［J］.社会，2005，03：70-100.

［6］费小冬.扎根理论研究方法论：要素、研究程序和评判标准［J］.公共行政评论，2008，03：23-43+197.

［7］王锡苓.质性研究如何建构理论？——扎根理论及其对传播研究的启示［J］.兰州大学学报，2004，03：76-80.

［8］易春丽，周婷，陈凌隽，等.吸毒者与一般对照人群的家庭环境、羞耻感、自尊、社会期望及抑郁水平的比较［J］.中国药物依赖性杂志，2008，05：362-366.

［9］蚁金瑶，钟明天，罗英姿，等.述情障碍者的情绪认知与认知性调节特征［J］.中国心理卫生杂志，2009，02：118-122.

［10］杨玲，马丽，赵鑫，张更生.毒品成瘾者情绪加工及应对方式的特点：基于负性情绪的视角［J］.心理科学，2015，02：482-489.

［11］高鹏程，杨梅，刘雄文，等.从吸毒到戒毒：强制隔离戒毒人员吸戒毒心理过程的定性研究［J］.中国临床心理学杂志，2014，05：812-815.

［12］张婷，刘新民，韦克诚，等.强制戒毒模式下戒毒者应对方式与心理因素的相关性分析［J］.中国药物依赖性杂志，2013，01：34-37.

文章发表于《中国药物滥用防治杂志》2016，01：38-40.

"6+1"心理戒毒及防复吸干预模式的构建及实践

——一项基于山西太原的实证研究

阎晓丽[1]　王凤兰[1]　郝学敏[2]　杨遇林[2]　姜峰[2△]　张志强[1]

【摘要】戒毒意愿是保持戒毒操守的重要条件，如何激发学员的戒毒意愿，是戒毒工作的难点。经过三年的实践，山西省女子强制隔离戒毒所根据戒毒人员心理特点初步形成了所内干预与所外随访相结合的"6+1"心理戒毒防复吸干预模式。所内干预包括心理健康教育、个体咨询、团体咨询、表达性艺术治疗、防复吸教育、拒毒训练六步，所外随访包括多种形式的随访照管。该模式连接生理、心理、社会三个戒毒层面，能较好地激发学员戒毒意愿，在实践中效果良好，具有一定推广价值。

【关键词】心理戒毒；防复吸；模式

1　【资助项目】教育部人文社会科学研究规划基金项目（项目批准号14YJA190003）
　　　　　　 山西省科技厅科技攻关项目（项目编号20130313023-1）

　　【作者单位】1.山西省女子强制隔离戒毒所，山西太原，030003；
　　　　　　　 2.山西医科大学，山西太原，030001。
　　【作者简介】阎晓丽（1982— ），女，汉族，山西省女子强制隔离戒毒所心理矫治中心副主任科员、专职心理咨询师。研究方向：药物依赖者心理行为矫治、个体心理咨询、团体心理辅导及拒毒训练。
　　【通讯作者】姜峰，教授，E-mail：jiang6011@163.com.

吸毒问题是严重影响人民身心健康和社会稳定的社会问题，而戒毒一直是一个世界性的难题。目前我国已经形成了生理戒断的有效方法和相应药物。戒毒人员在强制戒毒的3—6个月，稽延性症状基本消失，生理上基本到达正常人的水平，但由于对毒品的心理戒断没有完成，解除强戒后复吸率较高。很多学者提出"生理戒毒易，心理戒毒难"的观点，戒毒的难点已从生理戒毒转向心理戒毒。而在心理戒毒过程中，戒毒意愿尤为关键。早在1999年，我国著名毒理专家秦伯益院士就提出了"自愿戒毒、强制管理"的模式[1]，很多学者做出了尝试和努力[2]，但当前我国戒毒领域仍是强制戒毒、自愿戒毒二分天下的格局。现有的心理戒毒康复工作中仍是以学员被动接受心理干预为主，学员主动性不强，心理康复工作往往事倍功半。如何在强制隔离戒毒工作中激发学员戒毒意愿，使之化被动为主动，积极寻求心理帮助，自愿接受心理康复干预，对学员巩固戒毒成果，提高操守保持率有着重要意义。基于此，本课题组在多年心理戒毒康复工作的基础上，根据强戒人员的心理特点，探索建立了"6+1"心理戒毒及防复吸干预模式。

1 "6+1"模式的基本内容

"6+1"心理戒毒及防复吸干预模式包括所内干预和所外随访两部分。其中所内干预包括心理健康教育、个体咨询、团体咨询、表达性艺术治疗、防复吸教育、拒毒训练六步，即"6+1"中的"6"。所外随访包括多种形式的随访照管，即"6+1"中的"1"。"6+1"模式旨在提高学员心理戒毒认同，激发戒毒动机，提高自我接纳水平，改善其应对方式、增强戒毒信心、提升拒毒能力。

2 "6+1"模式的干预过程

2.1 心理健康知识普及阶段

杨秋兰等人的研究表明心理健康教育能提高戒毒人员心理健康水平，对戒毒人员心理戒毒康复起着重要作用[3]。入所学员在完成生理脱毒后，经生理心理评估，统一参加心理健康教育课程。课程共 16 学时，每周 2 学时。

心理健康教育采用互动式、启发式课堂教学形式，由所内专兼职心理咨询师授课，内容包括心理与心理健康、正确认识自己、学会正确归因、培养积极的情绪、建立和谐的人际关系、做自己的心理咨询师等。课程目的是帮助吸毒人员了解心理学知识，能对自己有正确的认识和评价，能正确处理人际关系，学会正确面对困难和挫折，激发戒毒意愿，最终达到自觉自愿远离毒品。

2.2 心理辅导阶段

心理健康教育课程结束后，进入心理辅导阶段。学员可根据自身意愿在个体咨询、团体辅导、表达性艺术治疗三种方式中自主选择。未选择心理辅导的学员参加所内常规心理干预。

2.2.1 个体咨询

戒毒学员可根据自身情况自主选择和预约个体心理咨询。咨询由所内专兼职心理咨询师进行。每次 50 分钟，咨询次数根据学员情况设定为 6—10 次。个体咨询中使用的技术包括放松训练、认知疗法、叙事疗法、家庭治疗等。

2.2.2 团体辅导

自 1991 年团体心理咨询技术引入我国，团体技术有了较快发展，在戒毒领域也有很多学者进行了尝试和应用[4-6]，我们根据学员完成生理戒毒后的低自我接纳、应对方式消极等心理特点[7]，由专职咨询师组织开展以心灵成长为主的系列团体心理咨询。团体共 8 次，每次 2—2.5 小时，每周进行一次。

团体心理辅导的主题包括相识放松、信任之旅、自我认识、家庭树、人际关系中的我、情绪管理、感恩表达、自信及团队协作训练等，旨在改善戒毒学员情绪、认知、人际关系等心理健康方面的状况，提高他们解决问题、人际沟通、情绪调节、应对压力的能力和增强自尊感，树立了自信心。

2.2.3 表达性艺术治疗

近年来，很多专家学者在戒毒领域进行了表达性艺术治疗的尝试并取得了较好的治疗效果[3, 8-10]。根据女性戒毒学员的心理特点，所内开展了包括绘画疗法、沙盘疗法、心理剧、音乐治疗等在内的表达性艺术治疗，旨在提高学员自我接纳程度，提高情绪识别和表达能力。学员可根据自身需求自主选择预约。

其中，绘画疗法采用标准化绘本。绘本根据学员心理特点将自由绘画、曼陀罗绘画、日记相结合，每周进行 7 次，每次 10—15 分钟，持续 9 周。沙盘疗法包括个体沙盘、团体沙盘两种形式，在专业心理咨询师指导下进行。

2.3 防复吸训练阶段

在出所前半年，学员进入防复吸训练阶段，这一阶段学员可选择参加防复吸教育课程和拒毒训练。

2.3.1 防复吸教育课程

防复吸教育课程采用互动讨论式教学，内容包括动机与承诺、应对渴求感、明确高危情境、学会拒绝、看似无关的决定五部分。课程共 10 个学时，每周进 2 学时。授课形式包括多媒体教学、互动式讨论、现身说法、角色扮演等，课程旨在帮助学员认清自身的需求，学会应对方法、建立自信、拒绝复吸。

2.3.2 拒毒训练

拒毒训练是指依据系统脱敏疗法的原理，模拟吸毒人员曾经的吸毒场景，通过呈现与毒品相关的声音刺激、图片刺激、吸食情景刺激和仿真毒品等（如锡纸、吸管、冰壶、烟、针管、白色粉末状海洛因及冰毒模拟物等），使其系统地暴露于这些和吸毒有关的强度递增的环境线索刺激中，诱发其对毒品的渴求感，再利用生物反馈放松来帮助戒毒者慢慢消除渴求感。

拒毒训练由经过专门训练的拒毒训练师进行。每次 50 分钟，训练次数根据学员情况设定，一般为 5—10 次。

咨询师运用认知疗法认知重建，不断适时对学员加以引导，讨论感受，并用放松训练对抗紧张兴奋，可逐渐弱化其身体反应和心理反应，降低对毒品相关环境线索的敏感性，使之能平静和理智地面对毒品。从而达到降低心理渴求、提高戒毒信心和自我效能感的目的。这与赵敏等人的研究结果一致[11-15]。

2.4 所外随访阶段

出所后，学员进入所外随访阶段。出所前，学员自愿签订随访同意书。工作人员采用电话、QQ、微信等形式与参加随访的学员及学员家属定期联系。了解学员所外生活现状并适时提供心理帮助。具体时间设置为：学员出所后 1 个月、3 个月、6 个月、12 个月、18 个月、24 个月各联系一次。

国内也有学者采用随访研究了解戒毒人员回归社会后的操守率等信息[16-17]。在"6+1"模式中，随访阶段旨在建立学员出所后重返社会的心理桥梁。维护和巩固所内心理干预效果，帮助学员更快适应出所生活。

3 效果分析

"6+1"心理戒毒防复吸干预模式连接生理、心理、社会三个戒毒层面，能较好地激发学员戒毒意愿，提高戒毒信心，增强拒毒能力，在实践中效果良好。

3.1 干预前状况分析

干预前的问卷调查结果显示：女性戒毒人员的自我评价与一般人群差异不显著，但自我接纳普遍较低，表明虽然她们有比较正确的自我评价，但是却没有办法接受自己；普遍存在述情障碍，难以准确地用语言描述自己体验到的情感，有时甚至不知道自己是什么样的感觉，也就无法表达；应对方式呈现极端化的趋势，可能导致难以有效处理生活中遇到的应激事件。

3.2 所内干预效果分析

与接受常规心理干预的学员相比，接受"6+1"模式干预的学员在所期间心态较平和，能比较积极的看待强制隔离戒毒，能接受戒治生活安排，对待习艺劳动的情绪由畏难变得乐观，人际关系较以往变得融洽，自我接纳程度较以往有所提高，戒毒意愿和戒毒信心较强。

3.3 所外随访效果分析

在出所 1 个月、3 个月、6 个月、12 个月的随访中，接受"6+1"模式干预的学员操守保持率高于常规学员，失访率低于常规学员。12 个月后，随时间的延长，二者操守保持率趋于一致，"6+1"模式学员失访率仍低于常规干预学员。

4　问题和对策

4.1　专业心理戒毒康复工作人员缺口较大

"6+1"模式需要一支业务能力强的专业心理戒毒队伍，但在基层戒毒所中，存在专业心理戒毒康复工作人员不足、专业指导不够的情况，影响"6+1"模式的推广。

4.2　在对男性戒毒人员中的干预中模式需要调整

"6+1"模式中针对女性戒毒人员心理特点开设了绘画、音乐等表达性艺术治疗，这一部分在男性戒毒人员中应用推广中可能需要有所调整。

4.3　部分学员的失访影响随访结果的评估

出所后，很多学员选择到新的环境生活，部分学员由于担心新的生活圈子中有人获悉其吸毒史而换号停机，导致失访。在未来的随访工作中，工作人员可在学员出所前与其家人取得联系，以降低失访率。

4.4　戒毒所与社区戒毒康复机构的沟通合作有待加强

在出所随访阶段，随着时间的推移，戒毒所对学员信息的收集难度增大、心理帮助的时效性变差，戒毒人员的心理援助工作应及时转入社区。因此，戒毒所与社区戒毒康复机构的合作沟通需要进一步加强。

参考文献

[1] 秦伯益. 戒毒现状纵横谈［J］. 中国药物依赖性杂志，1999，02：

2-6+27.

　　[2] 郑威，朱建林，陈良，李身录.呼唤自愿戒毒，强制管理的戒毒模式 [J].中国药物滥用防治杂志，2003，05：54-55.

　　[3] 杨秋兰，李遵清.健康教育和艺术疗法对冰毒滥用者的康复效果研究 [J].中国药物依赖性杂志，2012，05：364-368.

　　[4] 童尧，易春丽.团体咨询在物质滥用治疗中的应用 [J].中国药物依赖性杂志，2012，01：10-17.

　　[5] 俞晓歆，耿文秀，姜永，张衍.积极心理学在戒毒人员团体辅导中的应用 [J].心理科学，2012，02：494-497.

　　[6] 陈艳玲，张俊杰，陈其中.我国强制戒毒人员团体心理干预的研究现状 [J].中国药物依赖性杂志，2015，03：233-235+239.

　　[7] 曹婧，王凤兰，闫晓丽，姜峰.239 例女性戒毒人员应对方式与自我接纳的相关分析 [J].中国社会医学杂志，2014，03：190-192.

　　[8] 李仁鸿，罗俊明，吕明春.绘画治疗在海洛因依赖者心理康复中的临床应用 [J].中国药物依赖性杂志，2004，02：124-126.

　　[9] 易春丽.从绘画中看药物滥用者人际关系的损害 [J].中国药物依赖性杂志，2007，05：363-366.

　　[10] 赵子慧.艺术情感治疗法在药物滥用者心理康复中的应用及效果 [J].中国药物滥用防治杂志，2005，04：207-209.

　　[11] 孙海明，范成路，陈晗晖，杜江，袁颖，陈莉敏，江海峰，王兆薇，赵敏.海洛因依赖者环境线索诱发心理生理反应 [J].临床精神医学杂志，2010，02：85-88.

　　[12] 邵春红，江开达，赵敏，徐一峰，陆光华，徐韩，朱敏，王秋颖.线索诱发海洛因依赖者渴求反应的性别差异 [J].中国药物依赖性杂志，2005，03：208-211.

　　[13] 邵春红，江开达，赵敏，徐一峰，陆光华，徐韩，朱敏，王秋颖，

周伟航 . 心电监护下线索诱发海洛因渴求程度及心率、血压的变化［J］. 中国药物依赖性杂志，2005，04：262-265.

［14］江熔霞，许建丽 . 心理控制源对海洛因戒断者心理渴求的影响［A］. 中国心理学会 . 第十五届全国心理学学术会议论文摘要集［C］. 中国心理学会，2012：1.

［15］范成路，赵敏，杜江，陈晗晖，孙海明，袁颖，陈莉敏，江海峰，王兆薇 . 生物反馈结合线索暴露治疗降低海洛因依赖者药物线索反应［J］. 中国心理卫生杂志，2009，12：856-860.

［16］肖杨，王冬明，丁芳，韦威全，余金聪，顾红，钟瑞琳，王增珍 . 动机 – 技能 – 脱敏 – 心理能量干预模式对海洛因依赖者戒毒后操守率的影响［J］. 中国药物依赖性杂志，2013，04：307-310.

［17］赵敏，杨德森，郝伟，张亚林，李凌江，谌伟文，刘成，任洪俞，高利国，邓小雄，邓锴 . 对海洛因依赖者康复训练的半年随访［J］. 中华精神科杂志，2001，02：41-44.

文章发表于《中国健康心理学杂志》

2010，18（03）：313-315.

87 例女性劳教吸毒人员心理健康水平分析

郭秀丽　姜峰

【摘要】目的：了解女性劳教吸毒人员的心理健康状况及其相关因素。方法：对山西某劳教所女性吸毒人员进行 90 项症状清单（SCL-90）、抑郁自评量表（SDS）和焦虑自评量表（SAS）的调查。结果：女性吸毒人员 SAS（45.46 ± 9.549）分、SDS（50.52 ± 10.609）分、SCL-90 总均分（1.85 ± 0.416）分及各因子均比常模高（$p < 0.001$）。除文化和职业无显著差异之外，已婚的女性焦虑评分、躯体化因子、强迫因子分数均高于未婚和离婚的女性，且差异显著（$p < 0.05$）；吸毒时间长于 10 年的女性焦虑评分、SCL-90 总均分、躯体化、敌对、恐怖、偏执、精神病性因子均高于吸毒少于 10 年的女性（$p < 0.05$）。结论：女性吸毒人员心理健康状况较差，呼吁社会关注和加强女性吸毒人员的心理治疗。

【关键词】女性吸毒人员；心理健康；焦虑自评量表；抑郁自评量表；90 项症状清单

Analysis on Mental Health of 87 Female Drug Addicts Reeducated through Labour.

Guo Xiuli, Jiang Feng. Shan X i Medical Univeristy,

Taiyuan 030001, P. R. China

【Abstract】Objective To study the mental health and related factor of the female drug addicts. Methods A tota l of 87 female drug addicts from there education school of shanxi province w ere assessed by SCL-90, SDS and SAS. Results The scores of female drug addicts on SCL-90, SDS and AS were higher than the norm, differences were statistical significant among them ($p<0.01$ or $p<0.05$). There were no significant differences between different education and professio nal. But the scores of anxiety, So matization and obsessive-compulsive of married w omen were higher than unmarried or divorced women. ($p<0.05$). There were significant differences between different poison age, the scores of female drug addicts of longer than ten poison age on anxiety, SCL-90, somatization, hostility, photic a nxiety, paranoididefition and psychotieism were higher than less than ten poison age. Conclusion The mental health of female addicts were serious, and appeal to social to streng then mental treatment for female addicts.

【Key words】Female drug addicts; Mental health; SAS; SDS; SCL-90

毒品正在全球范围内严重威胁着人们的健康，破坏社会安定团结。其中，中国女性吸毒者数量约占我国总吸毒人数的17%。女性吸毒人员是一个较为特殊的群体，其吸毒行为危害着社会和家庭，她们自身吸毒之后更加容易出于边缘化状态，较之男性更容易受到歧视，作为一个弱势群体，她们更容易受到家庭和社会的抛弃和忽略，因此，关注女性戒毒者的心理健康状况很有必要。本研究旨在对山西省某劳教所戒毒中心的女性吸毒人员的心理健康状况及其影响因素进行心理调查，为吸毒行为的预防及吸毒人员的戒毒治疗提供参考依据，引起社会对女性吸毒人群的关注。

1 对象与方法

1.1 对象

在山西省女子劳教所戒毒中心随机抽取女性吸毒人员 93 名，所有人员均有明确的吸毒史，尿吗啡测定为阳性，符合 CCMD– Ⅲ 精神活性物质所致精神障碍 – 阿片类物质所致精神障碍的诊断标准，回收有效问卷 87 份，有效率 93.5%，年龄 17—47 岁，平均 31.02 ± 7.427 岁。

1.2 方法

采用 90 项症状清单（SCL–90）、抑郁自评量表（SDS）、焦虑自评量表（SAS）和自编基本情况量表，将吸毒人员统一集中，由本研究者和大队心理咨询师宣读指导语，现场回答，现场收卷。

1.3 统计分析

所有资料输入计算机，应用 SPSS13.0 软件进行统计学处理；采用 t 检验和方差分析进行统计分析。

2 结果

2.1 87 例女性吸毒者的一般情况年龄 17—46 岁；城市 37 人，占 42.5%；

城镇 30 人，占 34.5%；乡村 20 人，占 23.0%；未婚 36 人，占 41.4%；已婚 28 人，占 32.2%；离婚 23 人，占 26.4%；小学 17 人，占 19.5%；初中 54 人，占 62.1%；高中以上 16 人，占 18.4%；稳定工作 14 人，占 16.1%；临时工 13 人，占 14.9%；个体 24 人，占 27.6%；无业 36 人，占 41.4%；吸毒时间：1 年及以下 28 人，占 32.2%；1—5 年 23 人，占 26.4%；5—10 年 19 人，占 21.8%；10 年以上 17 人，占 19.5%。

2.2　女性劳教人员的心理健康障碍检出率 SCL-90 心理测试量表，采用 5 级评分法，SCL-90 各项因子达到 1 分以上为阳性症状；达到了 2 分或 2 分以上，表示有较明显的心理问题；达到 3 分或 3 分以上，则表示有较严重的心理问题。本研究中，任一因子 ≥ 1 的概率是 100%，任一因子 ≥ 2 的概率是 77.0%，其中，精神病性因子症状存在问题最多，检测率为 77.0%，其次是强迫和抑郁因子，分别为 54.0% 和 52.9%。任一因子 ≥ 3 的概率是 21.8%。表示有比较严重心理问题突出的因子是抑郁因子和敌对因子，分别占 6.9%。如果 SCL-90 的任一因子得分大于或等于 3，则可以认为该被试可能存在中度以上的心理问题，则总检出人数为 18.97 人，检出率为 21.8%。

2.3　87 例女性戒毒人员 SAS、SDS、SCL-90 与中国常模比较由表 1 可知，87 例女性戒毒人员 SAS、SDS、SCL-90 各因子与中国常模比较，均高于中国常模均分，并且差异有显著性。

2.4　不同文化程度、职业、婚姻状况、吸毒时间的女性戒毒人员间的心理评定比较通过方差分析可知，文化程度和职业不同的女性戒毒人员之间心理评定无显著差异（表略）；婚姻状况不同，心理健康状况差异显著，其中，已婚的女性焦虑评分、躯体化因子、强迫因子分数均高于未婚和离婚的女性，且差异显著；吸毒年限的不同，心理健康程度也不同，吸毒时间长于 10 年的女性焦虑评分、SCL-90 总均分、躯体化、敌对、恐怖、偏执、精神病性因子均高于吸毒少于 10 年的女性，见表 2。

表 1　87 例女性戒毒人员 SAS、SDS、SCL-90 与中国常模比较（$\bar{x} \pm s$）

项　　目	吸毒人员（$n=87$）	常模（$n=1388$）	t
SDS	50.52 ± 10.609	41.88 ± 10.57	7.594**
SAS	45.46 ± 9.549	33.8 ± 5.90	11.390**
SCL-90	1.85 ± 0.416	1.44 ± 0.43	9.195**
躯体化	1.83 ± 0.572	1.37 ± 0.48	7.494**
强迫	2.02 ± 0.559	1.62 ± 0.58	6.711**
人际关系	1.88 ± 0.475	1.65 ± 0.61	4.517**
抑　　郁	2.06 ± 0.557	1.50 ± 0.59	9.397**
敌　　对	1.80 ± 0.666	1.46 ± 0.55	4.748**
恐　　怖	1.49 ± 0.422	1.23 ± 0.41	5.665**
偏　　执	1.86 ± 0.564	1.43 ± 0.57	7.120**
精神　病性	1.67 ± 0.388	1.29 ± 0.42	9.132**

注：*$p<0.05$，**$p<0.001$，下同。

表 2　不同状况女性吸毒人员的心理评定的比较

项　　目	婚姻状况（n）				吸毒时间（年）				
	未婚（36）	已婚（28）	离婚（23）	F	≤ 1	1—5	5—10	>10	F
SAS	43.02	49.73	44.08	4.596*	44.06	42.55	46.05	51.03	3.069*
SDS	48.06	54.02	50.11	2.604	51.56	46.25	50.59	54.49	2.214
SCL 总均分	1.73	1.99	1.86	3.091	1.81	1.67	1.85	2.17	5.763**
躯体化	1.59	2.15	1.80	8.886*	1.67	1.60	1.80	2.43	11.198**
强迫	1.82	2.28	2.03	5.919*	1.99	1.89	2.04	2.23	1.241
人际关系	1.81	1.93	1.93	0.698	1.93	1.66	1.95	2.02	2.447
抑郁	1.98	2.13	2.11	0.718	2.05	1.88	2.07	2.30	1.931
焦虑	1.74	1.98	1.83	1.904	1.83	1.68	1.77	2.09	2.466
敌对	1.69	1.91	1.83	0.925	1.63	1.55	1.96	2.24	5.256*
恐怖	1.42	1.54	1.52	0.761	1.43	1.38	1.48	1.74	2.886*
偏执	1.77	1.91	1.95	0.850	1.80	1.58	1.81	2.39	9.029**
精神病性	1.61	1.73	1.69	0.903	1.66	1.52	1.67	1.89	3.137*

3　讨论

本研究结果发现，女性吸毒者集中在 35 岁以下的女性，低文化、无业、未婚者较多，吸毒时间最短 1 个月，最长 16 年之久，通过 SAS、SDS、SCL-90 调查表明，SAS、SDS、SCL-90 及总分、总均分显著高于常模（$p<0.001$），这与大多数学者的研究结果一致[1-3]，提示女性吸毒人群存在广泛而严重的心理问题。

本研究调查发现，在 SCL-90 中，各因子有阳性症状的概率是 100%，几乎每个人都存在一定心理障碍，存在较明显心理问题的前 3 个因子是精神病性、强迫和抑郁，这与郑小边的研究[4]类似。这说明女性吸毒者因为在戒毒期间，心情抑郁苦闷，缺乏自尊，对吸毒行为欲摆脱而又很痛苦，悲观失望，缺乏对社会环境的归属感，害怕回归社会时被"另眼相看"，害怕被孤立和被诱惑再次复吸。存在严重心理问题的概率是 21.8%，前 4 个因子是抑郁、敌对、偏执和躯体化，抑郁因子是吸毒人员普遍存在且最严重的心理障碍，这与熊红星[5]研究一致。且女性比男性更严重，原因是得不到合理的社会支持和家庭支持，再加上女性个性敏感、忧虑，有的女性还会遭遇感情和生活上的挫折，情绪冲动，控制能力较差，表现为敌对行为，常常敏感、多疑，不信任，总有不安全感，偏执因子分值会增高，对自己的身体不适过分关注也会引起躯体化分值增高[6]。本研究多因素分析结果得知，文化程度和职业不同的女性戒毒人员之间心理评定无显著差异，婚姻状况不同，心理健康状况差异显著，其中，已婚的女性焦虑评分、躯体化因子、强迫因子分数均高于未婚和离婚的女性，且差异显著；这说明婚姻和感情的问题是引发女性情感缺失、情绪悲观甚至冲动吸毒的重要因素。吸毒年限的不同，心理健康程度也不同，吸毒时间长于 10 年的女性焦虑评分、SCL-90 总均分、躯体化、敌对、恐怖、偏执、精神病性因子均高于吸毒少于 10 年的女性。这表明，吸毒时间过长，会导致生理和心理的双重压力，长期对生活的失望，会降低吸毒者的兴趣和愿望，寄托在毒品之上，但内心又存在担心身体和外界的评判的压力，于是内心处于痛快和痛苦的矛盾煎熬中，恶性循环。因此，通过本研究呼吁社会和戒毒机构加大力度关注女性吸毒者的心理健康，配合心理治疗来预防吸毒和复吸给自身及社会带来的严重危害。

4　参考文献

［1］曲洪芳，张蔚.女性吸毒者心理防御机制及心理健康状况研究［J］.中国行为医学科学，2005，5（14）：16-17

［2］刘长宁，王西建，王新瑞，等.吸毒强制戒毒康复期 SCL-90 调查分析［J］.中国药物滥用防治杂志，2003，9（1）：31

［3］高申荣，杨顺才，舒兵.108 例吸毒人员的心理状况分析［J］.中国民康医学，2008，20（5）：449-451

［4］郑小边，朱明慧.女性吸毒人员的心理调查与研究［J］.妇女研究论丛，2005，3（65）：20-23

［5］熊红星，汪小琴，王敬群，等.吸毒劳教女性心理健康与相关因素分析［J］.中国临床康复，2005，9（4）：60-61

［6］孙善业，鹿存芝.327 例强制戒毒人员症状自评量表分析［J］.宁夏医学杂志 2006，28（12）：941-942

文章发表于《中国社会医学杂志》2014，31（03）：190-192.

239 例女性戒毒人员应对方式
与自我接纳的相关分析

曹　婧[1]　王凤兰[2]　闫晓丽[3]　姜　峰[4]

【摘要】目的：了解女性吸毒者自我接纳与应对方式的特点及其之间的关系。方法：进行运用特质应对方式问卷（TCSQ）和自我接纳问卷（SAQ）对山西省某强制戒毒所女性吸毒人员进行调查。结果：①女性戒毒人员的积极应对方式（$t=10.972$，$p<0.01$）和消极应对方式（$t=24.562$，$p<0.01$）得分显著高于常模；②自我接纳因子（$t=-10.576$，$p<0.01$）与自我接纳总分（$t=-6.091$，$p<0.01$）得分显著低于常模；③自我接纳因子与消极应对方式呈显著负相关（$r=-0.346$，$p<0.01$）；自我评价因子与积极应对方式呈显著正相关（$r=0.203$，$p<0.01$）；自我接纳总分与消极应对显著负相关（$r=-0.261$，$p<0.01$），与积极应对均显著正相关（$r=0.241$，$p<0.01$）；④自我接纳对应对方式有一定的预测作用（$p<0.01$）。结论：女性吸毒者自我接纳水平较低，

---

1 【资助项目】山西省科技厅科技攻关项目（项目编号 20130313023-1）

　　【作者单位】1. 山西医科大学人文社会科学学院，山西太原，030001；

　　　　　　　　2. 山西省女子劳教（强戒）所，山西太原，030003；

　　　　　　　　3. 山西省女子劳教（强戒）所，山西太原，030003；

　　　　　　　　4. 山西医科大学公共卫生学院，山西太原，030001

　　【作者简介】曹婧（1989.04—　　），女，硕士研究生在读，医学心理学。

　　【通讯作者】姜峰，教授，硕士生导师，山西医科大学公共卫生学院，山西太原，030001。

所采用的应对方式较为消极。

【**关键词**】女性戒毒人员；应对方式；自我接纳

特质应对能力反映个体在心理应激过程中的认知水平、情绪状态、个性特点等，表明其相对稳定的行为倾向性[1]。自我接纳是个体对自身及自身特征所持有的一种积极态度，是在自我评价基础上形成的一种自我态度，是自尊最基本、最核心的特征[2]。自尊可以调节大量的社会行为，是心理健康的决定因素，低自尊会引发很多问题，诸如抑郁，绝望甚至自杀行为[3]。Compass 等研究发现，个体的应对能力与控制感和自尊有关[4]。本研究旨在对山西省某劳教所戒毒中心的女性戒毒人员自我接纳和应对方式进行调查，为进一步了解戒毒人员心理状况，预防吸毒行为的再次发生提供参考依据。

1 对象与方法

1.1 对象

本研究对象为山西省女子劳教所戒毒中心的女性戒毒人员 264 名。入组标准：处于生理脱毒后的康复期；无明显躯体戒断症状；无严重生理及精神疾病；小学及以上学历；在填写问卷前自愿填写了知情同意书。

调查共发放问卷 264 份，排除不完整问卷及错误填写问卷共回收有效问卷 239 份，问卷有效率 90.53%。年龄（28.94 ± 7.14）岁；受教育程度以初中毕业人数居多；吸食种类方面多吸食海洛因者且吸食方式以烫吸为主。

1.2 方法

①自编基本情况量表：主要用来考察被试的年龄、受教育程度、吸食种

类、吸毒方式等;

②特质应对方式问卷(Trait Coping Style Questionnaire,TCSQ):该问卷由积极应对(positive coping,PC)和消极应对(negative coping,NC)两部分组成,共20个条目。问卷采用5级计分,分数越高表明积极应对或消极应对的水平就越高。该问卷NC和PC的克伦巴赫 α 系数分别为0.69和0.70[5];

③自我接纳问卷(The Self Acceptance Questionnaire,SAQ):自我接纳问卷主要用来对被试的自我接纳特征进行测量过和评定。问卷由自我接纳和自我评价两个因子组成,共16个条目。问卷采用4级计分,各因子分在8至32分,量表总分在16至64分;得分越高表明被试的自我接纳程度越高[6]。

1.3 统计分析

将所有问卷数据录入计算机,用SPSS17.0软件进行统计学处理;采用 t 检验、方差分析,相关分析及多元线性回归进行统计分析。

2 结果

2.1 239例女性吸毒者自我接纳、特质应对方式得分情况及其与常模的比较

239例女性戒毒者的积极应对方式和消极应对方式得分均高于全国常模[7],且差异具有统计学意义($p<0.01$);自我接纳因子分与自我接纳总分低于全国常模,差异具有统计学意义($p<0.01$),自我评价因子分与全国常模无显著差异[8]。

表 1　女性吸毒者特质应对方式得分及与常模的比较（$\pm s$）

	N	$\bar{x} \pm s$	常模	t	p
积极应对	239	35.24 ± 7.02	30.26 ± 8.74	10.972**	0.000
消极应对	239	32.56 ± 7.12	21.25 ± 7.41	24.562**	0.000
自我接纳因子分	239	18.94 ± 4.13	21.76 ± 4.43	−10.576**	0.000
自我评价因子分	239	20.39 ± 3.59	20.30 ± 3.54	0.384	0.702
自我接纳总分	239	39.66 ± 6.09	42.06 ± 6.63	−6.091**	0.000

注：*p<0.05，**p<0.01。

2.2　239 例女性吸毒者自我接纳、特质应对方式的 Person 相关分析

将 239 例女性戒毒者自我接纳与特质应对方式的各维度做 Person 相关分析。从表 2 可以看出，自我接纳因子分，自我接纳总分与消极应对呈显著负相关（p<0.05）；自我评价因子分与自我接纳的总分与积极应对成显著正相关（p<0.01）。

表 2　239 例女性吸毒者自我接纳、特质应对方式的 Person 相关分析（r）

	自我接纳因子分	自我评价因子分	自我接纳总分
消极应对	−0.346**	−0.012	−0.261***
积极应对	0.075	0.203****	0.241***

注：*p<0.05，**p<0.01。

2.3　不同自我接纳水平的女性吸毒者的应对方式比较

将 239 例女性吸毒者自我接纳总分按升序排列，把前 27% 的吸毒者作为自我接纳低分组（65 人），把后 27% 的吸毒者作为自我接纳高分组（65 人），比较两组在不同应对方式上的得分差异。结果表明不同自我接纳水平的女性吸毒者在采用的消极应对方式上的差异显著，而在积极应对方式上的差异不显著。详见表 3。

表3　不同自我接纳水平的女性吸毒者的应对方式的比较（ $\pm s$ ）

组　　别	消极应对方式	积极应对方式
自我接纳高分组	29.85 ± 7.28	36.40 ± 7.10
自我接纳低分组	34.60 ± 6.86	34.09 ± 7.52
t 值	3.833**	−1.798

注：*p<0.05，**p<0.01。

2.4　自我接纳与应对方式的回归分析

分别以 TCSQ 中 PC 和 NC 两个因子分值为因变量，以 SAQ 总分及各因子分为自变量，在 a=0.05，a=0.1 的水平上进行多元性性逐步回归分析，经共线性检验后，结果表明，回归方程结果是显著的。自我接纳对消极应对方式有预测作用（ R^2=0.346 ），自我评价和自我接纳对积极应对方式有预测作用（ R^2=0.214 ）。

表4　自我接纳总分及因子分对消极应对方式的多元回归分析

变　　量	B	S.E	Bate	t	p
自我接纳因子	−0.596	0.105	−0.346	−5.669**	0.000

注：*p<0.05，**p<0.01。

表5　自我接纳总分及因子分对积极应对方式的多元回归分析

变　　量	B	S.E	Bate	t	p
自我接纳总分	0.247	0.073	0.214	3.377**	0.001

注：*p<0.05，**p<0.01。

3　讨论

本研究结果显示：女性戒毒人员的积极应对方式和消极应对方式得分均

高于全国常模，这与吴小勇（2008）的研究结论相一致[9]。特质应对方式反映的是个体存在的那些相对稳定的、与人格特质有关的应对策略，是内部或外部的需求超越个体所具有的资源时个体所付出的的认识或努力[10]。而女性戒毒者应对方式出现这种极端化的趋势，表明戒毒者具有不成熟的人格特点或者部分人可能有人格缺陷，在这其中低自尊被认为是吸毒者最为明显的人格特征[11]，而自我评价是自尊的认知基础，自尊是觉察到的实际自我和理想自我不一致时产生的，是个体实际自我和理想自我间差别的一种态度，这种态度是在对自我认知评价的基础上形成并最终表现为对实际自我的接纳程度[12]。调查结果显示女性吸毒人员的自我接纳水平低于全国常模，而自我评价水平与全国常模没有明显差异，这可能是由于吸毒者在填写问卷时受到社会赞许性的影响抑或是出于自我保护的目的，在外显的自我评价选择上存在一定的倾向性。自我接纳程度低是因为强制戒毒期间对吸毒行为感到痛苦，对自己的家庭愧疚、缺乏归属感，更对未来恐惧，害怕他人异样的眼神，害怕自己被社会抛弃。

从相关分析及多元回归分析上可以看出，自我评价与积极应对呈显著正相关，自我接纳因子与消极应对呈显著负相关。自我接纳程度越高低，应对方式越消极。这提示我们：自我接纳中不同的部分会影响到吸毒者应对方式的选择。自我接纳是在自我评价基础上形成的一种自我态度，女性吸毒者的自我接纳普遍较低，她们认为自己是被家庭和社会所抛弃的，担心会被别人看不起，也因为害怕他人的嘲笑和驳斥而从来不敢说出自己的愿望或意见，这样压抑的态度使得她们在应对各类生活事情通常采用消极的应对方式，以自责、回避、幻想等方式处理问题。这可能也是当初她们选择吸食毒品的部分原因，以吸食毒品的"快乐"来排解内心的痛苦和压抑。消极的应对方式伴通常会随着焦虑、抑郁的情绪，失败的经历使得吸毒者出现"习得性无助"，并泛化到生活的各个方面，逐渐形成了消极的自我概念，表现出强烈的自卑心理；强烈的自卑又反作用于吸毒者的应对方式，二者的相互作用使得吸毒者出现了一系列行为偏差。因此，提高女性戒毒者的自我接纳水平进而改善应对方式对于抵御毒品的诱惑减少复吸有着重要的意义。

参考文献

［1］陈力.医学心理学［M］.北京：北京大学医学出版社，2003：147-152.

［2］Elhamaoui Y，Yaalaoui S，Chilhabeddine K，et al. Posttraumatic stress disorder in burned patients［J］. Burns，2002，28：647.

［3］Abe A. Self-esteem，Perecation of Relations，and Emotional Distress：A Cross Cultural Study［J］. Personal Relationships，2004，11：231-247.

［4］Compas BE，Banez GA，Malcame V，eta1. Perceived control and coping withstress：AdevelopmentalPerspective［J］. Soc Issues，1991. 47（4）：23-24.

［5］姜乾金，祝一虹.特质应对问卷的进一步探讨［J］.中国行为医学科学，1999，8：167-169.

［6］丛中，高文凤，王龙会.自我接纳与大学生社交回避及苦恼的相关性初探［J］.中国行为医学科学，1999，8：119-120.

［7］汪向东.心理卫生评定量表手册［J］.中国心理卫生杂志，1999（增刊）：120-122.

［8］张作记.行为医学量表手册［M］.北京：中华医学电子音像出版社，2005：83-89.

［9］吴小勇，郑丽军，罗洪，代文娟.吸毒劳教人员特质应对方式和焦虑情绪的调查研究［J］.保健医学研究与实践，2008，5：17-19.

［10］Lazarus RS，Folkman S. Stress，appraisal and coping［M］. New York：Springer Pub Co，1984：53.

［11］全竹影.浅谈吸毒各阶段的心理特点［J］.科教文汇，2007，8：160.

［12］李莲芝，王一兵.性伴陪护对大面积烧伤稳定期患者自我接纳焦虑抑郁情绪及应对方式的影响［J］.中华行为医学与脑科学杂志，2011，20：602-604.

文章发表于《中国药物滥用防治杂志》2016，22（02）：93-95.

积极心理学视角下女性强戒人员的心理行为矫治及防复吸教育探究

王凤兰[1]　杨遇林[2]　阎晓丽[1]　王敏[1]　姜峰[△2]

【摘要】积极心理学是20世纪末兴起于美国心理学界的一个心理学思潮，关注力量和美德等人性中的积极方面，致力于使生活更加富有意义，以实现人文关怀与科学精神的统一，已引起研究者普遍关注和兴趣。现代心理学也正处在从消极心理学模式向积极心理学模式的转换时期，更加关注人类的生存与发展。目前，我国强制隔离戒毒所更多关注的是戒毒人员的消极心理，而忽视了她们作为人的积极心理品质的研究。因此，迫切需要注重培养强戒人员的积极心态与积极人格特质，使之能悦纳自己、关爱他人、热爱生活，从而能够自觉、主动地远离毒品，回归正常的社会生活。本文从积极心理学的视角出发，着重探讨了积极心理学对女性强戒人员心理行为矫治及防复吸教育的重要意义及有效的积极干预策略，为我国的戒

1 【基金项目】教育部人文社会科学研究规划基金项目（项目批准号14YJA190003）
山西省科技厅科技攻关项目（项目编号20130313023-1）
【作者单位】1.山西省女子强制隔离戒毒所，山西太原，030003；
2.山西医科大学，山西太原，030001。
【作者简介】王凤兰（1971—），女，汉族，山西省女子强制隔离戒毒所心理矫治中心主任。研究方向：药物依赖者心理健康教育及心理行为矫治。wangfenglan5678@163.com
【通讯作者】姜峰，教授，jiang6011@163.com。

毒领域的相干研究及强制隔离戒毒场所的心理行为矫治及防复吸教育工作提供了新的思路与视角。

【关键词】积极心理学；女性强戒人员；防复吸教育

毒品严重威胁着人类健康和社会安全，已成为全球性公害。据 2015 年度中国禁毒报告显示，截至 2014 年底，全国累计登记吸毒人员 295.5 万名，强制隔离戒毒新收戒 26.4 万余人次，并呈现出女性化、低龄化趋势。相较于男性强戒者，女性强戒人员出所后极易出现焦虑、抑郁、迷茫、无助、烦躁等心理问题，进而引发复吸。传统的病理心理学或消极心理学则不能从根本上预防各种心理问题的出现，也不利于女性强戒人员积极心理品质的培养。因此，为了更好地改善这一现状，有必要将积极心理学的理念引入强制隔离戒毒所的心理行为矫治及防复吸教育工作当中，如此方能更好地培养女性强戒人员积极心理品质、有效提升戒毒效能进而保持操守。

1 积极心理学内涵

积极心理学是 20 世纪末兴起于美国心理学界的一个心理学思潮，它要求心理学家利用心理学目前已比较完善和有效的实验方法与测量手段来研究人类的力量、美德等积极方面[1, 2]，并能够用一种更加开放的、欣赏性的眼光去看待人类的动机、潜能和能力，而不应仅对缺陷、损失和伤害进行研究。积极心理学的研究范围很广，包括积极的个人特质、积极的体验、积极的社会环境等[3]。简言之，就是一切从"积极"出发，用积极的视角、积极的内容和途径、积极的过程和反馈塑造积极的人格[4]，激发人的潜力和创造力，培养人的积极心理品质、提升人的幸福感与积极情绪体验，从而更好地促进自我成长和适应社会环境，也为和谐社会奠定积极的心理基础。近年来，积极心理学在社会诸多领域都产生了广泛影响。

2 引入积极心理学对女性强戒人员心理行为矫治及防复吸教育的重要意义

2.1 积极心理学对女性强戒人员心理行为矫治及防复吸教育有了科学的目标定位

积极心理学促使我们重新审视当前的心理行为矫治及防复吸教育工作，改变以往"消极应对"的"补救式"工作方式，实施以发展性、教育性为主的心理行为矫治及防复吸教育模式，以提升女性强戒人员积极心理品质为宗旨，充分发挥她们的心理潜能，培养乐观、积极、向上的品质，促进女性强戒人员人格发展。

2.2 积极心理学丰富了女性强戒人员心理行为矫治及防复吸教育的内容

传统心理行为矫治及防复吸教育重点集中在对消极心理知识的宣传及对病心理的咨询辅导，忽略了积极心理知识的宣传以及心理正能量对女性强戒人员心理行为矫治及防复吸教育的积极影响。积极心理学认为，心理问题本身虽然不能为人类增添力量和优秀品质，但也为人类提供了一个展现自己优秀品质和潜在能力的机会[5]。积极心理学引入幸福感、积极体验、希望与乐观、充盈和快乐等内容[6]，可以大大丰富心理行为矫治及防复吸教育的内容。

2.3 积极心理学开拓了女性强戒人员心理行为矫治及防复吸教育的新视野

传统的心理行为矫治及防复吸教育是以个体心理咨询和讲授心理健康课、防复吸教育课程为主要途径，较为单一。积极心理学视角下的心理行为矫治及防复吸教育应该是多元、立体、全方位的，可以利用心理情景剧、团体心理辅导、舞动治疗等多种方式进行，有针对性、有意识地培养女性强戒人员积极心理品质、积累幸福指数。

3　积极心理学视角下推进女性强戒人员防复吸教育的有效策略

3.1　充分发挥榜样力量，树立"保持操守戒毒人员"典型

以前的工作中我们更多地看到学员复吸回所，看到她们这个特殊群体中的高复吸率，我们也在不断地自我催眠暗示"瘾君子，戒不掉的"，工作价值感也低，久而久之甚至滋生了职业倦怠感，毫无工作热情更无从谈及改变创新。现今，根据积极心理学理念，我们尝试关注回归学员当中的保持操守人员，关注在所学员当中有强烈意愿戒毒有良好家庭支持系统进行帮教的学员，也去关注其他所其他省份保持好的戒毒人员，不断补充和增加榜样人员群体，如一面旗、一盏灯，指引着大家，在所内带着希望去戒治，出所后也有可以看齐的榜样，激发她们保持操守的信念和决心，从而有效预防复吸。我所心理矫治中心"三八"前夕"点燃心灯，照亮回归路——戒毒人员成长沙龙"应继续开办，"6.26"禁毒日活动中保持操守好的典型回所帮教、"重大节假日回家探访"均需适当加大力度，合适机会请到全国的戒毒典型如上海社区戒毒工作人员叶雄等来所现身说法，旨在为学员持续输送正能量，帮助学员增强戒毒信心。

3.2　在戒毒人员当中重视普及防复吸教育课程及拒毒训练尤为关键

从我所收集到的影响学员吸毒和复吸的第一手翔实资料来看，复吸原因影响因素分析中心理、社交、生活方式这三个影响最大，各占21.0%、21.7%和21.9%；具体细化因素中，家人的不信任、冷漠，对生活的孤独、寂寞，对人生的迷茫、无助，加之无所事事、不善利用空余时间、戒毒意

志不坚定等因素进一步激发了女性强戒人员的心理渴求感，从而产生复吸。这就更加明确了下一步防复吸工作的重点，加大团体心理辅导力度，修改完善防复吸教育课程，推出"五阶段拒毒训练法"，引入心理剧等方式，更好地帮助她们心理成长，提升积极的情绪体验，不断丰富认知，提高戒毒效能，从而在面对挫折时能够积极应对，在面对毒品诱惑时有能力拒绝。

3.3 把准脉搏，针对戒毒人员需求，全方位加大教育矫治创新力度

从积极心理学视角出发，通过访谈及问卷测评，我们找到了学员保持操守、抵抗复吸的积极因素：渴望真正拥有亲情、重新赢得家人的信任和支持、重新回归家庭后担当好母亲的角色、爱情婚姻中拯救灵魂、找一份工作或者创业养活自己、改变生活环境、拥有合理认知。这为我们下一步针对女性强戒人员心理行为矫治及防复吸教育工作的开展指明了方向：如定期举办女性婚恋成长课堂、推进家庭治疗开展、不断丰富所内创业课堂内容、利用会见日组织家属进行互动培训、抓住回归后前3—6个月乃至1年内的后续照管、帮扶关键期等。"心灵温暖、情感抚慰"贯穿始终，秉承女所"心文化""毒不是戒掉的，而是爱掉的"新理念，发扬我们女所民警、队长、老师大爱智慧，多渠道、多形式帮助戒毒人员学知识、学技能，有实力、有准备、满怀自信地去应对回归后可能遇到的困境，从而减少复吸行为，提高戒毒保持操守率。

3.4 推广心理戒毒课题研究成果，形成规范化、科学化的干预流程

近三年以来，我所心理戒毒课题研究组经过两轮的调查研究、干预研究、随访研究，初步建立了"样本选定＋协议书签订＋调查问卷＋信息收集＋测试＋心理健康教育＋个体咨询＋团体辅导＋防复吸课程＋拒毒训练

+随访跟踪"的戒毒与防复吸心理干预模式，初步形成了一支专兼职咨询师队伍，接受课题研究回归的学员有一部分明显受益。目前存在两方面困难：一是咨询师成长遭遇瓶颈，需要在今后加大自我成长和专业技术培训的力度，能够胜任这样的一个具有挑战性质的工作；二是转变观念，切实走上以积极心理健康教育矫治为中心的轨道，下大力气、高质量推进具有女所特色的心理戒毒干预模式，使戒毒人员有一定的心理成长，对未来人生有更多的把握，提升其回归后抵御毒品诱惑的能力，延长保持操守，适当降低复吸率。

3.5　因地制宜，打造"四位一体"山西大戒毒工作格局

根据山西省戒毒局指示精神，全面落实开展强制隔离戒毒、自愿戒毒、社区戒毒康复、美沙酮门诊治疗工作。我局汲取先进地区的经验，建设了山西省戒毒康复医院，并挂牌成立"中国药物滥用防治协会山西省戒毒康复基地"，为以后自愿戒毒、新收治强制隔离戒毒人的脱毒期治疗创造条件；拟筹建的缝纫项目基地可以成为强制隔离戒毒人员的"过渡岛"或"就业岛"，为她们顺利回归家庭和社会提供身心灵的缓冲，甚至在此谋生，先期有一份收入掌握一门技能，再逐步参与到未来的创业竞争中。全面推进"四位一体"工作势在必行，也必将有助于戒毒人员有信心预防复吸，戒断毒瘾。

参考文献

［1］Sheldon M，King L. Why Positive Psychology Is Necessary［J］. American Psychologist，2001，56（3）：216-217.

［2］崔丽娟，张高产.积极心理学研究综述——心理学研究的一个新思潮［J］.心理科学，2005，02：402-405.

［3］周嵚，石国兴.积极心理学介绍［J］.中国心理卫生杂志，2006，

02：129-132.

［4］刘文俐.积极心理理念的心理素质教育课堂教学改革初探［J］.教育教学论坛，2013，42：23-24.

［5］王道荣.积极心理：大学生心理健康教育的新境界［J］.佳木斯大学社会科学学报，2008，06：128-129.

［6］苗元江，余嘉元.积极心理学：理念与行动［J］.南京师大学报（社会科学版），2003，02：81-87.

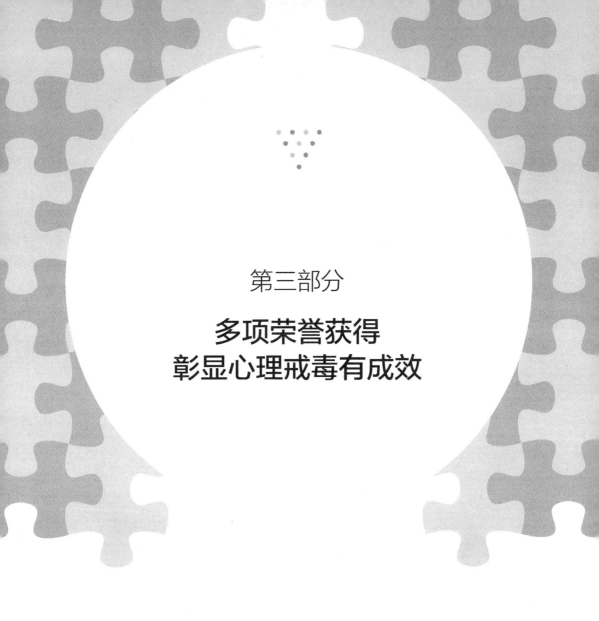

第三部分

多项荣誉获得
彰显心理戒毒有成效

    10 年时光流逝，不能用丰硕的成果描述。还是有一些人、有一些工作获得了上级和同行的认可。我什么都没有。都是在一线的同行、学生的收获。我为他们自豪、骄傲。正是他们的努力、奉献、付出，才有了我们对心理戒毒事业的贡献。

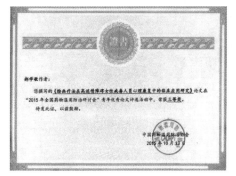

郝学敏作者：

您撰写的《箱疗疗法在高迁情障碍女性戒毒人员心理康复中的临床应用研究》论文在"2015年全国药物滥用防治研讨会"青年优秀论文评选活动中，荣获三等奖。

特发此证，以兹鼓励。

中国药物滥用防治协会
2015年10月12日

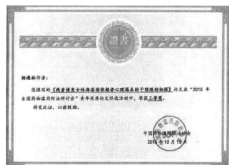

杨通林作者：

您撰写的《既童请度女性海洛因依赖者心理渴求的干预路韵初探》论文在"2015年全国药物滥用防治研讨会"青年优秀论文评选活动中，荣获三等奖。

特发此证，以兹鼓励。

中国药物滥用防治协会
2015年10月13日

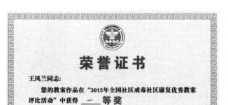

荣誉证书

王凤兰同志：

您的教案作品在"2015年全国社区戒毒社区康复优秀教案评比活动"中获得 一 等奖

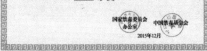

国家禁毒委员会办公室　　中国禁毒基金会

2015年12月

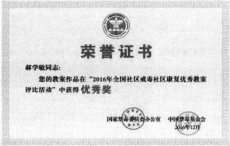

荣誉证书

郝学敏同志：

您的教案作品在"2016年全国社区戒毒社区康复优秀教案评比活动"中获得 优秀奖

国家禁毒委员会办公室　　中国禁毒基金会

2016年12月

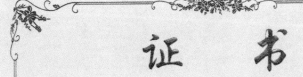

证　书

郝学敏作者：

您撰写的《全国统一戒毒模式下的女性戒毒人员心理矫治——以山西省女子强制隔离戒毒所"心理辅导平台"为例》论文在"第28届IFNGO世界大会暨第18届CADAPT学术会议"青年优秀论文评选活动中，荣获三等奖。

特发此证，以兹鼓励。

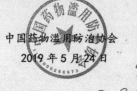

中国药物滥用防治协会
2019年5月24日

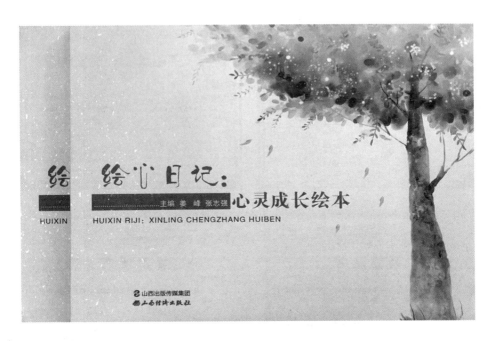

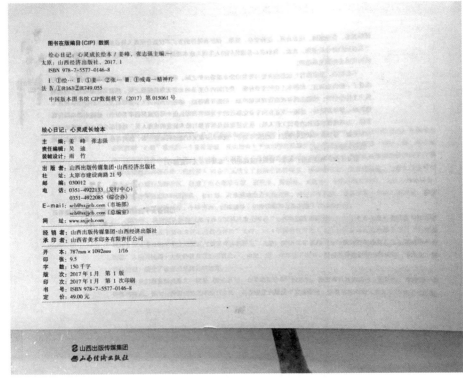

图书在版编目（CIP）数据

绘心日记：心灵成长绘本 / 姜峰，张志强主编．—
太原：山西经济出版社，2017.1
ISBN 978-7-5577-0146-8

Ⅰ．①绘… Ⅱ．①姜…②张… Ⅲ．①戒毒—精神疗
法 Ⅳ．①R163②R749.055

中国版本图书馆 CIP 数据核字（2017）第 015061 号

绘心日记：心灵成长绘本

主　　编：姜峰 张志强
责任编辑：吴　迪
装帧设计：雨　竹

出 版 者：山西出版传媒集团·山西经济出版社
社　　址：太原市建设南路 21 号
邮　　编：030012
电　　话：0351-4922133（发行中心）
　　　　　0351-4922085（综合办）
E-mail：scb@sxjjcb.com（市场部）
　　　　　scb@sxjjcb.com（总编室）
网　　址：www.sxjjcb.com

经 销 者：山西出版传媒集团·山西经济出版社
承 印 者：山西省美术印务有限责任公司

开　　本：787mm×1092mm　1/16
印　　张：9.5
字　　数：150 千字
版　　次：2017 年 1 月　第 1 版
印　　次：2017 年 1 月　第 1 次印刷
书　　号：ISBN 978-7-5577-0146-8
定　　价：49.00 元

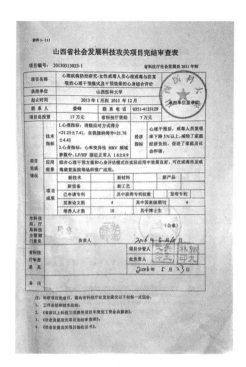

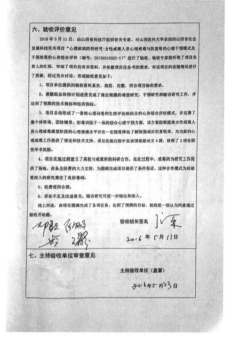

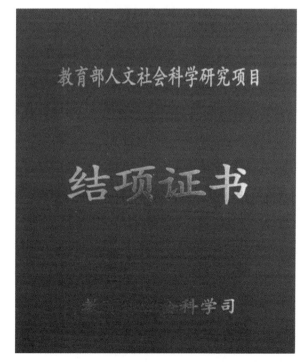

教育部人文社会科学研究项目

结 项 证 书

项目类别：一般项目（规划基金项目）

项目名称：心理辅导对女性戒毒及防复吸应用模式与效果评估的研究

负 责 人：姜峰　　　　　主要参加人：郭秀丽 郑小英 栗艳 蒋兆楠
郝学敏 杨遇林

批 准 号：14YJA190003

本项目经审核准予结项，特发此证。

教育部社会科学司
2019年10月14日

证书编号：2019JXZ1750

后　记

　　"心瘾"是吸毒人员复吸的重要因素，这已成为戒毒康复领域的共识。越来越多的心理学技术被应用到这一领域，帮助戒毒者恢复心理和社会功能。母亲身份、支持性关系是女性保持戒毒操守的重要保护因素。理解、支持和陪伴是女性戒毒者康复过程中重要的内心需求。然而，由于女性在吸毒人群中占比较小，以往研究主要基于男性目标群体，缺少女性视角。既有治理政策、社会服务、治疗方案、干预项目的提供等均以男性为模板，难以匹配吸毒女性的特殊需求。帮助女性戒毒人员实现科学有效的戒毒康复，回归社会和家庭，既是戒毒女性的内在需要，也是戒毒工作的实际需求。

　　山西省女子强制戒毒所与姜老师带领的科研团队合作，扎根戒毒一线，从女性戒毒人员的实际心理需求出发，十年如一日，深耕细研，期望建立针对女性戒毒人员的科学评估和干预体系。八年前，幸有父母兄长的支持，我鼓起勇气重拾专业，有幸拜入姜峰教授门下，加入这样一支充满爱心、诚心和恒心的队伍。在老师的带领下，我们在山西女性心理戒毒研究中依托科研项目培养专业人才，依靠专业人才开展临床工作。团队先后获得了三项省部级项目支持，培养了一支二十余人的专业咨询师队伍，见证了上千名女性戒毒人员的康复历程，形成了女性戒毒人员心理辅导平台、统合型绘画心理干预技术等一系列成果。在司法部戒毒管理局、山西省戒毒管理局和山西省女子强制隔离戒毒所的支持下，团队工作得到了行业专家和同行的肯定，获得奖项十余项。这些成果和荣誉无一不凝聚着领导们的支持、姜老师的指导、戒毒民警的付出和戒毒人员的信任。

　　硕士毕业后，多种原因促成我在戒毒所与一线民警们"并肩作战"近三年。有人说，我硕士毕业后依然参与团队的戒毒研究工作是"青春无悔献戒毒，硕果累累留太原"。事实上，是姜峰老师、白震局长、刘永星副局长、张志强所长、王敏处长、张雅琴政委、张梅副所长、高文涛副所长、庞向东副所长、常元胜副所长、王凤兰主任、王新红主任、王芳副主任、阎晓丽、高芸、王春花、杨晓燕、刘柳、郭超、刘晨光以及数不清的戒毒民警和戒毒人员的指导、支持、帮助、陪伴和信任，才有了今天目标明确、信念坚定、勉强可以独当一面的我。

　　每当专业上遇到难题，是姜老师的督导让我走出迷茫和困惑；每当项目上遇到困难，是局领导和张志强所长的全力支持让我可以心无旁骛；每当生活上遇到困扰，是凤兰姐的贴心关怀帮我渡过难关；奶奶去世后，每当难以承受佳节异乡的孤独，是朋友们暖心的陪伴让我变得更加坚强。多少次头顶着月色和繁星，我和同门杨遇林一起踏上回校的小路；多少次伴着日出和鸟鸣，我在固执地一夜未眠后找到研究的突破点；多少个静悄悄的午后，我在民警们无私的帮助下完成高墙内的实验；多少个不知疲倦的夜晚，我在团队同伴的支持下完成论文和报告；多少个行业盛会，我在姜老师和戒毒系统领导们的支持、鼓励下代表团队捧回重逾千斤的荣誉。

　　《戒毒！路漫漫——十年女性心理戒毒研究》一书，是姜老师团队十年来在心理戒毒领域科研工作的总结梳理，是科研人员、咨询师、戒毒民警十年汗水和泪水的记录，是无数女性戒毒人员生命蜕变的见证，也承载了我一路跌跌撞撞成长的回忆。未觉池塘春草梦，阶前梧叶已秋声，时光总是匆匆。现在，我虽然暂别了伴我前行的同伴们，开始了又一段求学之路，但太原和太原的一切都是我心中珍视的柔光。

　　披星戴月地奔波
　　只为一扇窗

当你迷失在路上

能够看见那灯光

不知不觉把他乡

当做了故乡

……

　　每当唱起这首《异乡人》，眼泪总会打湿我的眼眶。曾经，太原于我而言只是一座陌生的城市。现在，因为一群有着共同追求的可爱的人，太原成为我在西安奔波迷茫时的"那扇窗"和"那灯光"。

　　路漫漫其修远兮，吾将上下而求索。心中有光，眼前有路。期待能以我们团队的微薄之力点亮更多女性戒毒人员心中的光，照亮她们回家的路。衷心希望更多的戒毒人员告别"心瘾"，拥抱无毒生活！

郝学敏

2021 年 7 月于陕西师范大学畅志园